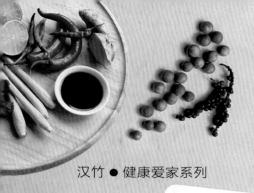

汉竹 ● 健康爱家系列

厨房里的营养功夫

左小霞／编著
汉　竹／主编

汉竹图书微博
http://weibo.com/hanzhutushu

读者热线
400-010-8811

江苏凤凰科学技术出版社｜凤凰汉竹
全国百佳图书出版单位

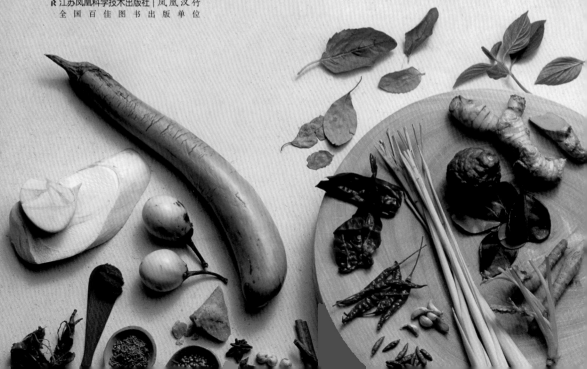

自序
PREFACE

　　"民以食为天"，这句话在一定程度上反映了饮食在中国传统文化中所占的重要地位。"病从口入"一词就可见饮食不当对我们身体的威胁。我国自古就有"药食同源"的说法，我们餐桌上常见的一些食材，有预防和辅助治疗疾病的效果，吃对了，对身体健康大大有益！所以厨房里可以显现我们每个人的营养功夫。

　　食物是大自然赠予我们的礼物，是我们生存的物质基础，人的生老病死都与食物有关。我们的生存和健康要依靠食物中的热量、蛋白质、碳水化合物、维生素、矿物质、膳食纤维、水分，还依靠目前研究较多的植物化学成分、食物间的科学搭配以及中医常说的食物的食疗功能。

　　本书揭秘了大多数人容易缺乏和有认识误区的营养素，如钙、铁、碘、维生素A、B族维生素、维生素C、维生素E、蛋白质、脂肪、胆固醇、膳食纤维等，与您一一道来，为您释疑解惑。

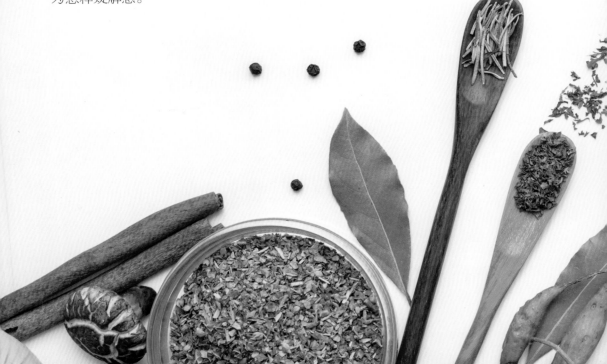

本书还选择了生活中常见的含较高营养价值的多种食材，从食物简介、营养成分、功效与作用等方面对常见食材进行了营养功效全解。本书还针对我们常见的疾病，给出了特效食疗方，简单又实用。

　　人吃五谷杂粮，有的红光满面，身体健康，有的面色发黄，病病快快，这与我们的饮食有密切的关系。一餐饭的作用是微乎其微的，可是一日的三餐、一周的三餐、一月的三餐、一年的三餐，就决定了您的健康状况。吃对了是健康良药，吃错了就等于慢性毒药，会慢慢损害健康。厨房里的这些"宝贝们"，值得您用心关注！

　　希望这本书给您带来健康的身体和美丽的容颜。愿此书能丰富您的生活，成为您追求健康、美丽和长寿的良友，使您拥有高品质的人生！

左小霞

2016 年 1 月

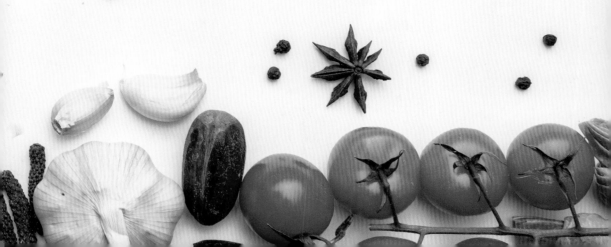

目 录 / Contents

第一章 左老师揭秘营养素明星榜

甜分两味，晨起一杯
牛奶，午后一捧香茗，
营养均衡，心神惬意。

养功夫
营

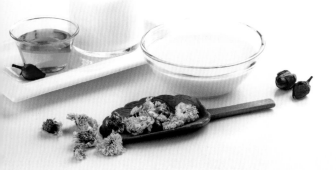

B族维生素

人体的"代谢管家"

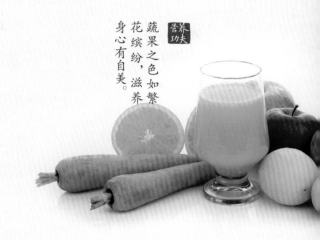

蔬果之色如繁花缤纷，滋养身心有自美。

营养功夫

维生素C

身体内环境的"守门员"

维生素E

生不出孩子可能是它在作怪

关注血糖生成指数

含糖食物得掂量着吃

蛋白质 强壮身体的营养基石

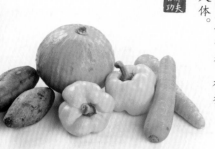

营养功夫

红黄色蔬菜含有多种维生素的基元，能生化营养，补养人体。

嘌呤
痛风患者的烦恼

吃对脂肪
拥有健康不长胖

胆固醇 并非一无是处

膳食纤维
人体的"排毒圣手"

天然植物营养素
植物颜色里的"健康密码"

营养素强强联合
一周营养黄金升级

第二章 食材营养功效全解

营养功夫

附 依于土木的菌藻类含有多糖物质，有防癌抗癌之功。

蛋肉丰美，适量摄入，为人体提供充沛能量。

养功夫

啜之淡然，任一口茶香弥漫齿额，调养出平和自信。

第三章 特效对症食疗方

高血压

高脂血症

糖尿病

脂肪肝

干燥综合征

慢性腹泻

慢性便秘

失眠

冠心病

慢性肾炎

慢性支气管炎

癌症

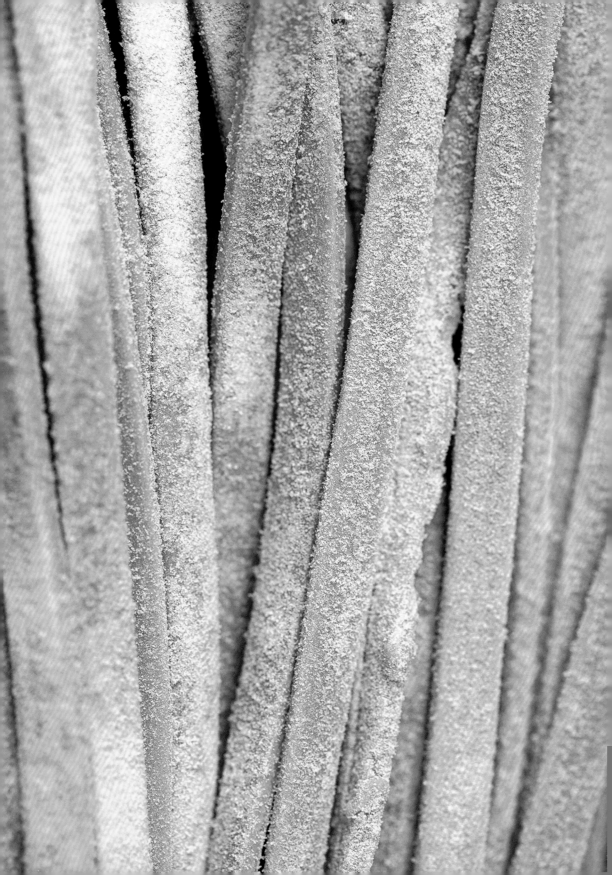

第一章

左老师揭秘营养素明星榜

食物之所以能维持人的生命与健康，是因为它能为人体提供热量、蛋白质、碳水化合物、维生素、矿物质、膳食纤维、水分，还有目前研究较多的其他植物化学成分。将这些营养巧妙搭配，就能吃出健康。健康是一种智慧，高明的人懂得储存，让健康升值；聪明的人懂得平衡，让健康保值；普通的人不过度破坏，但健康已经开始贬值；而糊涂的人一味损耗身体，最终只能透支健康。

挑对食物，每时每刻都做自己的营养师。

钙 人体常量元素中，它居首位

我们的牙齿和骨骼，主要的矿物质就是钙。在人体的常量元素中，钙居于首位。身体里的钙分为牙齿和骨骼中的骨钙，组织液和血液里的混溶钙。

骨钙和混溶钙互相保持着动态平衡，如果人体血钙不足，那么骨钙就会脱离骨头，变成混溶钙进入血液，长此以往，就会引起缺钙。同时，钙不光构成人体的骨骼和牙齿，还有1%的钙质存在于人体的组织液和血液内。钙和高血压、高脂血症以及肿瘤等疾病都相关。

补钙因人而异

人体不同年龄段所需的钙量是不同的。18~50岁的人群，一般每天需摄入钙800毫克；青春期少年需要1000毫克，因为此时是长个子的阶段，钙需求量比较高；老年人是典型的缺钙群体，每天也需要1000毫克的钙；生完孩子的妈妈，每天需要的钙是1200毫克；孕妇早、中、晚期钙的需求量是不一样的，孕早期每天需要800毫克，孕中期每天需要1000毫克，孕晚期每天需要1200毫克；还有一类人群需要的钙比较多，就是更年期的女性，因为这段时期她们的雌激素迅速减少，也很容易缺钙，此时每天需要摄入1200毫克。

我们平时吃的谷物、蔬菜、水果等，能让人体吸收400~500毫克的钙。再吃一些奶制品、豆制品，基本能吸收700~800毫克的钙。但是我们每天的饮食不一定很均衡，或者种类不齐全，长此以往，缺钙会使骨量减少，造成骨质疏松。

✚ 左老师建议

1. 蛋白粉不能与高蛋白的食物混合食用，如牛奶中加蛋白粉。这样既不利于蛋白粉的吸收、利用，又会给消化系统造成伤害。

2. 添加蛋白粉时，一定要相应减少食物中蛋白质的摄入量，不然会增加肝肾负担。

各类人群钙元素推荐摄入量

成人（18~50岁）	800mg/d
孕早期	800mg/d
青春期	1000mg/d
孕中期	1000mg/d
孕晚期	1200mg/d
更年期	1200mg/d
老年期	1000mg/d

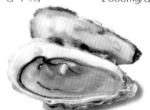

牡蛎富含钙、铁、锌等营养素，常被称为"男人的加油站""女人的美容院"。

★缺钙高危人群 *老年人 *绝经后的女性 *有髋部骨折家族史者 *体重偏低者 *患有骨代谢疾病者 *糖尿病患者 *高血压患者 *高脂血症患者

年轻人，别说补钙跟你无关

我有个同事去体检，她的骨量虽没有达到骨质疏松的程度，但比同龄人低很多。生活不规律的她，常不吃早餐，而且特别爱吃咸菜。后来她把这些习惯改了，早餐还时常喝豆浆，每天喝杯酸奶，第二年再体检，骨密度就达标了。

有人七八十岁了还健步如飞，红光满面。也有人不到30岁就开始骨量减少，不到50岁就弯腰驼背，这跟运动及饮食习惯的关系十分密切。30岁左右的年轻人，正值骨密度高峰期，一定要把钙补充足。这就好比在银行存钱，年轻的时候存足，老了才不犯愁。有时候，你可以将"吃"出来的病"吃"回去，但有的病是绝对"吃"不回去的。真等你骨质疏松了，你用激素也好，吃钙片也好，只能延缓病情，并不能完全将钙补回来。

小习惯慢慢"偷"走你的钙

很少晒太阳：晒太阳可以促进钙吸收，常年在办公室工作，很少接触阳光，易引起缺钙。

不爱运动：年轻人工作繁忙，由于常年缺乏运动，基础代谢降低导致身体发胖，体质下降，会出现骨量降低、骨质疏松等本不该出现在年轻人身上的问题。

爱喝咖啡：1杯普通中杯装的现磨咖啡含150~200毫克咖啡因，每天喝2杯以上就超出成人建议最高摄取量（300毫克）。长期大量喝咖啡，每日摄取的钙不易吸收，会增加得骨质疏松的风险。

重口味：钠与钙在肾小管吸收的过程中发生竞争，钠多导致钙的吸收减少而排泄增多。膳食中高钠盐可引起尿钙排泄增加，导致钙代谢的负平衡。每人每天摄入的盐不宜超过6克。

+ Tips：上班族老觉得浑身没劲，是不是缺钙呢？

平时运动少，代谢低，身体总觉得没劲，不一定是缺钙，比如夏天人们出汗多，缺钠和钾，也会觉得没劲。

如果自己怀疑缺钙就要及时检查骨密度是否降低。平时多吃一些含钾高的水果，如苹果、香蕉等，或喝点淡盐水。坚持一阵子后还是感觉浑身没劲，没有改善，就要考虑缺钙的可能。

奶酪常被叫作芝士，含有优质蛋白和钙，适量食用能让"芝士"的力量强壮你的骨骼。

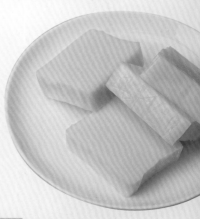

---

*性激素水平低下者　*饮食不合理、吸烟喝酒，过量饮用咖啡者

维生素D是补钙先行军

人体内维生素D主要依靠太阳的照射形成。阳光中的紫外线能将皮肤中的某种物质转变成维生素D_3。食物中也含少量维生素D，如浓缩鱼肝油中就含有一定量的维生素D。维生素D是脂溶性维生素，身体脂肪过多时，很容易稀释血液中的维生素D，这代表身体脂肪越多，血液中的维生素D就越少，因此体重超重、肥胖的人，日常需要多摄取维生素D。

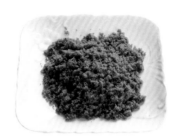

鱼子中除含有丰富维生素D原外，还含有大量胆固醇，不宜多食。

吃素人群很容易缺钙

素食一般就是指日常膳食只吃蔬菜、水果、粮食和豆制品等。素食者中有些人是纯素食者，还有些半素食者，因为他们还会吃些鱼、鸡蛋、牛奶等富含蛋白质的动物性食物。

但无论是纯素食者还是半素食者，缺乏某些营养素的风险都会比较大。首先，素食者体内铁比较容易缺乏，这样身体容易发冷，同时钙的吸收率也不高；其次，因为动物性食物里含钙量比较高，如果素食的话就相对容易缺钙。但并不是说所有吃素的人都会缺钙。在临床上，大部分长期吃素的人，还相对容易缺乏一些维生素及矿物质，身体若缺乏这些营养素，在一定程度上就会影响钙的吸收。

各类人群维生素D推荐摄入量

婴幼儿及儿童	10μg/d
13~50岁	5μg/d
51~70岁	10μg/d
70岁以上	15μg/d
孕妇	10μg/d

* RNI（推荐摄入量）：儿童、少年、孕妇、乳母、老人 10 微克／天

16岁以上成人5微克／天

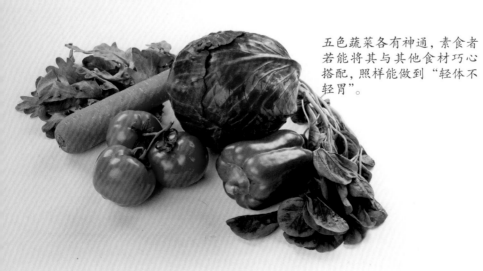

五色蔬菜各有神通，素食者若能将其与其他食材巧心搭配，照样能做到"轻体不轻胃"。

骨折后基本痊愈了，还需要补钙吗？

有句俗话"伤筋动骨100天"，这一点我自己就有深刻的体会。我打羽毛球时崴脚，伤了筋，彻底恢复花了3个月的时间。骨折基本痊愈，不代表已完全痊愈，一般都要3个多月，100天左右，骨头才真正完全愈合。而愈合了以后，这个地方实际上是一个陈旧性的老伤，如果不注意，它还容易再次受伤。所以当医生说你的骨折已经痊愈，你虽然不用每天都吃钙片，但一定要重点关注和保护骨折过的部位，在饮食上也要吃含钙丰富的食物。

千万不要以为骨折康复了，就不用补钙了。身体薄弱的地方，一定要让它强壮起来，骨折完全痊愈后1~2个月都是需要加强补钙的。

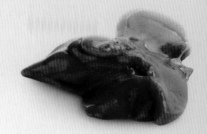

鸡肝所含的丰富的维生素A能促进钙质的吸收。

孩子睡觉老盗汗是缺钙？

如果孩子睡觉老盗汗，还不好好吃饭，有可能是缺钙。孩子缺钙的最早的表现，是多汗、夜惊、枕秃、囟门闭合晚。当然，孩子如果食欲不好，可能还跟缺锌有关，因为锌是促进我们食欲的一种微量元素。

我们一般不提倡1岁以内的孩子直接吃钙片，最好补充鱼肝油。鱼肝油同时含有维生素A和维生素D，可以促进钙的吸收。年幼的孩子直接补充钙制剂，钙的吸收率更高，如果要补，得根据月龄大小，按照说明书的推荐量来决定补多少，长期补过量无益于孩子健康。

成人服用的维生素AD软胶囊一般颗粒较大，不适合婴幼儿服用。宝宝一定要服用专用的维生素AD制剂，如伊可新等。

+ Tips: 钙补足了，孩子就能长得更高？

孩子的身高一方面要看父母的遗传基因，但大部分人，在青春期骨头长得最快的时候，把钙补足了，确实容易长得更高。

补钙对孩子成长发育有很多好处。所以说，青春期补钙充足的孩子，相对会长得高；有的地区或国家，青少年的营养跟上了，各个时期的膳食调整得非常合理、科学，整体人群的身高都在增长，对智力的发展也有帮助。

女孩子来例假时多吃含钙食物

每次来例假前，很多女性总是会出现各种不适症状：腹痛、体重增加、头痛、背痛、粉刺、过敏或乳房胀痛，而且情绪多变，时喜时忧，这就是经前期综合征的典型表现。因为缺钙，经前女性的情绪很容易起伏，通过摄入适量钙和维生素D有助于缓解肌肉紧张，放松烦躁的心情。多摄入低脂牛奶、奶酪、酸奶、豆制品、海产品、深色蔬菜水果、坚果等含钙量较高的食材，并多晒太阳，适量运动。

腹痛也是很常见的经前问题，针对这种症状，女性在每天的饮食中应该多摄入深海鱼类，如三文鱼、金枪鱼等，这些食物可以缓解腹痛，也能缓解焦虑情绪。当然还要注意别受凉，不宜吃寒凉的食物。

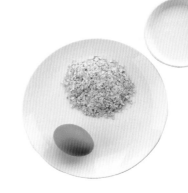

例假期间，要适度锻炼，并补充富含蛋白质和钙的食物。

老人睡觉老抽筋，缺钙？

缺钙会导致腿抽筋，但腿抽筋并不完全是缺钙引起的。比如说受凉了，或者精神非常紧张也会导致腿部抽筋。如果老人年纪比较大，可以考虑缺钙。老年人是一个容易缺钙的群体，而且到了晚上血钙降低，腿就容易抽筋。但是如果在夏天，老人在屋里吹一会儿空调，有时候也会发生腿抽筋。如果把这个因素排除，缺钙的可能性就较大。其实最简单的方法还是查一下骨密度，一检查就知道了。

+ Tips：钙缺与高血压有什么关系？

钙离子可以影响细胞活动能力，是细胞的信号分子。血液中的钙离子浓度发生变化可能影响许多生理功能，包括对血管阻力形成有重要作用的血管平滑肌细胞的收缩功能。由于缺钙，细胞内外的钙离子平衡可能发生变化，引起全身阻力血管的平滑肌细胞收缩增强，加大血管阻力。另外，血液钙离子的变化还可能对动脉硬化的形成有影响作用。这些因素都可能与高血压的发生有关。

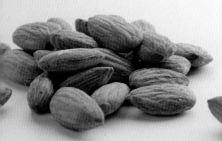

杏仁等坚果中富含优质脂肪酸和钙质，体弱缺钙者可以每日食用三五颗。

血钙检测和骨密度检测的区别

血钙浓度可以通过抽血检测，骨密度要在大型医院或者体检中心检测。骨密度检测仪有检测手腕的，有检测脚踝的，还有检测身体的。骨密度检测根据不一样的检测仪，不一样的检测部位，准确性也会有所差别，一般来说医院或者大型体检机构检测比较准。

我个人觉得，骨密度检测从年轻的时候就要开始，有这条件的，可以每年给自己做一次体检，体检项目里面最好包含骨密度，如果你的骨量未到骨质疏松的程度，但如果和同年龄人进行比较，相对较低，就要引起重视了。

现在很多年轻人，不在意这个事。其实每年查一次，能更好地监测你的身体状况。

补钙不是越多越好

钙并不是补得越多越好，因为补充的钙，不一定会在骨骼和牙齿上沉积，它如果沉积在肾脏，就会得肾结石；如果沉积在心脏、肺脏，就会导致心脏的钙化、肺脏的钙化。

所以现在也有"补钙伤心伤肺"的说法，任何东西再好，吃过量，消化吸收不了，它不到该去的地方，跑到其他地方去了，就会危害健康，所以说补钙补得过多，就容易形成一些结石。

补钙有个可耐受最高摄入量（UL），目前中国营养学会推荐每天钙的摄入量不宜超过2000毫克，但是我个人建议补钙量应控制在1800毫克以内。医学是不断发展的，现在好多人活动量不够，补钙过量，身体难以代谢，这容易导致肾结石等泌尿系结石。

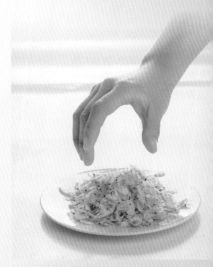

虾皮中富含钙质，但补钙仍需搭配其他高钙食物一同食用。

富含钙元素的食物明星榜

牛奶中的钙很容易被人体吸收,而且牛奶中钙的纯度远大于其他原料提取的钙。牛奶所含的其他营养物质还可促进钙质吸收。如酪蛋白在肠道中可被降解为酪蛋白磷酸肽,与钙结合,可增进小肠对钙的吸收速度。牛奶里适宜的钙磷比例、乳糖等都可以促进钙的吸收。而除了牛奶,下面这些高钙食物也能帮助你有效补钙,而且很多食材的含钙量还高于牛奶。

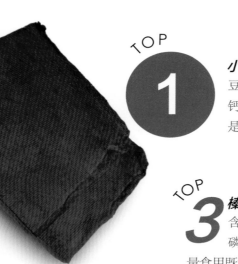

TOP 1

小香干 1019mg/100g
豆腐、腐竹等豆制品都是高钙食品,小香干的含钙量更是遥遥领先。

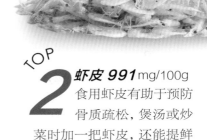

TOP 2

虾皮 991mg/100g
食用虾皮有助于预防骨质疏松,煲汤或炒菜时加一把虾皮,还能提鲜添香,替代味精、鸡精。

TOP 3

榛子 815mg/100g
含有人体所需钙、镁、磷和钾等矿物质,适量食用既能促进骨骼生长,也能平衡血压、降低胆固醇。

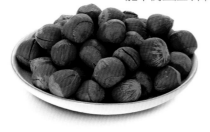

TOP 4

奶酪 799mg/100g
所含的钙很容易被吸收,但奶酪的脂肪含量也较高,每天食用10~20克为宜。

TOP 5

黑芝麻 780mg/100g
含钙丰富,但它的壳很难消化,可以将黑芝麻研碎食用。

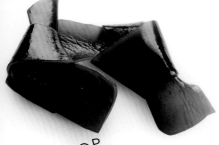

TOP 6 **海带 348**mg/100g
富含钙、铁、膳食纤维等营养素，
既能清洁血管，又是"补钙高手"。

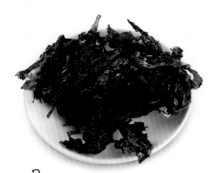

TOP 7 **紫菜 264**mg/100g
富含胆碱和钙、铁、碘，能促
进骨骼、牙齿的生长，紫菜所
含的多糖也能增强身体的免疫功能。

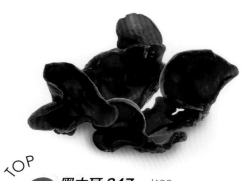

TOP 8 **黑木耳 247**mg/100g
既是降血压佳品，还有很强的补
钙潜能，其所含的木耳多糖还有
一定的防癌抗癌功效。

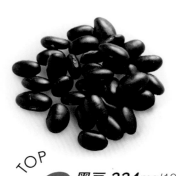

TOP 9 **黑豆 224**mg/100g
富含蛋白质、维生素E、
钙等，与红枣搭配煮粥
能补血益气。

TOP 10 **金针菜 131**mg/100g
含钙量高，还有益智安神
的功效，平时炖肉、煲汤、
凉拌适量放点金针菜，补钙还能提鲜。

TOP 11 **泥鳅 99**mg/100g
富含蛋白质、脂肪及
钙等多种营养素，热
量较高，平时食用须适量。

铁 打造人体健康盔甲

铁是构成人体血红蛋白、肌红蛋白、细胞色素和其他酶的主要成分，它能帮助氧一起运送血红蛋白。铁元素是大脑正常发育的关键，铁缺乏会导致认知和精神运动障碍。此外，缺铁性贫血与脑静脉窦血栓、免疫功能受损以及体温调节功能障碍相关。

缺铁性贫血，当然要补铁

青少年正是长身体的时候，如果营养没跟上，就容易缺铁；老年人身体吸收效率降低，也容易造成铁缺乏。还有很多疾病也会影响铁的吸收，比如胃肠道疾病患者，消化吸收功能不好，很容易引起缺铁性贫血；还有一些出血性疾病，如溃疡、便秘、痔疮等也容易引起贫血症状。女性因为月经期间的血液流失，比起男性更容易丢失铁元素。

人体每天由各种途径损失的铁为 0.5~1.0 毫克，一般情况下，成年男子每千克体重含铁 50 毫克，成年女性每千克体重含铁 35 毫克。当铁缺乏时，临床常见的是小细胞低色素性贫血，即典型的缺铁性贫血。铁元素严重缺乏的人可以通过药物补铁。在多数情况下，通过饮食来补铁就能取得不错的效果。建议成年男性平均每日铁摄入量 12 毫克，女性则为 20 毫克。

铁须"超量"补?

成人平均每天丢失的铁约为 1 毫克，为什么我们却建议成年男性每日补充铁 12 毫克，女性则为 20 毫克呢？这不是"超量"补铁了么？实际上，铁的供给量不仅仅要考虑到铁的丢失量，还要考虑到铁的吸收率只有 8%~10%，因此供给 12（20）毫克铁，才能保证人体能吸收 1~2 毫克的铁，以满足人体需要。

➕ Tips: 不要把红枣当作补铁"第一灵药"

门诊时，有贫血患者说，他们常吃红枣补血，可效果并不理想。我们一般建议贫血患者适量吃点排骨、血豆腐等，每周吃 1~2 次猪肝，这样补铁比单纯吃红枣要好。不能说红枣完全不补血，但效果确实没有动物性食物补铁好。但也不能因为吃肉效果好，就三餐都吃肉，一般成人每天摄入 50~75 克肉类食物就足够了，而且日常膳食要注意搭配，如在瘦肉汤里放点红枣，菠菜和猪肝放一起做菠菜猪肝汤，泡个黑米枸杞红枣茶，熬个黑米红枣粥，这些都是"黄金补铁搭档"。

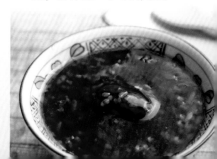

冬日喝一碗黑米红枣粥，暖胃生血温润养颜。

多种食材补铁，荤素都得吃

在一次聚会上，我遇到了刚从国外回来的好友。席间我们问起彼此最近的健康状况，那位朋友就跟我说，他平日里总觉得自己做什么都很没劲，而且特别怕冷。当时正是北京的三月末，室内没开空调，大家穿得都不是很多，可是这位朋友却把自己捂得严严实实，一碰他的手，也是冰凉的。

后来，朋友告诉我，以前他是个"无肉不欢"的人。出国这一年，听很多人说吃素对身体好，就改吃素了。长期下来，总是怕冷，风一吹就容易感冒。当时我建议他去做一下血常规检查，测一测血红素，结果是血红素偏低！我这位朋友一眼看上去也就30多岁，但脸上就是没有朝气，精神状态还不如年长的我。

有的人可能从小就吃素，身体已经习惯了这种状态，所以不会出现什么问题，但像我朋友那样，突然改吃素，减少了动物性食物的摄入，就相应减少了铁元素的摄入。这就是典型的"吃素导致缺铁"的案例。那又会有朋友问我，既然动物性食物中的铁更容易吸收，那补铁的时候就完全不考虑植物性食物中的铁了么？饮食的基本原则就是平衡，补铁也要多方面补，就像我们作战的时候需要一个冲刺的主力，但绝对不能孤军作战，否则就破坏了膳食平衡。富含植物性铁的食材还能补充膳食纤维、维生素C等营养元素，这些都是动物性食物所缺乏的。

+ Tips：补铁看搭配

食物含铁量多少直接影响铁的吸收。但食物搭配对铁的吸收也有决定性的影响。

食物中其他的常见营养素能有效促进铁元素的吸收。除了维生素C能促进铁吸收，维生素B_6也是合成血红素的催化剂。维生素B_{12}和维生素E对血红细胞成熟和铁的利用、转运有重要作用。氨基酸和糖类有利于维持铁的溶解状态，而加速铁的吸收。

大米中的铁仅能吸收1%，如果与肉类、蔬菜搭配，吸收率可达10%。玉米所含铁的吸收率为3%，若与富含维生素C的橙汁、番茄同食，铁的吸收率能提高5倍。反之，牛奶、茶叶、柿子则会妨碍铁的吸收。菠菜含铁虽高，但其所含的铁却不易被人体吸收。

动物血凝结了铁、锌等营养，搭配绿叶菜煮汤，是补铁的好搭配。

孩子脸色苍白没精神，是缺铁了吗？

当孩子出现注意力不集中、记忆力降低，烦躁、失眠，特别是脸色苍白、不爱动时，可能得了缺铁性贫血。缺铁性贫血（IDA）是世界范围内最常见的营养障碍性疾病。美国20世纪70年代婴幼儿IDA发生率高达15%，在采取给予贫血婴儿补充强化铁配方食物并且在1岁时保证牛奶饮用等措施后，极大降低了婴儿（0~12月龄）IDA的发生。

只要条件允许，都建议母乳喂养，哺乳期的妈妈可以多吃点深色的蔬菜，如炖点海带排骨汤，既能补充铁元素，还能补充碘等营养素。孩子一般在6个月以后就会开始添加辅食，根据现在国内外的喂养建议，给孩子添加辅食都会从含铁米粉开始，并循序渐进添加一些肉泥等。

给孩子补铁，可以适量吃点动物肝脏，因为动物肝脏不仅含铁量较高，还含有丰富的维生素A，有助于孩子视力发育。挑选动物肝脏时，可以选择鸡肝或鸭肝，因为鸡肝、鸭肝的量比较小，孩子不会一次吃太多，又比猪肝要细腻一些，口感也更受孩子欢迎，一周吃1~2块，每次30~50克就足够了。总之，无论是成人还是孩子，补铁一定要多样补，要吃动物性的食物也要吃植物性的食物。

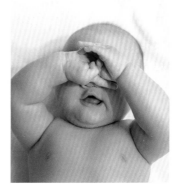

各类人群铁元素推荐摄入量

人群		推荐摄入量
0岁以后		0.3mg/d
0.5岁以后		10mg/d
1岁以后		9mg/d
11岁以后	男	15mg/d
11岁以后	女	18mg/d
14岁以后	男	16mg/d
14岁以后	女	18mg/d
18岁以后	男	12mg/d
18岁以后	女	20mg/d
50岁以后		12mg/d

* 孕早期铁元素推荐摄入量20毫克/天，孕中期需求量则为20+5毫克/天，孕晚期需求量变为20+10毫克/天，哺乳期女性需求量为20+5毫克/天。

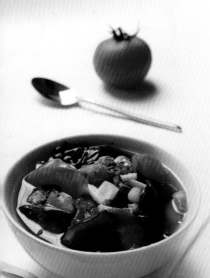

烹制动物肝脏时，可以缀上点甜椒片、黑木耳碎，荤素搭配，营养更全面，口感也会更丰富。

女生"每月那几天"，如何补铁？

我有个朋友的女儿，进入青春期后，每个月必定要请几天假，落下几堂课，因为她一来例假就会全身乏力，疼痛到根本没法好好上课。姑娘长得很漂亮，可平时总是脸色苍白浑身无力；一到冬天，用她妈妈的话说，手脚冰冷，足足是个"果冻人"。

女孩子是血气养成的精灵，但进入青春期后，每个月都要跟例假"打个照面"。因为每个月都有血液的丢失，这使身体对铁的需求量比男性多。很多女孩子很少吃富含铁的牛羊肉和动物肝脏等食品，缺铁尤为严重，所以冬天特别怕冷。

爱美的女生为了保持好身材常常节食，会特别限制肉类食物的摄取，这就使铁的摄入量相应减少，在减去脂肪的同时又减掉了血液的营养，很容易造成贫血。按照中医理论，黑色食物有健脾暖肝、补血益气的功效。如黑豆、黑米、黑枣等均有补血益肾的作用，平时多吃这些黑色食物有助于温暖身体，通畅血脉。

在例假期间，很多女孩子会觉得自己相对平时会更困乏，体质偏弱的女孩子还可能出现水肿、腹痛等情况，生活和工作都会受到影响。在例假之前或之后还应多摄入一些钙、镁、锌和铁，以提高大脑工作效率，减轻生理上的疲惫感，选含铁丰富且吸收利用率高的猪肝、瘦肉、黑木耳、海带等食物。还可以适量喝点牛奶、酸奶或豆浆等。

除了铁元素，钙和碘等元素对青春期少年的身体发育和适应繁重的学习任务具有重要意义。每天的膳食中应注意选用鸡蛋、大豆、虾皮、海带、紫菜及各种海鱼等富含钙和碘的食物。

➕ Tips: 月经量减少是因为缺铁吗？

月经量减少的原因有很多，比如身体血液运行不畅，月经量就会减少；血容量少也会导致月经量减少。当然，缺铁也是月经量减少的重要原因之一。有必要的话，还是要去医院检查，早日摸清月经量减少的原因。每次来月经的时候，女孩子一定要呵护好自己身体里的"暖血开关"：多吃补血食物，使血液充足。

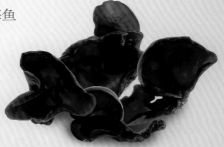

黑木耳含铁量高，和肉类搭配食用可提高吸收率，起到养血滋阴的功效。

富含铁元素的食物明星榜

铁是血红蛋白的组成成分，血红蛋白参与氧的运输和存储。体内铁储存不足引发的贫血称为缺铁性贫血，一般缺铁持续3~5个月时会发生缺铁性贫血。预防缺铁性贫血，日常膳食宜摄入动物血、动物内脏、豆制品和黑色菌藻类食物等。

TOP 1

黑木耳 97.4mg/100g
富含铁元素，具有补气活血、润肺补脑之功效，经常食用有助于预防脑出血、冠心病等心脑血管疾病。

TOP 2

紫菜 54.9mg/100g
含铁丰富，而且还含维生素B_{12}，它们都是造血所必需的营养素，所以紫菜是补血的佳品。

TOP 3

鸭肝 50.1mg/100g
可以与猪肝交替食用，能有效改善因缺铁导致的疲乏之感。

TOP 4

鸭血 39.6mg/100g
含铁丰富，能预防缺铁性贫血，并有清洁血液的作用。

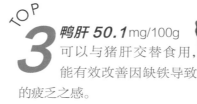

TOP 5

蛏子 33.6mg/100g
含丰富蛋白质、钙、铁、硒、维生素A等营养元素，滋味鲜美，具有补虚的功效。

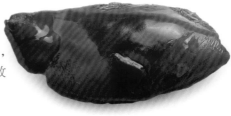

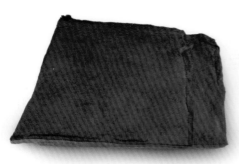

TOP 6 **小香干 23.3**mg/100g

除了钙元素外，铁元素含量也很丰富，尤其适合老人和孩子食用。

TOP 7 **黑芝麻 22.7**mg/100g

用黑芝麻制成的芝麻酱含铁量很高，其含铁量比一般蔬菜和豆类都高。

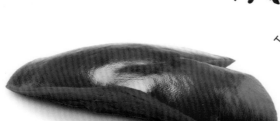

TOP 8 **猪肝 22.6**mg/100g

富含铁、锌等多种微量元素，可养血，补肝明目，适合缺铁性贫血患者食用。

TOP 9 **鲍鱼 21.2**mg/100g

是传统的名贵食材，位居四大海味之首，铁、钙、碘等都非常丰富。

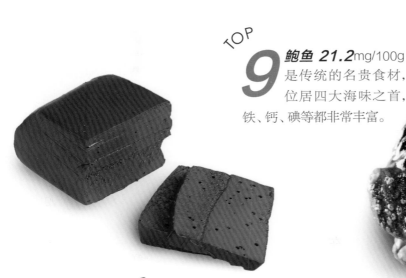

TOP 10 **猪血 8.7**mg/100g

含有丰富的血红素铁，且在人体内吸收率可达37%，补铁效果好。

碘 人体的 "智力元素"

碘是人体所需的重要微量元素，碘对促进智力发育及维持甲状腺的正常功能都非常重要。缺碘很难从生活细节中表现出来，还是要通过抽血化验检测，对小孩子而言，常常表现为记忆力差、智力发育受损。以前，地方性甲状腺肿大的现象较为常见，特别是在那些远离海边的地区，后来随着加碘盐普及等措施，我国居民缺碘的情况已经基本得到改善。

碘，一家一方，一人一味

现在补碘的方法基本上是通过加碘盐，或者是吃紫菜、海带这些含碘比较丰富的食材，这些食材一般一周吃1~2次就差不多了，不需要每天吃太多。而有些家庭平时吃得比较咸，那就要减少海产品的摄入量，或者购买不含碘的食用盐。

我们去市场上买盐时很多情况下都会买加碘盐，而我国成人每日推荐的摄入量在5~6克，这是因为用盐过量不仅仅会造成钠摄入过高，也容易造成碘超标。那么每天6克盐的滋味是如何的呢？如果我们以一天早上两个菜、中午两个菜的食谱方案，如果只用到6克盐，这菜吃起来会淡得没有滋味。那按这样的做法，我们的饭不是没法吃了？

其实对饮食喜好"重口味"的人来说，一下子要减到每天6克盐是很不容易的，必须要一步步减，为了让饭菜有味道，可以在菜快出锅的时候加盐，用盐量不需要太多。还有一个方法就是在菜里加些香草香叶、坚果碎或者番茄酱，提升食物的口感。

+ Tips: "少用盐多吃醋" 是养生之道？

有些在民间流传很久的养生说法也有一定科学根据，比如"少用盐多吃醋"。我们日常所吃的加工食品，里面就含有碘，比如加工好的海苔，其中的碘都是很丰富的。对于那些因为碘摄入过量而患上甲状腺疾病的人群来说，做菜煲汤时加点醋来提味，减少碘盐的摄入量，是一个小妙方。当然，这里的"多吃醋"不是毫无节制地去加醋，而是以个人体质、口味为前提的。

一般每千克加碘盐中碘含量为35（±15）毫克，可改善人体碘缺乏的症状。

孩子缺碘的危害

甲状腺是代谢碘的器官，碘是合成甲状腺激素必需的微量元素。甲状腺激素是影响机体各个器官生长发育的重要物质，尤其对大脑的发育有较大影响。胎儿的甲状腺功能是胚胎发育3个月时才形成的，这个时期由妈妈为孩子提供甲状腺激素。

0~2岁的孩子正处在大脑发育的关键期，如果这个时期体内缺乏碘，就有可能造成孩子认知发育障碍以及甲状腺功能减退。世界卫生组织曾经做过评估，碘缺乏的孩子智力损失会达到5~20个智商（IQ）分。

碘也是胎儿脑发育过程中的主要营养素。妊娠期缺碘不仅会导致胎儿脑损伤，碘缺乏的孕妇还容易出现流产等情况，严重威胁孕妇和胎儿安全。为了预防胎儿的发育不良，孕前期和孕早期，准妈妈要通过饮食保证充足的碘摄入。

怎样让孩子从小不缺碘？

母乳喂养的孩子基本上依靠母乳作为获取碘的来源，每日需要90~100微克的碘。根据《中国居民膳食营养素参考摄入量》，女性孕期每天推荐摄入230微克碘，哺乳期每天需要240微克碘，每天的碘摄入量只要控制在600微克以内都是安全的。对普通成人而言，每日的推荐量为120微克。根据世界卫生组织的建议，孕产妇和哺乳期女性碘的摄入低于每日250微克（尿检结果呈现碘在尿液中的浓度低于150微克/升时），应每日服用150微克的碘补充剂。准妈妈和哺乳期妈妈也可以适量摄入含碘食物，如海带、海鱼、紫菜、贝类等海产品。

＋Tips: 孩子蹲跳做不好，是缺碘吗？

因为碘对孩子的智力发育非常重要，如果缺碘，孩子的智力发育就会受损，而且身体协调能力也会不佳，这就会影响到孩子完成蹲跳等大动作。让宝宝做蹲跳是了解碘摄入是否充足的一种方法。当然，宝宝的蹲跳做不好，缺碘不是绝对的原因。

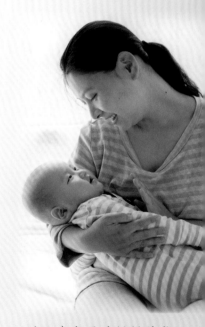

碘元素会通过妈妈的乳汁输送给小宝宝，妈妈吃得对，宝宝也"受惠"。

富含碘元素的食物明星榜

海带、紫菜等海产品中所含的碘元素是非常高的，按照个人的营养需求适量食用，就能有效补充碘元素，预防碘元素的缺乏。此外，肉、蛋及坚果等食品中也含有一定的碘，日常注意搭配使用，既能补碘，又能促进其他营养的吸收，一举两得。

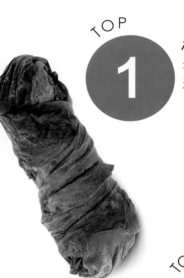

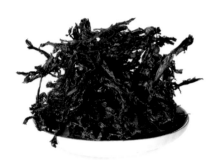

TOP 1

海带 36240 μg/100g
是补碘的"实力派"，而且冬天适量吃点海带还有助于抗寒。

TOP 2

紫菜 4323 μg/100g
不仅能补碘，而且它所含的多种营养素有助于提高人体免疫力。

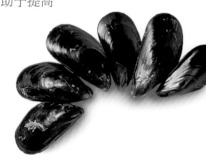

TOP 3

淡菜 346 μg/100g
搭配其他食材炖汤，味道鲜美，含碘丰富。

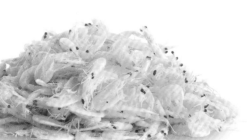

TOP 4

虾皮 264 μg/100g
碘含量十分丰富，给孩子补碘可以在蒸蛋中加点虾皮，美味又营养。

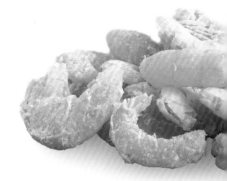

TOP 5

虾米 82.5 μg/100g
味道鲜美，除了含有碘元素以外，还含有优质蛋白质及钙、磷、铁等营养元素。

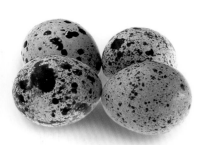

TOP 6

鹌鹑蛋 *37.6* μg/100g
被称为 "动物中的人参"，它含有优质蛋白质及钙、铁、碘等营养素。

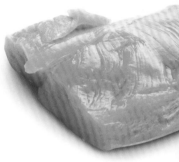

TOP 7

鸡蛋 *27.2* μg/100g
富含蛋白质，也含有一定的碘元素，日常饮食只要平衡摄取，就能有效预防碘元素缺乏。

TOP 8

鸡肉 *12.4* μg/100g
是典型的白肉，除了含有丰富的蛋白质以外，铁、锌及碘等营养元素都是十分丰富的。

TOP 9

松子仁 *12.3* μg/100g
富含优质脂肪酸，而且钙、碘等营养元素也十分丰富，可以适量添加在凉拌菜中，也可以熬粥。

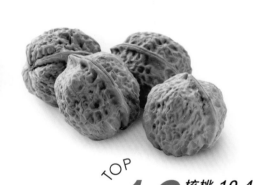

TOP 10

核桃 *10.4* μg/100g
富含维生素E，同时又兼有优质蛋白及钙、铁、碘等营养元素，营养十分全面。

TOP 11

开心果 *10.3* μg/100g
也是含碘较多的坚果之一，当作小零食适量食用，既能补充多种维生素及矿物质，又能预防碘缺乏。

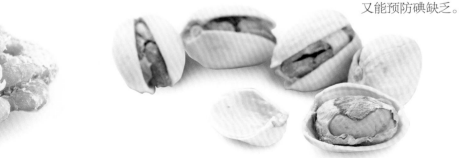

维生素 A 守护你的视力

维生素A又叫作视黄醇，对视力的保护作用是非常显著的，维生素A缺乏可能会导致夜盲症、眼球干燥症等。维生素A还能促进生长发育，并能维护骨骼强壮。

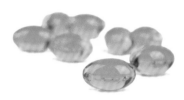

维生素A胶囊多是通过鱼油提纯、精炼而来，适量补充，能提高视力。

胡萝卜素与维生素A的亲密关系

胡萝卜素是维生素A的前体，动物性食物里富含维生素A，而植物性食物中β-胡萝卜素含量较高。如果我们体内的维生素A不足，β-胡萝卜素可以进入体内有效转化成维生素A。维生素A对皮肤黏膜、呼吸道都有很好的保护作用，所以我们从小就会教育孩子"吃点胡萝卜，身体更棒"。胡萝卜素最初是从胡萝卜里面提取出来的，所以就被命名为"胡萝卜素"，其实在很多绿叶菜以及黄色、橙色的蔬菜水果中，如柠檬、木瓜等胡萝卜素的含量都很高。

补充维生素A一定不要过量。维生素A和维生素D都是脂溶性维生素，它们会溶解在我们的脂肪里，很难从身体里排泄出去。如果补多了就容易中毒。我们的日常饮食一般能摄取足够的维生素A。β-胡萝卜素也是脂溶性的，它可以溶解在脂肪中，却不易溶解在水中。有些人认为生吃胡萝卜不能够吸收β-胡萝卜素，其实是不正确的。人进食的各种食物，在胃的消化作用下会形成糜状物，食物中的各种营养素在这一过程中会相互作用与融合。也就是说，生吃和熟吃效果是一样的。而且，现在很多老年人体内胆固醇含量很高，不用特意把胡萝卜搭配脂肪类食物吃，人体会自动调节，通过代谢向肠道释放溶脂性物质。

+ Tips：胡萝卜素血症

有些人特别是小孩子，一段时间内持续吃了胡萝卜、南瓜、木瓜等胡萝卜素含量较多的食物，就有可能出现皮肤发黄的症状，这就是胡萝卜素血症。在未出现其他症状情况下，胡萝卜素血症会在2~6周后消退，若出现其他身体不适，就要及时咨询医生。

胡萝卜橙红亮眼，切成丝儿，缀在其他食材上，既"养眼"又"养胃"。

秋冬口唇干裂，补充维生素A

秋季湿度小，人体皮肤黏膜血液循环差，如果新鲜蔬菜吃得少，维生素A、维生素B_2摄入量不足，口唇就会干燥开裂。孩子们为了滋润嘴唇，下意识地会用舌头去舔，其实这是一种不良习惯，因为舔唇只能带来短暂的湿润，当这些唇部水分蒸发时会带走嘴唇更多的水分，使嘴唇陷入"干—舔—更干—再舔"的恶性循环中，结果是越舔越痛，越舔越裂。

一旦口唇干裂也不必惊慌，首先要改掉舔唇的习惯。其次，平时还应该多饮水，多吃新鲜蔬菜及梨、甘蔗等能生津滋阴的蔬果。当然，也可同时服用维生素A，这样口唇干裂很快就可痊愈。

如果嘴唇起皮屑，不要用手硬撕，用热毛巾敷一会儿，等到皮肤软化后再涂润唇膏。含有维生素E、牛油果油的唇膏能让双唇常保娇柔，不易脱皮，有很好的滋润效果。

动物肝脏是"维生素A之王"

俗话说"吃啥补啥"，人们普遍认为食用动物肝脏可补肝补血。动物肝脏的维生素A含量确实丰富，被誉为"维生素A之王"。但也有人担心，肝脏是重要的解毒器官，一定聚集了很多毒素，不能多吃。

动物体内的有毒有害物质都要经过肝脏来代谢，而且动物肝脏的胆固醇含量也较高，所以一定要做到适量食用。以猪肝为例，成人每周食用2次，每次50~100克，即可满足机体对维生素A及铁等微量元素的需要。购买动物肝脏一定要慎重挑选。健康的动物肝脏为红褐色，光滑，有光泽，质软且嫩，手指稍用力即可插入切开处，煮熟后味感会相对鲜嫩。

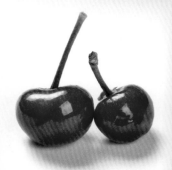

鲜红的樱桃玲珑如玛瑙宝石，甜中有微酸，富含维生素A，能滋养皮肤，延缓衰老，有"百果第一枝"的美誉。

富含维生素A的食物明星榜

天然维生素A多存在于动物性食物中，如动物内脏、蛋类、奶油和鱼肝油中，植物所含的胡萝卜素进入人体，可转变为维生素A，红绿蔬菜及水果中就含有大量的胡萝卜素，这些胡萝卜素都能有效转化成维生素A，促进人体生长发育，保护视力，增强抗病能力。

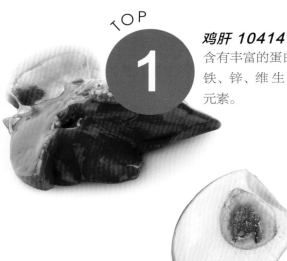

TOP 1

鸡肝 10414 μg/100g
含有丰富的蛋白质、钙、磷、铁、锌、维生素A等营养元素。

TOP 2

猪肝 4972 μg/100g
是常用的动物内脏食材。肝脏是动物的解毒器官，且胆固醇含量比较高，所以建议食用猪肝每周不超过2次。

TOP 3

鸭蛋黄 1980 μg/100g
含有大量维生素A及维生素B_2、叶黄素等营养素，这些营养物质对视力有很好的保护作用。

TOP 4

鸭肝 1040 μg/100g
脂肪分布比较均匀，肉质鲜嫩，除了维生素A以外，鸭肝含有的烟酸等营养物质还能保护人体的心血管。

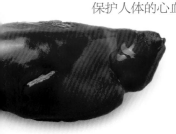

TOP 5

胡萝卜 668 μg/100g
不仅富含胡萝卜素，还富含B族维生素、钙、铁、磷等，营养丰富，有"小人参"之称。

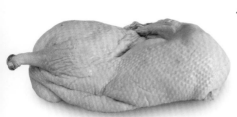

TOP 6 鸭肉 476 µg/100g
味道鲜美，蛋白质含量高，脂肪含量低而且富含维生素A及维生素E等营养物质。

TOP 7 鸡蛋黄 438 µg/100g
含有丰富的卵磷脂和维生素A，有助于孩子的脑细胞以及视觉系统的发育。

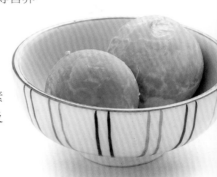

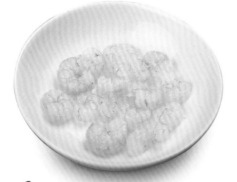

TOP 8 燕麦 420 µg/100g
含有维生素A、维生素E及B族维生素，此外氨基酸含量十分丰富，燕麦粥是早餐的理想之选。

TOP 9 虾仁 411.44 µg/100g
含有丰富的维生素A及钾、碘等多种营养素，而且蛋白质含量也十分丰富。

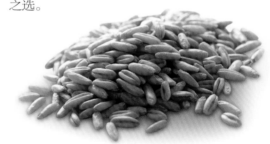

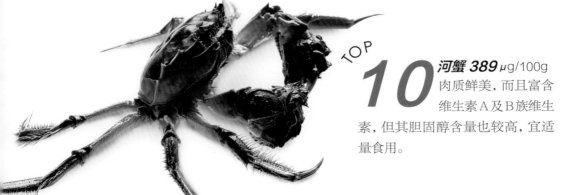

TOP 10 河蟹 389 µg/100g
肉质鲜美，而且富含维生素A及B族维生素，但其胆固醇含量也较高，宜适量食用。

B族维生素 人体的 "代谢管家"

B族维生素对人体的代谢功能非常重要。蛋白质、脂肪、碳水化合物就像一堆木材一样，堆积在体内，这些木材既是待用的能量，又是多余的累赘。而B族维生素就像一根火柴可以将木材点燃，它们能促进糖、蛋白质、脂肪代谢。如果缺乏B族维生素这根火柴，木材无法燃烧，而且越积越多，就会造成拥堵，也就是人体代谢功能紊乱。

平衡补充B族维生素

B族维生素是个大家庭，既相互协作，又各司其职，如维生素B_1是神经的代谢因子，而维生素B_6就能协助维生素B_1，提供脑部必需的能量，提高专注力和集中力。补充B族维生素时，不要单独补充一种或两种，最好综合补充，若单独补充可能会造成其他B族维生素的短缺。B族维生素是水溶性的，由血液吸收，它不能在人体内贮存，多余的随尿液、汗液排出，不会引起过多堆积，所以需要不断补充才行。

B族维生素成员及功效一览表

维生素B_1	
+ 在人体内转化成关键的辅酶，以此参与人体的代谢，增进食欲，维持神经正常活动	− 思维功能及记忆力下降；脚气病、神经性皮炎等
维生素B_2	
+ 参与人体重要的化学反应，具有抗氧化作用，能控制自由基，对预防癌症有积极的作用	− 口腔溃疡、口角炎、舌炎、角膜炎等
烟酸（维生素B_3）	
+ 维持神经系统、消化系统的正常运转，也是合成性激素的重要物质	− 精神抑郁、皮肤粗糙等
泛酸（维生素B_5）	
+ 能够制造抗体，促进血液循环和头发生长	− 生长发育迟缓、食欲减退、疲劳
维生素B_6	
+ 参与神经传导介质合成，维护心脑血管健康	− 记忆力减退、免疫力下降、手足麻木

(续表)

生物素（维生素B₇和维生素H）	
+ 促进细胞生长，维护指甲、毛发的生长	

维生素B₁₂	
+ 促进红细胞的发育和成熟	− 恶性贫血、神经系统损伤、记忆力下降等

叶酸	
+ 孕前期和孕中期适量补充叶酸能降低胎儿神经管畸形和唇裂的概率；有抗癌功效	

多吃谷物和粗粮，B 族维生素不缺乏

谷类食物B族维生素丰富，但B族维生素主要集中在糊粉层中。若研磨得过于精细，糊粉层完全去除，就会造成B族维生素的大量损失。为了预防B族维生素缺乏，日常饮食中一定要适量摄入粗粮，还要变着花样吃好粗粮。

淘米时，要避免反复搓洗米粒。因为B族维生素会溶解在水里，有些人在熬粥、炒菜时还有加碱的习惯，特别是老年人，为了让菜饭变得软烂一些，经常会在煮饭时加点碱。碱是B族维生素的"敌人"。所以一般情况下，我不建议做饭做菜时放碱，而且做饭、熬汤的时间都不宜过长，以免B族维生素损失过多。

B 族维生素能保护肝脏

B族维生素的缺乏会影响肝脏的活动功能。肝脏是糖类及脂肪代谢的主要器官，在代谢过程中需要B族维生素的参与，而酒精会降低B族维生素的吸收率。

酒精一旦在体内被分解，有部分会形成脂肪，堆积在肝脏内。这也是形成脂肪肝的主要原因，由于脂肪肝不会有明显的症状，很多长期饮酒的人平时体检并无异常，但实际上酒精对肝脏的损害却十分严重。在控制饮酒量的同时，"饮酒族"们要改掉空腹喝酒的习惯，在饮酒之前，摄入富含B族维生素的食物。

★ 易缺乏B族维生素的人群

* 常饮酒或经常做剧烈运动的人，大量出汗会增加维生素B₁的消耗

* 经常在外面用餐或吃速食食品的人（经热处理、水处理会丢失大量维生素B₁）

* 以白米为主食的南方人或常年吃精米精面的人

* 用脑过度的人（易紧张的人）

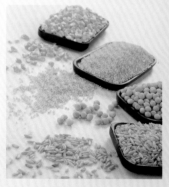

"米加豆等于吃肉"，五谷杂粮搭配豆类食用，可以补充多种B族维生素，充实人体。

全身各种痛，可能是缺维生素B₁

有人将维生素B$_1$称为脑维生素，当维生素B$_1$不足时，葡萄糖将无法有效转化为热量。人就会感到疲劳及困倦。其实，产生疲劳最重要的原因之一就是所需的营养不够，而维生素B$_1$能比较有效地消除疲劳及神经炎。除了维生素C治疗头疼也很有效，但一次必须服用几百毫克才能达到效果。每天摄取1毫克维生素B$_1$，就能减轻因神经系统引起的头痛。

如果缺乏维生素B$_1$，还会造成精神不稳定及失眠。当然，治疗睡眠不足最好的办法是保证充足的睡眠，维生素只能协助而已。B族维生素也具有呵护心脏和肌肉的功能。典型的维生素B$_1$缺乏引发的症状有手脚肿大麻痹（敲膝盖不会动）、食欲缺乏、心悸、呼吸困难等。

在葡萄糖及肝糖被消耗的过程中，身体内的代谢物（乳酸及丙酮酸）也会不断地被制造出来。有些人容易肌肉酸痛，可以在运动后拉伸身体，做一下放松运动，让氧气顺利输送到肌肉中。氧气对分解疲劳物质最为有效。当肌肉酸痛一直无法消除时，应赶快补充维生素B$_1$，因为引起肌肉酸痛的一个重要原因就是缺乏维生素B$_1$，即维生素B$_1$缺乏所引发的神经炎，有点类似肌肉酸痛，但这种酸痛带有麻痹的感觉。

✚ Tips：运动后总觉得疲劳，是不是缺乏维生素B₁？

维生素B$_1$与糖代谢关系最为密切，一旦不足，不仅无法顺利制造出身体所需的能量，疲劳物质也不能很快地被分解掉，对肌肉而言等于雪上加霜。因此剧烈运动之后，必须补充维生素B$_1$。尤其是神经系统引发的酸痛，应该遵从医嘱，用维生素B$_1$来进行药物治疗。

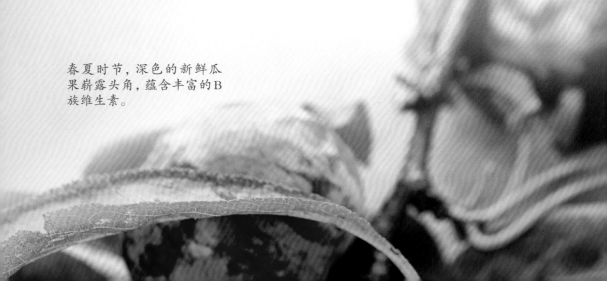

春夏时节，深色的新鲜瓜果崭露头角，蕴含丰富的B族维生素。

补好B族维生素，从头到脚正能量

人体中的维生素B_1充足，就可有效提高细胞活性，提高记忆力。通常熬夜时，维生素B_1的血液浓度就会降低，为了维持神经系统的活动功能，最好先提前补充维生素B_1、烟酸与维生素B_6。而且这三种营养补充剂一起服用，对于抵抗抑郁症也有一定的效果。

维生素B_1也能帮助脂肪燃烧，具有减肥的功效。当我们摄取较多的产能营养后，却没有借助运动将它们消耗掉，多余的脂肪就蓄积在体内逐渐造成肥胖。适当补充维生素B_1能使脂肪得到充分的消耗，起到减肥的目的。

B族维生素还能保护我们的造血宝库——肝脏。维生素B_1可以促进酒精的代谢，提高肝脏的功能。饮酒时要边吃菜、边喝酒，而且酒后要适量摄取含有B族维生素的食物。

维生素B_2与肝脏的脂肪代谢关系也十分密切，它可以分解由酒精所产生的脂肪，避免脂肪囤积在肝脏内，有助于预防脂肪肝。此外，维生素B_{12}能提高已损肝脏的功能活动，它还能减轻服用降压药产生的副作用——偏头疼。

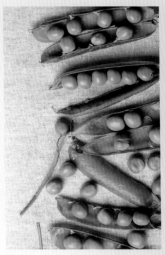

新剥的豌豆，味道清甜可口，每粒鲜豆都藏有B族维生素。

从备孕到怀孕，功不可没的叶酸

孕妇叶酸缺乏会增加胎儿发生神经管畸形及早产的危险。因为胚胎的神经管分化一般都发生在受精后的2~4周。在怀孕的前三个月里，准妈妈定时定量服用叶酸制剂能够有效降低神经管畸形的发生率。一般情况下，建议孕早期的准妈妈在适量摄入富含叶酸的食物之外，每天应口服叶酸制剂400微克。动物肝脏、豆类、绿叶蔬菜及坚果等都是叶酸的良好来源，准妈妈在日常饮食中要均衡摄取。备孕期间，准爸爸也得吃叶酸，因为叶酸可以提高精子的质量。

常见食物叶酸含量 ($\mu g/100g$)

食物	含量
猪肝	425.1
黄豆	181.1
芦笋	145.5
空心菜	78.9
韭菜	61.2
腐竹	48.4
鱼腥草	41.6
豆腐	39.8
生菜	31.6
西蓝花	29.8
四季豆	27.7

富含B族维生素的食物明星榜

B族维生素的食物来源非常广泛,如维生素B_1的主要食物来源为:豆类、糙米、牛奶、家禽;维生素B_2(核黄素)的主要食物来源为:瘦肉、动物肝脏、蛋黄、糙米及绿叶蔬菜;维生素B_6的主要来源为瘦肉、果仁、糙米、绿叶蔬菜、香蕉等。

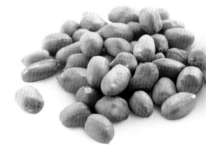

TOP 1

葵花子仁(维生素 B_1)
*1.89*mg/100g
含有丰富的B族维生素,可以每天当零食吃一把,也可以添加在日常的菜肴中。

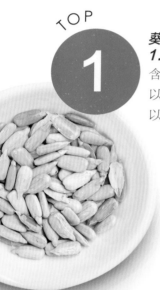

TOP 2

花生仁(维生素 B_1)
*0.72*mg/100g
含有丰富的蛋白质和B族维生素,适量食用能够增进人体健康。

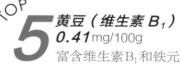

TOP 3

豌豆(维生素 B_1)
*0.49*mg/100g
富含维生素B_1,含有能分解体内亚硝胺的酶,具有抗癌防癌的作用。

TOP 4

泥鳅(维生素 B_1)
*0.49*mg/100g
富含优质蛋白质、脂肪,而且它所含的B族维生素比一般的鱼类要超出好多。

TOP 5

黄豆(维生素 B_1)
*0.41*mg/100g
富含维生素B_1和铁元素,且易被人体吸收。

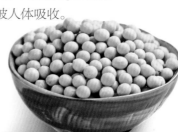

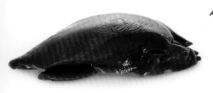

TOP 1 猪肝（维生素 B_2）
2.08 mg/100g
除了丰富的铁元素以外，猪肝的B族维生素含量也十分丰富，这能有效促进铁的吸收。

TOP 2 香菇（维生素 B_2）
1.26 mg/100g
含有丰富的维生素B_2，无论是鲜香菇还是干品香菇，煮肉、炖汤，都是色香味俱全。

TOP 3 猪腰（维生素 B_2）
1.14 mg/100g
含有丰富的B族维生素，但要保证食材来源可靠，处理得当。

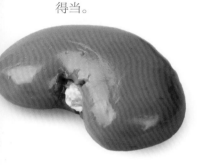

TOP 1 胡萝卜（维生素 B_6）
0.6 mg/100g
含有丰富的维生素B_6，配菜或熬粥时，加点胡萝卜，又能起到预防口角生疮的功效。

TOP 2 小白菜（维生素 B_6）
0.2 mg/100g
除了含有丰富的维生素C，B族维生素的含量也十分丰富，炒菜、下面、凉拌，一日美食中，"主角""配角"都能胜任。

TOP 3 香蕉（维生素 B_6）
0.19 mg/100g
果肉甜滑，口感绵软，富含维生素B_6及蛋白质等，营养高，热量低。

维生素 C 身体内环境的 "守门员"

维生素C有助于增强人体的免疫功能。维生素C还被称为 "抗坏血酸"，因为它能调节人体的血液循环系统。人体与自然近似，躯体如同大地，血管神经如水道。当水道淤积时，土地得不到灌溉；当血管神经不通畅时，就会产生各种疾病。维生素C守卫着人体的血液，就是在捍卫身体的内环境。

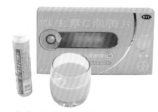

若出现明显的维生素C缺乏症状，可服用维生素C片。

抵抗自由基，把年龄握在自己手里

维生素C可以说是维生素家族的 "代言人"。维生素C的主要来源是新鲜的蔬菜和水果，动物性食物的肝脏和肾脏中也含有少量的维生素C，肉、鱼、禽、蛋和牛奶等食品中维生素C含量较少。我们日常所吃的新鲜蔬菜和水果都能补充维生素C，但一定要保证是新鲜的，尤其是水果，尽量吃应季鲜果，这样维生素C的损失相对会少一点。蔬菜水果榨汁的吃法适合咀嚼能力或消化能力不太好的人群，像老人和小孩等。一般人若觉得水果榨取果汁口感更好，也可以适量饮用果汁。1杯250毫升的橙汁基本上可以满足人体一天维生素C的需求。

+ Tips: 自由基和衰老的关系

人体中的自由基会攻击正常细胞，让这些细胞过度氧化，就好像是铁放在空气中会生锈一般，细胞会在自由基的进攻下衰老、死亡。而维生素C具有抗自由基的功效，能够有效预防衰老。

疲乏是维生素C缺乏的首要征兆

维生素C缺乏需3~4个月才能出现明显症状，维生素缺乏患者常表现为面色苍白、倦怠无力、食欲减退、抑郁等。孩子表现出易怒、体重不增，并伴有低热、呕吐、腹泻等症状。如果不是慢性疾病患者，出现较为明显的四肢无力时，一定要注意观察一下自己的饮食状况，是不是很长一段时间三餐不定时，并且很少吃蔬菜水果。如果真的出现上述情况要及时调整膳食。

皮色温暖的橙子，不用剥开，清新的香味已经十足诱人，满满的维生素C就蕴藏在这橙黄的宝库中。

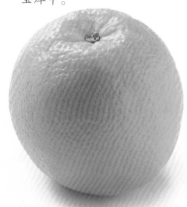

熬夜须及时补充维生素 C

现代生活已经打破了"日出而作，日落而息"的生理节奏，很多人都要熬夜工作或者忙于应酬。很多年轻人都会肆无忌惮地挥霍夜间休息时间。

熬夜会导致第 2 天出现瞌睡、头晕等精神不佳的现象。长此以往，免疫系统、内分泌系统都会因睡眠不足处于失调状态。这会增加罹患慢性疾病的概率，甚至还会影响人的生育功能。

对于社交场合上不得不"喝几杯"的人来说，维生素 C 也是"解酒法宝"。因为维生素 C 可以减少乙醛（酒精被肝脏分解时产生的物质）活动，乙醛会使人产生呕吐及头疼的症状。

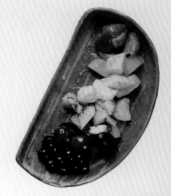

水果各有"脾气"，摸准它们的营养构成，巧妙搭配，才能让它们团结起来，造福人体。

科学烹饪，减少维生素 C 损耗

维生素 C 很"怕"热，所以烹调时一定要注意，才能减少维生素 C 的损失。烹调蔬菜时尽量先洗后切，切后马上烹调，有些菜在加工前要焯烫一下，焯烫时尽量保持蔬菜相对完整，以防止维生素 C 从切口流走。很多人习惯在炒菜前先用葱、姜、蒜来炝一下锅，这些调料也有一定抗氧化能力，有助于减少维生素 C 的损失。炒蔬菜时，不能用小火焖炒，而应该用大火快炒。当然，为了避免维生素 C 损耗，有些素菜，如番茄、黄瓜等，可以用凉拌的烹调方式。

在快起锅的时候加点盐，因为盐容易使蔬菜中的维生素 C 浸析出来被氧化，除了叶绿素丰富的蔬菜以外，烹调时加点醋也能防止维生素 C 被氧化。

➕ Tips: 什锦沙拉，可能会让维生素 C "内耗"

很多人喜欢把各种蔬果放在一起烹饪，觉得这样可以保证食材的多样性，并最大程度地保存维生素 C。实际上，像黄瓜、苹果、香蕉等果蔬含有"维生素 C 分解酶"，混合吃就会破坏其他蔬果所含的维生素 C。不过这种分解酶遇热就会失去"功力"，而像苹果、香蕉等水果在制作前，可以先切好并浇点柠檬汁，就能破坏分解酶。

★ **维生素 C 易缺乏人群** *孕妇、哺乳期女性、婴幼儿、老年人

*少食新鲜果蔬、偏食挑食者 *慢性疾病患者、严重外伤患者

*消化功能紊乱者、长期腹泻者 *生活不规律、或压力过大、抽烟酗酒者

富含维生素C的食物明星榜

日常膳食中，维生素C主要来源于蔬菜、水果及一些坚果，根据《中国居民膳食指南》，成人每天应该摄入蔬菜300~500克，水果200~400克。我们每天在保证适量进食蔬菜、水果的同时，尽量多吃深色的蔬菜瓜果，这样更有利于提高维生素C的吸收率。

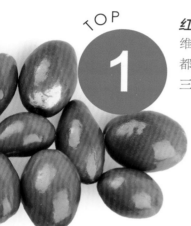

TOP 1

红枣 243mg/100g
维生素C、维生素P的含量都很高，俗话说"一日吃三枣、终生不显老"。

TOP 2

碧根果 130mg/100g
维生素C含量甚至超过了大部分的蔬菜水果，每天适量食用，能有效补充维生素。

TOP 3

羊角椒 124.9mg/100g
细长、光滑、皮薄，含有丰富的维生素C，有助于润滑血管，降低胆固醇。

TOP 4

番石榴 68mg/100g
皮薄肉厚，口味有脆梨般香甜多汁，而其维生素A和维生素C含量也非常丰富。

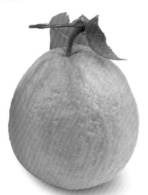

TOP 5

豌豆苗 67mg/100g
含有丰富的B族维生素和维生素C，有消炎、利尿等多种食疗作用。

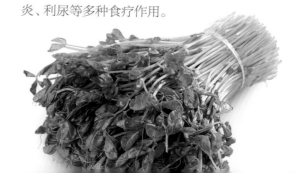

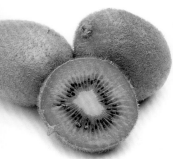

TOP 6 **猕猴桃 62**mg/100g
含有丰富的维生素C和良好的可溶性膳食纤维。可鲜食或榨汁,帮助消化,预防便秘。

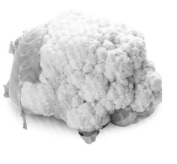

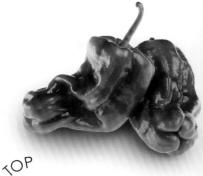

TOP 8 **菜花 61**mg/100g
含有丰富的B族维生素和维生素C,无论是炒菜还是榨汁,都有助于人体吸收。

TOP 7 **青椒 61**mg/100g
含有丰富的维生素C,宜选择炒、烩的烹制方法尽量快炒,以免维生素C损失。

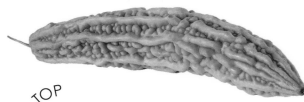

TOP 9 **苦瓜 56**mg/100g
含有丰富的维生素C,可提高机体免疫力。把苦瓜片晒干泡茶可减肥、降血糖。

TOP 10 **西蓝花 56**mg/100g
含有维生素A、B族维生素等多种营养成分,尤以维生素C含量最为丰富。在拌沙拉时加西蓝花是不错的选择。

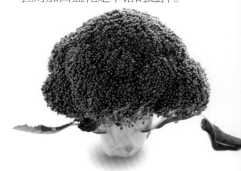

TOP 11 **芦笋 45**mg/100g
含有丰富的维生素A、维生素C及钾等多种营养素,它是国际公认的绿色保健食材,有一定的防癌抗癌作用。

维生素 E 生不出孩子可能是它在作怪

维生素E又称生育酚。实验证实，维生素E既是生育过程中必须的营养成分，也是生殖系统中最基本的抗氧化物质，能显著提高精子质量。维生素E缺乏可能会导致不孕不育及女性流产等。维生素E还能够协同维生素C等一起抵抗自由基。此外，维生素E还能减缓低密度脂蛋白（积累过多容易造成动脉硬化）的生成，保养我们的血管。

坚果是"维生素E金矿"

坚果是植物的精华，人们对坚果的印象往往是富含热量，其实坚果还富含碳水化合物、蛋白质、膳食纤维、丰富的维生素E、B族维生素和钙、镁、铁、锌等多种矿物质。每天吃1小把坚果，能提供人体一日所需维生素E的1/3。虽然坚果脂肪含量高，但是只要科学食用，既能补充丰富的维生素E，也不会给身体造成负担。

对常见的大杏仁、鲍鱼果、腰果、榛子、夏威夷果、胡桃、花生、开心果、核桃9种坚果进行比较，从热量来看，热量较高的坚果是夏威夷果，花生、腰果和开心果热量相对较低。蛋白质含量以花生领先，其次是大杏仁和开心果。膳食纤维含量较高的是榛子、开心果、大杏仁，腰果、夏威夷果、核桃偏低。坚果类所含的脂肪酸中以亚油酸和油酸等不饱和脂肪酸为主。温带所产坚果的不饱和脂肪酸含量普遍高于热带所产坚果。核桃的亚油酸、亚麻酸含量相对较高。榛子、大杏仁、开心果、核桃都是脂肪比例比较理想的坚果。新疆巴旦木属于国产大杏仁，其营养价值和美国巴旦木相当，食用新疆巴旦木补充维生素E也是不错的选择。

+ Tips: 食品生产中也会添加维生素E

作为抗氧化剂，食品在生产过程中使用维生素E应符合国家规定，国家制定的使用量在一个安全的范围内，超出这个范围可能会对人体造成危害。在购买加工食品时，一定要看清食品包装袋上标明的维生素E含量，购买安全食品。

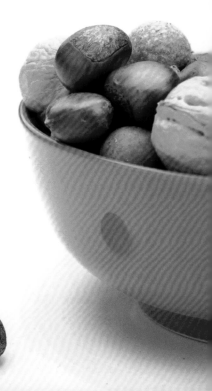

饱满的坚果蕴藏了丰富的维生素E，热量也是满满的，所以应限量食用。

糖尿病患者怎么吃坚果?

坚果富含脂肪酸,糖尿病患者需控制每日脂肪的摄入总量,糖尿病患者"抛弃"坚果就可惜了,只要注意吃法和食用量,糖尿病患者也可享受坚果的美味。

控制总热量的摄入:糖尿病患者尤其是伴有心血管疾病风险的病友在选择坚果时,应选择那些总脂肪含量适中、热量不高、不饱和脂肪酸特别是单不饱和脂肪酸含量高及蛋白质、维生素E、膳食纤维含量丰富的品种,如榛子、大杏仁。

实际生活中糖尿病患者每天吃一把坚果,大约30克,热量在800千焦左右,是比较适宜的。最简便易行的替换方法就是用坚果替换食用油,750千焦的能量相当于20克油脂的热量。

美味坚果巧搭配:用大杏仁来替代饼干、蛋糕之类的点心;吃了核桃,就少吃一份炒菜,换成凉拌菜。这样每天摄入的脂肪总量没有增加,又加强了营养,膳食搭配更合理。建议把各种坚果混合起来,打成粉末状,放入密闭的瓶中,拌菜、做汤或做粥时撒入1~2勺,既美味又健康。

通常一碗100克生米煮成的米饭热量约为1500千焦,如果多吃了一把坚果,建议少吃半碗米饭。对于牙口不好的糖尿病患者,可以把坚果放在咖啡磨豆机中磨成粉或碎,放在早餐牛奶或豆浆中食用,营养和美味兼得。

吃坚果时尽量不要剥尽果皮。如核桃表面的那层涩味薄皮令核桃拥有足够多的抗氧化成分,使核桃在各种坚果中高居抗氧化活性的榜首。涩味就是多酚类食物的典型味道,涩味道越浓,通常坚果的抗氧化作用也会越强。

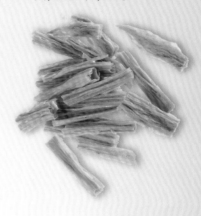

腐竹等豆制品含有丰富的维生素E,日常饮食中可替换坚果食用。

➕ Tips: "半握拳" 量取坚果,健康尽在掌握中

坚果热量较高,如果吃多了也会危害健康,每天吃20~30克坚果就差不多了,那我们如何把握每天所吃坚果的量呢? 很简单,伸出你的手半握拳,这半握拳的量就是你一日所需的坚果的食用量。

富含维生素E的食物明星榜

天然维生素E广泛存在植物油、谷类、坚果和绿叶蔬菜中，种子的胚芽也富含维生素E。所以，近年来玉米胚芽油等食用油很受大众欢迎。此外，豆类以及虾蟹和菌藻类食物中都含有较丰富的维生素E，可以适量食用。各类坚果的维生素E含量都很高。常见的坚果包括：杏仁、腰果、榛子、山核桃、松子、核桃、栗子、白果等。常见植物的种子也被归为坚果，如花生、葵花子、南瓜子、西瓜子等。

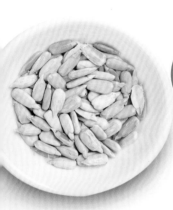

TOP 1

葵花子仁 79.09mg/100g
含有丰富的维生素E及膳食纤维，补充优质脂肪酸又能有效消化吸收。

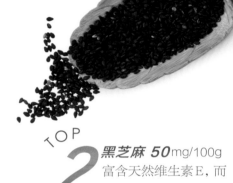

TOP 2

黑芝麻 50mg/100g
富含天然维生素E，而且含有亚油酸，具有很强的抗氧化能力。

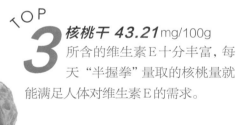

TOP 3

核桃干 43.21mg/100g
所含的维生素E十分丰富，每天"半握拳"量取的核桃量就能满足人体对维生素E的需求。

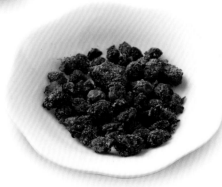

TOP 4

豆豉 40.69mg/100g
由黄豆制成，蛋白质含量及维生素E含量都很丰富，而且用来作调料能为菜肴增香。

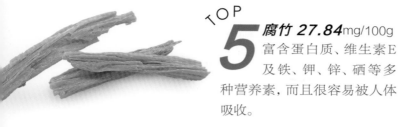

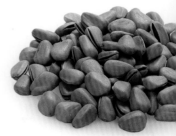

TOP

5 腐竹 *27.84*mg/100g
富含蛋白质、维生素E及铁、钾、锌、硒等多种营养素，而且很容易被人体吸收。

TOP

6 松子 *25.2*mg/100g
除了丰富的维生素E，还含有钙、铁等多种营养素，有助于强健筋骨，消除疲劳。

TOP

7 干张 *23.38*mg/100g
富含维生素E、钙、铁等营养素，可以清炒又能煮食，豆香浓郁，营养又均衡。

TOP

8 黄豆 *18.9*mg/100g
其制品中含有丰富的大豆皂苷及维生素E，这些营养素具有抗氧化作用，有助于增强人体的免疫力。

TOP

9 黑豆 *17.36*mg/100g
富含B族维生素和维生素E，其含量超出很多肉类，日常适量食用，有补肾养颜的功效。

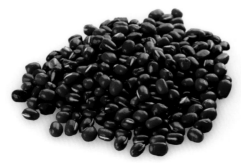

TOP

10 红豆 *14.36*mg/100g
富含蛋白质、维生素E、铁等多种营养素，熬粥、磨成豆浆都是有助于营养吸收。

关注血糖生成指数 含糖食物 得掂量着吃

碳水化合物中是人体维持人体生命活动所需能量的主要来源。人体每天消耗的大部分能量都来自于碳水化合物的代谢。适量摄入的碳水化合物是可以被正常的生理代谢消耗掉的，但若"吃"与"动"失衡，碳水化合物就会给人体带来负担。

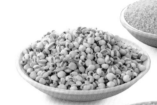

糖尿病患有要减少精米细面的摄入量，常用粗粮替代。

"糖友"必知食物血糖生成指数（GI）

血糖生成指数（GI）是衡量食物引起餐后血糖反应的一项有效指标，它表示某种食物升高血糖效应与标准食品（通常为葡萄糖）升高血糖效应之比，指的是人体食用一定食物后会引起多大的血糖反应。

一般认为，当血糖生成指数在55以下时，该食物为低GI食物；当血糖生成指数在55~75时，该食物为中等GI食物；当血糖生成指数在75以上时，该食物为高GI食物。对于糖尿病患者而言，控制精制碳水化合物的摄入是非常重要的。因此糖尿病患者要少吃精米和白面，多吃粗粮。

碳水化合物不足，身体也要付出代价

与蛋白质和脂肪不同，人体中碳水化合物贮备非常有限，运动时人体若得不到充足的碳水化合物供应，将导致肌肉无动力而出现疲乏。长期缺乏主食会导致肌肉无力。不仅如此，如果膳食中长期缺乏主食还会导致血糖含量降低，产生贫血、头晕、心悸、脑功能障碍等问题，严重者会导致低血糖甚至昏迷。

人们都知道要控制体重才能保障健康，很多人减肥都从限制脂肪摄入开始。但是科学研究发现，要控制能量摄入并最终达到减肥效果还要注意限制碳水化合物的摄入。科学地限制和选择碳水化合物是成功减肥的关键。

+ Tips：除了GI，还要考虑GL

GL将碳水化合物的数量和质量结合起来，表示一定质量（重量）的食物对人体血糖影响程度的大小。GL可反映特定食品的一般食用量中所含可利用碳水化合物的数量，因此更接近实际饮食情况。因此GL与GI值常被结合使用。其计算公式如下：

GL=食物GL×摄入该食物的实际可利用碳水化合物的含量（克）

GL分级和评价为：GL大于等于20为高GL食物；GL在11~19的为中GL食物；GL小于等于10的为低GL食物。

少吃主食也会胖

"要减肥，就得少吃主食。"很多人为了减肥都把含有碳水化合物的主食列入他们的"食物黑名单"中。他们认为不摄取主食，只增加高蛋白、高纤维食物的摄入，可以达到快速减肥的目的。事实上，人是否发胖的一个主要原因是摄入的总热量超过了消耗量。适量摄入碳水化合物，同时减少脂肪的摄入，摄入的总热量就不容易超标。而且主食的摄入可以使人产生饱腹感，在一定程度上可以起到节制饮食的作用。现在人们做菜普遍用油超标，如果不吃主食，只吃菜，那么摄入的脂肪量必然上升。

很多不吃主食的人都会在进餐后又吃点甜品，感觉这才是完整地吃完一餐。但甜腻的东西很容易给肠胃消化道造成负担，尤其是晚餐后，甜品的糖分很难在人体休息的状态下分解，这样就很容易转化成脂肪，造成肥胖。

果汁代餐的健康误区

2007年《美国公共健康杂志》发表的文章称，根据88项研究结果，含糖饮料与体重的增长有密切的关系。近年来流行"果汁代餐"的减肥方法，根据2013年国际权威杂志上的一份跟踪调查显示：在4年内，每天多喝一杯果汁，体重会增加0.22千克，而喝咖啡则会减少0.14千克，喝茶则减轻0.03千克。

事实上，果汁饮料的含糖量还是相对较高的，并不能起到有些广告里所谓的"减肥"效果。还有一些想要减肥的人想通过喝蜂蜜水来减肥，蜂蜜70%以上都是葡萄糖和果糖，热量很高。蜂蜜的甜度也比一般白砂糖要高一点，在食用时可以相对减少用量。对于便秘人群，蜂蜜确实有一定的润肠通便功效。但若以喝果汁或蜂蜜水来减肥瘦身，实在是南辕北辙。

➕ TIPS: 热量低的木糖醇吃多了一样会胖？

木糖醇作为蔗糖或葡萄糖的代用品被广泛用于糖尿病患者的专用食品中，也被用于各种减肥食品以及作为药剂的含片、咀嚼片中。木糖醇和普通砂糖相比，甜度相似，但热量却少了40%，而且进入人体后吸收较慢，可以避免因蔗糖食用过多引起的肥胖。但是若木糖醇摄入过量，血液中的甘油三酯也会升高，而且木糖醇容易在肠壁积累，易造成渗透性的腹泻。

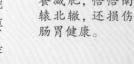

调入蜂蜜的柠檬汁虽然口感酸甜，餐后饮用可促消化，但如果用来代替正餐减肥，恰恰南辕北辙，还损伤肠胃健康。

常见食物的血糖生成指数排行榜

前文中我们提到了食物血糖生成指数对于糖尿病患者膳食管理的意义,在日常饮食中,也有患者朋友自我总结出了一条"吃干不吃稀,吃硬不吃软"的小定律,这有一定的科学性,但不是绝对的,糖尿病患者还是要结合食物的血糖生成指数(GI)及食物的食用量来控制血糖。

TOP 1

麦芽糖 GI 105
遇水溶解后会快速分解为葡萄糖,现在市面上有不少用淀粉熬成的麦芽糖,不建议高血糖患者食用。

TOP 2

葡萄糖 GI 100
进入人体后会被迅速吸收,长期大量食用含有葡萄糖的食物,很容易导致肥胖。

TOP 3

棍子面包 GI 90
由全麦、麦芽和多种谷类制成,也会添加少量奶油,不建议糖尿病患者长期食用。

TOP 4

白面包 GI 87.9
升糖指数高于一般的米饭,糖尿病患者不宜长期食用。

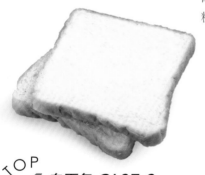

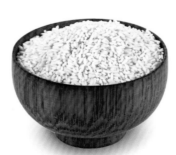

TOP 5

糯米饭 GI 87
升糖指数高,若煮熟放凉之后再加热食用,就会加快其转化成血糖的速度,而且糯米中含有一定量的钠,"三高"患者应尽量少食用糯米饭。

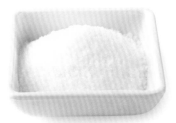

TOP 6 牛肉面 GI 88.6
能为人体补充能量，糖尿病患者应考虑其升糖指数，在饮食中适量摄入，尽量自制牛肉面，并与蔬菜搭配制作。

TOP 7 馒头 GI 88.1
所含淀粉较多，升糖指数较高，自制馒头时可以用粗麦粉、荞麦面粉、玉米面粉等，以避免人体摄入过多的葡糖糖。

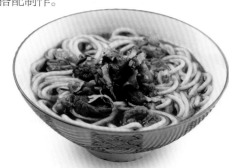

TOP 9 大米饭 GI 83.2
升糖指数较高，但并不是说高血糖患者不能吃米饭，可以在米饭中添加燕麦等一同蒸煮。

TOP 8 绵白糖 GI 83.8
甜度较高，糖尿病患者的日常饮食应尽量避免绵白糖添加过多的食物。

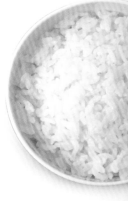

TOP 10 膨化薄脆华夫饼 GI 81
其制作过程添加了较多的甜味剂等，此类饼干升糖指数较高，不适宜糖尿病患者食用。

TOP 11 南瓜 GI 75
升糖指数比较高，但是其血糖负荷指数（GL）并不高，而且南瓜富含膳食纤维，只要适量食用，并不会导致血糖过度升高。

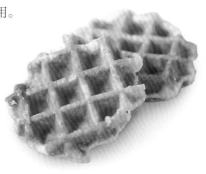

蛋白质 强壮身体的营养基石

蛋白质是生命的物质基础，在正常情况下，人体内16%~25%的蛋白质参与构成骨骼、肌肉、软骨、血液等。蛋白质参与人体基本的代谢活动，它能调节人体内部环境，维持酸碱平衡，还会参与细胞的修复等。所以蛋白质就好比是健康的基石。

优质蛋白不等于高蛋白

优质蛋白质食物含有多种人体必需氨基酸，并且很容易被人体吸收和利用。而高蛋白食物则是指蛋白质含量较高的食材，肉、禽、鱼、海产品等动物性食材都可以算作高蛋白食物，而这些食物中所含蛋白质能够被人体有效吸收、利用的才是优质蛋白质食物。

蛋白质和脂肪不一样，不能在人体中大量储存，而人每天需要的蛋白质在60克左右，超出人体需要的蛋白质经过代谢变成废物被排出体外。过量摄入蛋白质会加重内脏负担，如肾脏等器官，对人有害无利。我以前听朋友说到一个问题，他们在孩子参加升学考试或者一些体育竞赛前都会给孩子吃点高蛋白保健品，甚至去医院打氨基酸，其实这些做法真的没有什么益处，对于孩子而言，一日三餐营养均衡，适当补充蛋奶类食物就不用担心蛋白质缺乏。

2014年发布的《中国食物与营养发展纲要（2014~2020年）》中，居民的肉类消费目标略有下降。中国营养学会推荐人们（成人）平均每天只需吃50~75克肉。这也反映出来，在日常饮食中应均衡摄入动物性食物蛋白和植物性食物蛋白，并从自己的身体状况出发择优选择蛋白质食物来补充营养。

➕ Tips：左老师建议：

1. 蛋白粉不能与高蛋白的食物混合食用，如牛奶中加蛋白粉，这样既不利于蛋白粉的吸收、利用，又会给消化系统造成伤害。

2. 添加蛋白粉的用量时，一定要相应减少食物蛋白质的摄入量，不然会增加肝肾负担。

3. 能正常进食者，蛋白粉用量最好不超过一天总蛋白质摄入量的20%。

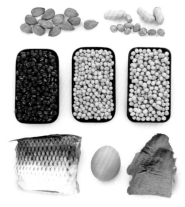

植物性食物和动物性食物搭配着吃，更有利于人体吸收利用蛋白质。

吃素食，会不会缺乏蛋白质？

豆类和坚果中普遍含有优质蛋白质。植物蛋白质的合成速度相对较缓慢，但相对较为稳定，也属于优质蛋白质。

以黄豆为例，黄豆所含的蛋白质能减少低密度脂蛋白，从而降低动脉硬化风险。此外，黄豆含有丰富的生物活性物质——大豆异黄酮和大豆皂苷，不仅可以抑制体内脂质过氧化，减少骨质丢失，增加冠状动脉和脑血管血流量，还可以预防和治疗心脑血管疾病和骨质疏松症。而且黄豆等豆类食材相对易得，对于蛋白质相对缺乏的人群来说，多吃豆类等素食可以有效补充蛋白质。所以合理吃素不一定会出现蛋白质缺乏。

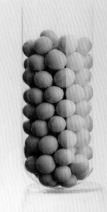

"五谷为养，无豆则不良"豆类及豆制品是素食者补充蛋白质的重要食材。

海参、燕窝真的是蛋白质"尖货"？

除了患者以外，身边的朋友也常常会问我，那些滋补类的食物，比如海参、燕窝等究竟是否有必要食用？能用其他食物代替这些"高端营养品"吗？

一些滋补类的补品，比如海参，可以提高人体的免疫力，还能补充胶原蛋白和补血，孕妇的体质虚弱可适当补充，但阿胶、肉皮冻等也能替代海参的营养功效。阿胶具有增强体质、补血安胎的作用。但要注意的是，孕妇在孕早期不宜补充阿胶，体质偏寒的孕妇在孕中期可以适当吃一些，热性体质孕妇不建议补充。

燕窝护肤美容，可以经常食用。但银耳、莲子等也能达到类似的食补效用，而且胶原蛋白有赖于人体自身的合成，只要保证充足的优质蛋白和维生素摄入即可，一般人没有必要刻意多吃富含胶原蛋白的食品。

还有那备受追捧的鱼翅，其营养成分也无特别之处，而获得鱼翅的过程太过残忍，有悖于自然之道，人们要补充优质胶原蛋白，完全有别的途径。

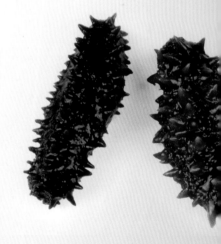

刺参背面有圆锥肉刺状的疣足，其营养价值要高于背面没有疣足的光参。

你的健康可能还差一杯牛奶

牛奶的蛋白质质量优良，它所含的蛋白质主要是乳清蛋白和酪蛋白，消化率高，氨基酸比例也符合人体的需要，具有较高的营养价值。牛奶不仅对婴幼儿等处于成长关键期的人群很重要，对成年人的健康也十分有价值。

按照中国营养学会制定的《中国居民膳食指南（2007）》中奶类及其制品的推荐量，建议每人每天饮用300克牛奶或者相当量的奶制品。

我们在选购牛奶或酸奶等奶制品的时候，要注重包装上标明的蛋白质含量。如用纯牛奶制作的搅拌型酸奶的蛋白质含量在2.3%以上。若低于此数值，便不能被称为酸奶。市场上还有很多比酸奶略稀、口味酸甜的乳酸饮料，它与酸奶不属于一类产品，蛋白质含量仅为1%以上，营养价值远低于酸奶。这些产品虽然名称繁多，但均有小字标明"饮料"，应当仔细加以区分。

奶制品和很多食物搭配起来食用会更有营养。比如早餐用牛奶或酸奶搭配面包，有干有稀，口感好还营养丰富；也能与淀粉类的食物搭配食用，比如米饭、面条、包子、馒头、面包等。

✚ Tips: 这些人要少喝牛奶

1. 消化道溃疡患者
2. 缺铁性贫血患者
3. 腹胀、腹痛、腹泻者
4. 腹部手术后的患者
5. 乳糖不耐受者
6. 胆囊炎和胰腺炎患者
7. 反流性食道炎患者
8. 铅作业人员
9. 肾结石患者

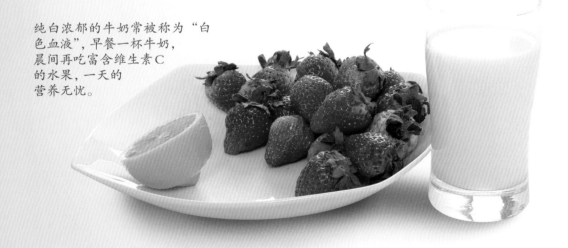

纯白浓郁的牛奶常被称为"白色血液"，早餐一杯牛奶，晨间再吃富含维生素C的水果，一天的营养无忧。

为什么说酸奶比牛奶更有营养?

酸奶在发酵过程中会使牛奶中20%左右的糖、蛋白质被分解成为小的分子（如半乳糖和乳酸、小的肽链和氨基酸等）。牛奶中脂肪酸含量一般是3%~5%。经发酵后，酸奶中的脂肪酸会比原奶增加2倍。这些变化使酸奶中的营养物质更易被消化和吸收。特别是对乳糖消化不良的人群，吃酸奶就能避免腹胀、腹泻等现象。

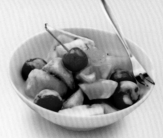

酸奶代替沙拉酱做成水果沙拉，热量相对要低，口感更加美味。

鲜奶中钙含量丰富，经发酵后，钙等矿物质都不会发生变化，但发酵后产生的乳酸，可有效地提高钙、磷在人体中的利用率，所以酸奶中的钙更容易被人体吸收。酸奶不但保留了牛奶的所有优点，而且某些方面经过加工后"扬长避短"，成为更加适合人体的营养保健品。

但是饮用酸奶也得适量，如果酸奶饮用过多，则摄取菌群过多，也会破坏人体肠道中的菌群平衡，反而使消化功能下降。无节制地喝酸奶很容易导致胃酸过多，影响胃黏膜及消化酶的排泄，降低食欲，破坏人体内的电解质平衡。特别是平常就胃酸过多、脾胃虚寒、腹胀者，更不宜多饮酸奶。普通人一天饮用125~250克酸奶是比较适宜的。胃酸过多的人须相应减量，胃肠道手术后的病人、腹泻或其他肠道疾病患者也不适合喝酸奶。酸奶加热后，营养结构易被破坏，所以酸奶不宜加热后饮用。小孩尤其是3岁以下的小孩，肠胃功能弱，也不宜直接喝冷藏的酸奶。晚上喝完酸奶后，要及时刷牙，因为酸奶中的某些细菌及酸性物质对牙齿有一定的损伤。有肾结石的人一次不要喝过量，且喝完后不要立即睡觉，否则形成结石的概率会增大。

+ Tips: 酸奶的好坏与浓稠度有没有关系?

酸奶好坏不在稀稠。乳酸菌靠牛奶中的营养成分大量繁殖，并产生乳酸和香味物质。牛奶中的蛋白质有遇酸凝固的特性，在乳酸菌作用下变成凝冻。凝固后的酸奶用慢速搅拌的方法，可以得到均匀的半固态可流动奶液，这就是搅拌型酸奶。慢速的搅拌不会破坏蛋白质胶体，因而产品细腻，并有一定稠度。快速搅拌酸奶就会相对稀一些。用纯牛奶制作出来的搅拌型酸奶并不十分黏稠，仍具有一定的流动性。有的酸奶采用牛奶加奶粉作为原料，就会显得黏稠一些。

富含优质蛋白质的食物明星榜

畜肉、禽肉及鱼虾贝类等动物性食物的蛋白质都很丰富，而豆类及豆制品也是完美的蛋白质食物，补充蛋白质适宜荤素搭配，发挥蛋白质的互补作用。

TOP 1

干贝 55.6g/100g
肉质细嫩，富含蛋白质，还含有铁、锌等多种营养物质，用来熬汤味道鲜美。

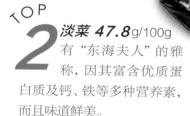

TOP 2

淡菜 47.8g/100g
有"东海夫人"的雅称，因其富含优质蛋白质及钙、铁等多种营养素，而且味道鲜美。

TOP 3

豆腐皮 44.6g/100g
质地细嫩，做菜或下面条时，放点豆腐皮，能帮助人体有效补充优质蛋白质。

TOP 4

猪大骨 40g/100g
骨头中的骨髓含有丰富的骨胶原蛋白，常用黄豆等熬煮，即成蛋白质"强强联手"的美食。

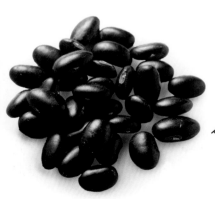

TOP 5

黑豆 36g/100g
含有丰富的豆类蛋白，而且很容易被人体消化吸收，有补气益肾之功效。

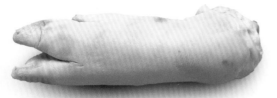

TOP 6
猪蹄筋 *35.3*g/100g
含有丰富的胶原蛋白，时常适量食用，能维持皮肤的光泽和韧性，有养颜美容的功效。

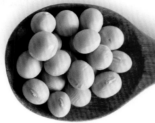

TOP 7
黄豆 *35*g/100g
豆腐、豆腐皮等豆制品均含有丰富的豆类蛋白，常食可有助于提高人体的免疫力。

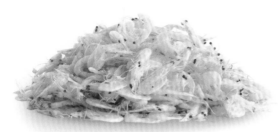

TOP 8
虾皮 *30.7*g/100g
本身蛋白质含量很丰富，和维生素含量较多的蔬菜搭配，炒菜、煲汤，营养会更加全面。

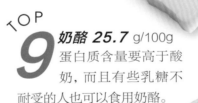

TOP 9
奶酪 *25.7* g/100g
蛋白质含量要高于酸奶，而且有些乳糖不耐受的人也可以食用奶酪。

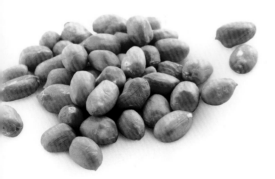

TOP 10
花生仁 *24.8*g/100g
含有人体所需的蛋白质和丰富的B族维生素，适量食用能够促进人体健康。

TOP 11
小银鱼 *17.2*g/100g
通体雪白，富含蛋白质及多种微量元素，而脂肪含量又相对较低，是孕期女性及减肥人士食补的佳选。

嘌呤 痛风患者的烦恼

嘌呤是人体新陈代谢过程中的一种代谢物，最终会代谢成尿酸而排出体外。尿酸产生过多或者排泄不出就会以钠盐的形式沉积在关节、软组织和肾脏中，引起组织的炎症反应，就叫"痛风"。

越来越"年轻化"的痛风患者

痛风发作时，患者往往疼痛难忍，严重时连穿衣走路都会有困难，所以痛风常常被称为"天下第一痛"。而另一方面，在痛风发作的早期，患者没有经过治疗，胀痛感也会在数天内消退，因此很多患者都会掉以轻心。痛风患者如果不进行系统治疗，很容易引起关节病变以及其他并发症。

痛风患者中，男性会相对较多。痛风不仅仅和饮食相关，也和人的情绪以及身体所处的环境相关。如果一个人经常待在比较潮湿的地方，就很容易诱发痛风。痛风以前是老年人常患的疾病，但现在，中年人乃至青年人都很容易患有痛风，这跟现在的年轻人吃得多、运动得少密切相关。我们医院在夏天接收的年轻痛风病人会相对多一些。夏天，年轻人一聚餐，总会去吃个大排档，而且"海鲜加啤酒"是流行的消暑聚餐模式，还有各式烤肉、火锅。美味当前，嘴都无暇喝一口白开水。这么一来，美味是尝够了，但身体却会因为嘌呤摄入过量"招"来痛风。

+ Tips: 喝浓茶降血糖，尿酸却高了？

在临床上有些患者不仅尿酸高，血糖也高。很多糖尿病患者一直以来都相信，喝浓茶就能有效地控制血糖水平。但是我不建议通过喝浓茶或咖啡来降尿酸或血糖，因为茶里其实也含有茶嘌呤，咖啡里则有咖啡嘌呤。很多人觉得喝个浓茶感觉降糖效果还不错，怎么尿酸又突然升高了，这是因为摄入了浓茶中的茶嘌呤。我们建议代谢有异常的患者通过科学的手段来降血糖，千万不要以喝浓茶的方式来降血糖，以免导致尿酸升高。

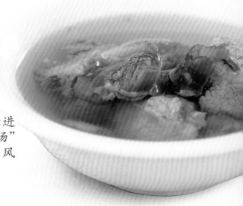

慢火炖煮后，嘌呤融进了汤中，"吃肉不喝汤"是痛风患者的"避风吃法"。

痛风患者能吃肉吗?

我们强调膳食均衡,最好的饮食模式是荤素兼顾,但很多营养元素几乎是动物性食物独有的,那么痛风患者究竟能不能吃肉呢?

对于痛风患者而言,并不是动物性食物统统都不能吃。比如说肉,多煮几次,嘌呤就会去掉很多,嘌呤多会溶在肉汤里面,把肉汤倒掉后,将肉拌着蔬菜吃就相对健康。

还有一些患者向我咨询能不能吃牛奶和鸡蛋。牛奶、鸡蛋是良好的蛋白质来源,而且不存在嘌呤代谢紊乱的问题,所以不必害怕适量食用会带来什么危害。

在痛风发作期,我们还是建议患者的日常饮食以素食为主,当然像菠菜、花菜、芦笋、蘑菇等食材虽然是素食,但嘌呤含量较高,在痛风发作期不建议食用。嘌呤高的动物内脏(肝、肾、心、肚、肠)、鱼子、蟹黄、肉汤、海鲜、啤酒等食材建议痛风患者忌食外,每天保证饮水2000毫升。通过运动来出汗也是排出尿酸的一个重要方式。

痛风患者能吃菌藻类食物吗?

蘑菇、猴头菇、海鲜菇、口蘑……人们煲汤、炖菜、涮火锅,以及家常小炒都会添加这些鲜美的食用菌。而这些食用菌的鲜味就是嘌呤的味道。

食用菌的蛋白质含量和质量都高于一般的蔬菜,而且食用菌还富含各种微量元素以及十分珍贵的菌类多糖。经过科学验证,香菇多糖、木耳多糖等菌类多糖具有提高免疫力、调节血脂乃至抗癌等功效。但食用菌含有一定量的嘌呤,对于痛风患者而言,食用菌也是必须限量摄入的。

★ 常见嘌呤食物

*高嘌呤食物
动物内脏、海鲜、肉汤、啤酒、鹅、鱼子、蟹黄、蚕蛹等。

*中嘌呤食物
肉类、干豆类、芦笋、菠菜、花菜、蘑菇、火腿、鱼类。

*低嘌呤食物
奶、蛋、水果、除中嘌呤和高嘌呤蔬菜外的大多数蔬菜、蜂蜜、精制谷类(大米)等。

+ Tips:每天喝豆浆很容易导致痛风?
大豆的嘌呤含量略高于瘦肉和鱼类,嘌呤是可溶性的。豆类食物经过加工,制成豆腐、豆腐干等之后,很大一部分嘌呤已经被溶解。每天喝杯豆浆并不会使嘌呤的摄入量明显增加。红豆、绿豆等嘌呤含量并不高,所以也可以改用这些豆类食物来做豆浆、豆蒸饭等。但在痛风发作期不适宜喝豆浆。

限制嘌呤摄入须少吃的食物

食物中的嘌呤多与蛋白质共存，动物内脏、肉汤、海鲜都含有大量的嘌呤。摄入高蛋白食物不但会使嘌呤摄入增多，而且会加速体内嘌呤的生成，这就很容易引起痛风和高尿酸血症。

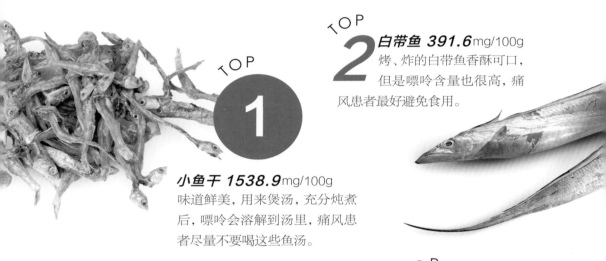

TOP 2 白带鱼 *391.6* mg/100g
烤、炸的白带鱼香酥可口，但是嘌呤含量也很高，痛风患者最好避免食用。

TOP 1 小鱼干 *1538.9* mg/100g
味道鲜美，用来煲汤，充分炖煮后，嘌呤会溶解到汤里，痛风患者尽量不要喝这些鱼汤。

TOP 4 秋刀鱼 *355.4* mg/100g
嘌呤含量较高，而且这种海鱼体内会有一定的金属物质沉淀，不建议过多食用。

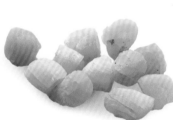

TOP 3 干贝 *390* mg/100g
富含蛋白质，但是嘌呤含量也很高，尿酸较高的痛风患者应少吃。

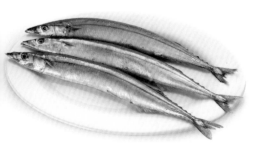

TOP 5 蛤蜊 *316* mg/100g
煲汤、炒菜都很鲜香，但是因为其嘌呤含量较高，痛风患者尽量避免食用，对于一般人而言，每周食用不宜超过1次。

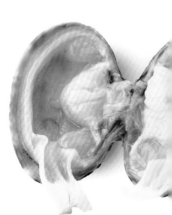

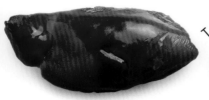

TOP 6 鸭肝 301.5mg/100g
嘌呤含量较高，所以不建议痛风患者常吃蒸鸭肝等食物，也应尽量少食用含有鸭肝酱料的食物。

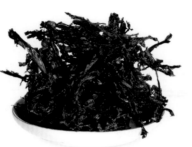

TOP 8 紫菜 274mg/100g
含有丰富的钠、碘元素，嘌呤含量也较高，对于高血压患者，日常饮食尽量避免食用紫菜。

TOP 7 鸡肝 293.5mg/100g
所含的胆固醇和嘌呤都较高，所以痛风患者和"三高"患者尽量不要食用。

TOP 9 猪肝 229.1mg/100g
含有铁、锌等丰富的营养元素，但是嘌呤含量较高，建议痛风患者少量食用。

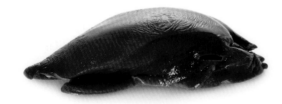

TOP 10 鲢鱼 202.4mg/100g
所含的嘌呤会溶解在汤汁里，痛风患者吃红烧鲢鱼、鲢鱼炖豆腐时尽量把握"吃肉不喝汤"的饮食原则。

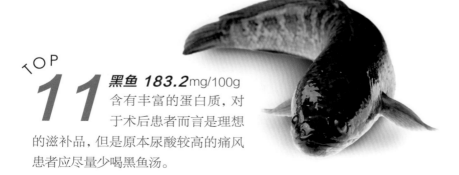

TOP 11 黑鱼 183.2mg/100g
含有丰富的蛋白质，对于术后患者而言是理想的滋补品，但是原本尿酸较高的痛风患者应尽量少喝黑鱼汤。

吃对脂肪 拥有健康不长胖

脂肪是由甘油和脂肪酸组成的固体，其中甘油的分子比较简单，而脂肪酸脂肪酸可以分为三大类：饱和脂肪酸、单不饱和脂肪酸、多不饱和脂肪酸。饱和脂肪酸容易升高血脂，增加患心血管疾病风险。大部分动物油都是饱和脂肪酸，过量摄入易造成身体负担。

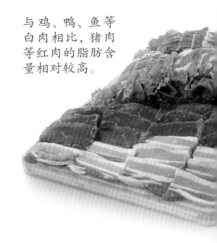

与鸡、鸭、鱼等白肉相比，猪肉等红肉的脂肪含量相对较高。

健康和美容都离不开脂肪

脂肪是构成身体结构的基本物质，保护着心脏、大脑、血管、皮肤、关节等。来源于天然食物的脂肪，将被用于制造身体的每一个细胞的膜，这些膜被用于隔离有害物质，保存水分使其不容易流失，保护各种腺体。脂肪还参与脂溶性维生素 A、维生素 D、维生素 E、维生素 K 的利用，如果脂肪摄入不足，就会直接导致多种脂溶性维生素的缺乏，并引发一系列后遗症。

同时，脂肪还涉及身体排毒问题，人体既有水溶性的排毒方式，又有一个非常重要的脂溶性排毒方式。比如化学毒素、药物、污染物，多数都不溶解于水，而只能溶解于脂肪，脂肪缺乏将导致这些毒素无法排出。

当今很多女性认为瘦才是王道，把脂肪当敌人看待，可恰恰是脂肪创造了女人独一无二的曲线，有了它的填充，女人才会有美妙的线条、光滑饱满的肌肤。研究发现，缺乏脂肪的女性更容易患上抑郁症。女性体内的脂肪含量超过22%时，才能维持正常的性征。脂肪是生成雌激素的重要场所，过多或过少的脂肪会引起内分泌失调。同时，有"油"的女人更加容易胜任"母亲"这一角色。女性累积的脂肪量需占体重的22%才可能受孕，达到28%以上才有足够的能量储备，以维持怀胎和哺乳所需。

+ Tips：三高人群一定要避免摄入肉类食物？

中国营养学会推荐成年人每天吃动物性食物的量为：鱼虾类50~100克（1~2两）、畜禽肉类50~75克。"三高"人群肉食摄入量也要看其年龄、运动量，如果只吃素，血管容易硬化。可以适量吃瘦肉，少吃肥肉。烹饪方式不建议油炸、炒，要控制总热量，烹调用油每天不宜超过20克，并增加膳食纤维。老年人可以选择瘦肉，每天吃肉不宜超过50克，烹调方式多选用蒸、煮、炖等。

植物油比动物油完美吗?

现在观点普遍认为动物油饱和脂肪酸多,不能多吃,而植物油正好相反。其实不饱和脂肪酸,特别是亚油酸含量多的植物油经受不住"考验",在高温、阳光和紫外线照射、含有杂质、储存过久等情况下,油脂很容易被氧化而导致变质变味,不仅不能发挥自身应有的作用,还会产生有害物质,所以食用植物油不是多多益善。而且相同重量的动物油和植物油产生的热量是相近的,长期过多摄入植物油,也会引起血脂上升和形成"圆筒身材"。

如今人们普遍食用的植物油里所含较多的是亚油酸。以前人们对亚油酸对健康的积极作用持肯定态度,但随着科学的发展和研究的深入,21世纪初,营养学家们发现,亚油酸对血脂的影响并不如人们想象中那么好。亚油酸在降低低密度脂蛋白(俗称的"坏胆固醇")的同时,也降低高密度脂蛋白(俗称的"好胆固醇"),这也就告诉人们常吃的植物油并不是完美的。

其实人体需要各种不同的脂肪酸,每种食用油所含各种脂肪酸比例都不相同,没有一种油脂能完全满足人体对各种脂肪酸的需求。所以建议大家合理选择多种食用油搭配食用,才能提供人体所需的均衡营养。因油脂储存过久易氧化变质,所以大家尽量购买小瓶装的食用油,这样对健康更有帮助。

+ Tips: 多看食品标签,少吃反式脂肪酸

植物油精制和加工的过程中不饱和脂肪酸氧化得最快,成为有害的反式脂肪酸,制造人造奶油的过程就是这样的一个例子。有研究证实:反式脂肪酸可能会诱发肿瘤、乳腺癌,还会增加患心血管疾病的风险。

怎样辨别食物中是否含有反式脂肪酸呢?我们应该养成查看食品营养标签与配料表良好习惯,如果标签含有"植脂末""人造奶油""人造黄油""起酥油""氢化植物油""部分氢化植物油"等,该食品就含有反式脂肪酸。比如我们常见的珍珠奶茶、咖啡伴侣、奶油蛋糕、曲奇饼干、方便面、威化饼干、薯片等都含有反式脂肪酸。

蓬松绵软的市售蛋糕,香甜可口,但含有一定量的反式脂肪酸,过量食用会增加心血管负担。

对人体有益的3种好脂肪酸

脂肪酸是脂肪的构成成分。脂肪酸根据化学构造的不同分为饱和脂肪酸与不饱和脂肪酸，不饱和脂肪酸又分为单不饱和脂肪酸和多不饱和脂肪酸。不饱和脂肪酸能保持细胞膜的相对流动性，以保证细胞的正常生理功能。可使胆固醇酯化，降低血液中的胆固醇和甘油三酯，提高脑细胞的活性，增强记忆力和思维能力。

单不饱和脂肪酸的最佳食物来源：牛油果、橄榄、杏仁、榛子和橄榄油等。这种脂肪酸不仅可降低"坏胆固醇"（LDL，低密度脂蛋白）水平，而且可以增加"好胆固醇"（HDL，高密度脂蛋白）水平。

ω-3脂肪酸的最佳食物来源：鲭鱼、三文鱼、沙丁鱼和金枪鱼等深海肥鱼，一周吃2次，是最直接有效的补充方式。ω-3脂肪酸以鱼油为代表含有的丰富EPA和DHA，它被认为与大脑、眼部健康息息相关，并有助于预防抑郁症。

亚麻酸也是ω-3脂肪酸的一种，马齿苋、紫苏、海带等蔬菜和藻类富含亚麻酸。平时吃盘大拌菜或蔬果沙拉，补充ω-3脂肪酸的同时，还摄入了多种抗氧化剂，一举多得。

豆类不只是优质蛋白的来源，其所含的亚麻酸，也是ω-3脂肪酸的重要来源。干果中，无花果和核桃的ω-3脂肪酸含量最高。另外亚麻子、核桃和芥花油等也是ω-3脂肪酸的好来源。除了防止心律不齐之外，这类脂肪酸还可以清除血液中的甘油三酯等"有害脂肪"，防止血栓。它还具有良好的美颜作用。

ω-6脂肪酸的最佳食物来源：葵花子、南瓜子、大豆油和玉米油等。这类多不饱和脂肪酸有助于控制总胆固醇和"坏胆固醇"水平，以食用油中多含有的DHA为代表，缺乏此种脂肪酸时容易出现皮肤干燥、精子难以成形等症状。

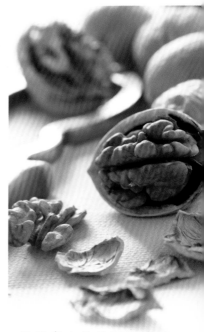

核桃富含优质脂肪酸，幼儿和老年人每天宜适量食用，能增强记忆力和思维能力。

✚ Tips: 不饱和脂肪酸推荐摄入比例

ω-6脂肪酸与ω-3脂肪酸的摄入量最佳比例为10：1或者5：1，但现在大多数人摄入量比例都接近20：1。因此，为了健康，最好多吃三文鱼、鲭鱼和金枪鱼等深海鱼，亚麻子以及核桃等富含ω-3脂肪酸的食物。并且尽量避免或少食用猪油、牛油等不健康脂肪。

肥胖成了白领女性的"职业病"

白领女性"冲杀"在职场上，工作节奏快、压力大，一日三餐常常没有固定时间点，时间一长，要不就是"熬"成胃病，要不就是暴饮暴食后又"坐"出一身赘肉，饮食不合理，是导致脂肪"潜伏"的重要原因。

总体上来说，"白领"女性要控制总热量的摄入，减少脂肪的总摄入量。脂肪的摄入量标准应占总热量的20%~25%，但目前很多"白领"已超过30%。脂肪摄入过多，不但影响体形，而且容易导致脂质过氧化物增加，使活动耐力降低，影响工作效率。

早餐跟不上：不吃早餐或早餐吃得不好很容易导致脂肪积累。不吃早餐，容易出现低血糖。人体存在一种自我保护调节机制，在这种机制下，到了中午，不经意间就会摄入过量的食物，使摄入的热量超过身体所需，那么就很容易出现脂肪堆积现象。上班路远、堵车、挤地铁，白领常常没有时间吃早餐，可在办公室里常备一些全谷类面包、燕麦片等，用牛奶冲1杯燕麦，吃2片面包或1个鸡蛋，再加上1根小黄瓜或1个番茄，营养丰富，能量也足够。

午餐太油腻：在外吃的鱼、肉、油、甜点、饮料，这些食物脂肪热量太多造成热量超标，在体内累积形成脂肪储存。吃完饭后，尽量避免喝甜饮料。因为甜饮料中的果葡糖浆含量很高，其中的果糖、葡萄糖属于单糖，易很快被吸收，对血糖影响较大。在体内，它可以绕开胰岛素调节作用，直接转变为脂肪进行储存。

晚上"乱对付"：哪有时间考虑热量问题？不累时，吃完饭后还知道散散步，要是累了，回家洗洗就睡了。这脂肪能不堆积吗？建议上班族女性在平衡饮食基础上多选些粗纤维蔬菜，最好是应季蔬菜，它们接受光合作用更加充足，因此营养价值也会更高。

✚ Tips:"深夜食堂"多吃酸奶和酱牛肉

熬夜时，胃也得加班站岗，白领女性的抽屉里总有一些薯片、凤爪、饼干等小食品，把胃犒劳好，才能继续加班。结果，自己饱了，肉也长了不少。

其实，凤爪的能量低，又方便，偶尔吃吃也未尝不可。但其盐分高、口味重，若长时间都靠这个充饥就不太好了。上夜班饿了，吃几片酱牛肉，既能补充蛋白质和铁质，味道也不错。另外，喝酸奶既能补充蛋白质又能补充钙质，也是夜间充饥的法宝。如果再搭配一两片苏打饼干，能充分利用蛋白质，还扛饿。

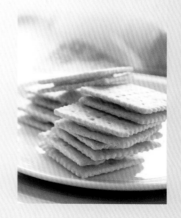

脂肪含量满满的食物榜

很多富含脂肪的食物口感好，性状好，容易受到人们的青睐。但现在人们活动量过少，如果脂肪和热量摄入过多，易引起肥胖和一系列代谢性疾病。我国居民膳食宝塔推荐每天摄入的烹调用油为25~30克，而我国居民的平均用油量达到了44克，有的地区甚至超过了50克，这也是造成肥胖和一些慢性病的重要原因之一。除了常见的食用油以外，以下食物的脂肪含量也较高，日常饮食一定要做到限量食用。

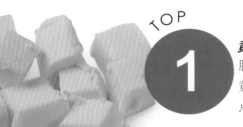

TOP 1

黄油 98g/100g
脂肪含量十分高，要限制黄油的摄入量就要限制甜点的食用量。

TOP 2

奶油 97g/100g
含有较多的反式脂肪酸，在食用冰淇淋、奶油蛋糕时一定控制量。

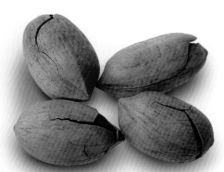

TOP 3

夏威夷果 74g/100g
其油脂大多都是不饱和脂肪酸，而且有独特的奶油香味，一天吃2~3个就足够了，不宜摄入过多。

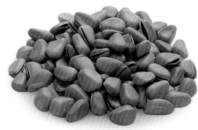

TOP 4

松子 58.5g/100g
因为松子的脂肪含量较高，所以一般拿来拌菜使用，只要少数几粒就足够。

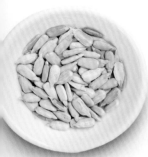

TOP 5 葵花子仁 53.4g/100g
含有丰富的脂肪酸及维生素E，有较强的抗氧化能力，有助于提高人体的免疫力。

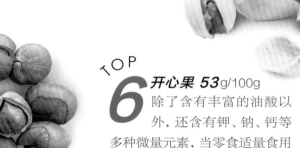

TOP 6 开心果 53g/100g
除了含有丰富的油酸以外，还含有钾、钠、钙等多种微量元素，当零食适量食用有益身体健康。

TOP 7 榛子 50.3g/100g
富含单不饱和脂肪酸，有助于提高人的记忆力、判断力，适量食用，能发挥"益智果"的功效。

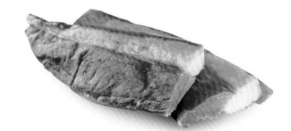

TOP 8 腊肉 48.8g/100g
脂肪含量丰富，老年人及心血管疾病患者一定要限量食用，甚至避免食用。

TOP 9 五花肉 35.3g/100g
含有较多的脂肪，但也含有较高的蛋白质，对于消化能力较好并不担心自己身材的人而言，炖、烤制成的五花肉别有一番好滋味。

TOP 10 猪里脊肉 20.2g/100g
脂肪含量与五花肉相比，还是相对较少的，只要适量食用，不会给人带来增重的烦恼。

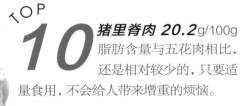

胆固醇 并非一无是处

膳食中饱和脂肪酸多存在于动物脂肪及乳脂中，这些食物也富含胆固醇。如果进食较多的饱和脂肪酸就必然会摄入较多的胆固醇。胆固醇又称胆甾醇，是动物组织细胞所不可缺少的重要物质，它不仅参与形成细胞膜，而且是合成胆汁酸、维生素D以及甾体激素的原料，是人体不可缺少的营养物质。

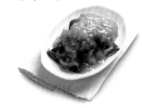

鱼子酱可谓料理"珍馐"，但其胆固醇含量很高，不宜过量食用。

胆固醇有"好坏"之分

胆固醇虽然存在于动物性食物之中，但是不同的动物以及动物的不同部位中，胆固醇的含量差别较大。一般而言，畜肉的胆固醇含量高于禽肉，肥肉高于瘦肉，贝壳类和软体类高于一般鱼类，而动物内脏、脑、蛋黄、鱼子、蟹黄、蟹膏、墨鱼等胆固醇含量很高。

过分忌食含胆固醇的食物，易造成贫血，降低人体的抵抗力；长期大量摄入胆固醇，会使血清中的胆固醇含量升高，增加患心血管疾病的风险不利于身体健康。所以，科学的饮食方法提倡适量摄入胆固醇。健康成人每天胆固醇的摄入量应低于300毫克，而伴有冠心病或其他动脉粥样硬化病的高胆固醇血症患者，每天胆固醇的摄入量应低于200毫克。

+ Tips：胆固醇含量较低的食物

所有植物性食物、禽蛋的蛋清、禽肉、乳品、鱼等。胆固醇含量较低胆固醇又分为高密度胆固醇和低密度胆固醇两种，前者对心血管有保护作用，通常称之为"好胆固醇"；后者偏高，冠心病的危险性就会增加，通常称之为"坏胆固醇"。血液中胆固醇含量每单位在140~199毫克之间，是比较正常的胆固醇水平。

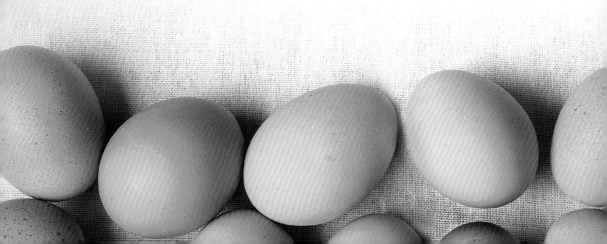

预防心血管疾病，从降低胆固醇开始

合理控制胆固醇的方法除了不吃或少吃胆固醇含量高的食物外，应多吃富含膳食纤维的食物如蔬菜、水果、粗粮和菌藻类等食物，如魔芋、黑木耳、海带、裙带菜、洋葱、南瓜、地瓜、荞麦、燕麦等，还要多吃大豆制品，摄入足量的维生素C，少吃高脂类食物，有助于胆固醇的排泄。

目前，在我国和世界许多地区人群血脂水平都呈上升趋势。国际推荐的血脂检测水平为总胆固醇<5.0毫摩尔/升，低密度脂蛋白胆固醇<3.0毫摩尔/升。专家预测，亚洲人平均总胆固醇每上升1毫摩尔/升。研究证明，人体植物固醇摄入量与其血液胆固醇浓度成反比。每天摄入2克或更多植物固醇可降低约10%的血液胆固醇水平。停止摄入植物固醇，血液胆固醇又恢复到原来水平。

右侧这份推荐食谱包括各种各样的食物类别，体现了食物的多样化，并在减少能量的前提下实现了高饱腹感和各类营养素的充足供应，其中植物甾醇和膳食纤维的供应量极为丰富，对血脂高的人群尤其适宜。

另外，不吸烟、适当喝一点酒和每周进行几次提高心脏功能的体育锻炼，是提高人体内高密度脂蛋白胆固醇水平的3个关键。因此，血脂高的人群应当均衡饮食，吃得健康，吃得明白。尽早改善饮食结构，是治疗高血脂的首要步骤，也是调脂药物治疗必不可少的前提。但需要说明的是，有些患者仅仅靠调节饮食还不能达到降脂目的，还要辅以一定的调脂药物等其他治疗措施。

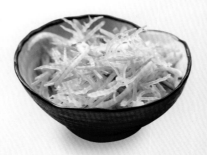

五彩大拌菜富集了各种维生素，而且脂肪含量低，高血脂患者可以经常食用。

+ Tips: 高血脂患者的低胆固醇食谱举例

早餐
牛奶燕麦粥（牛奶250毫升，燕麦25克）
全麦面包2片
坚果粉1勺（20克）
蒸黄瓜1块（80克）

午餐
豌豆黑木耳豆腐干炒肉丁（瘦肉50克，豆腐干30克，鲜豌豆70克，水发黑木耳30克，植物油8克）
焯拌菠菜（菠菜150克，芝麻酱10克）
红薯芸豆大米饭（大米50克，红薯50克，芸豆30克）
豆浆1大杯（含大豆15克）

晚餐
八宝粥1碗（红豆、绿豆、糙米、糯米、大麦、花生、山药干、莲子等共40克，红枣3颗）
清炒莜麦菜（莜麦菜150克，植物油10克）
蒸蛋羹（半个鸡蛋）
金针菇莴笋丝拌海带丝（金针菇50克、莴笋60克、海带丝30克、芝麻适量）

植物油吃多了照样会发胖

其实植物性食物也是含有固醇的。植物固醇又称植物甾醇，是植物中的一种活性成分，为植物细胞的重要组成成分，不能为动物吸收利用。植物固醇在肠道内可以与胆固醇竞争，有降低血液胆固醇、防治前列腺肥大、抑制肿瘤、抑制乳腺增生和调节免疫等作用。

据统计，膳食中植物固醇摄入比例越高，人群罹患心脏病和其他慢性病的危险性就越小。目前植物固醇已在美国、欧洲、澳大利亚和其他一些国家获政府批准应用于食品和膳食补充剂中。

植物固醇的良好来源主要有面粉、杂粮、坚果和干豆类，平时可以适量摄入。建议常吃玉米胚芽油、菜籽油、橄榄油、茶油，可在日常饮食中与豆油、花生油等植物油搭配食用。它们所含的单不饱和脂肪酸具有降低低密度脂蛋白胆固醇的作用。植物油中植物固醇虽好，但不建议过多摄入，每日食用植物油应控制在25~30克。防治心血管疾病仍需以健康、平衡的膳食和适当的锻炼身体为主要途径。

Tips: 红烧肉炖烂后，胆固醇就会降低？

很多年长的老人喜欢将肉炖得很烂才吃，除了牙口不好的原因以外，有些说法是，红烧肉炖烂后，胆固醇就会降低。有研究者对五花肉进行了不同时间的焖炖，发现随着烹调时间的延长，猪肉中的脂肪确实会发生一系列的变化。我做了几期长寿老人的节目，发现有较多老人比较喜欢吃红烧肉，但心血管功能还不错，所以我觉得更大的可能应该是长时间烹调使肉中的饱和脂肪酸降低、胆固醇下降。因为加热容易引起脂肪氧化，继而使胆固醇发生氧化，含量下降。

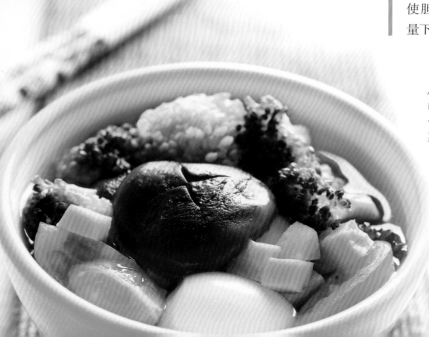

原色原香的植物油色泽晶莹，小小一勺，就让寡味的蔬菜变得醇厚有滋味。

逢年过节，小心"胆固醇陷阱"

节日里，亲朋好友相聚在一起自然少不了吃吃喝喝。对于血脂异常的人来说，面对各种美食，应该怎么吃才算健康呢？

比如中秋节美食，秋天本就是五谷丰登、藕香蟹肥之季，更少不了香甜的月饼。但是，月饼因为其高热量、高脂肪、高胆固醇和高糖分，让人"既爱又恨"，已成为"三高"(高血压、高血脂、高血糖)人群的风险食品。因此，不主张患有糖尿病、高血压、高脂血症等疾病的老年人吃月饼，如果要吃，食用量也最好别超过普通月饼的四分之一，且优先选择相对低脂、低糖的月饼。血胆固醇过高患者，要避免食用内馅含蛋黄或是肥肉的月饼。美国心脏学会建议每人每日摄取的胆固醇量不应超过300毫克，一个蛋黄的胆固醇已达250~300毫克。此外，要多吃富含膳食纤维的食物，可帮助消化，去除油腻、降血脂。吃了月饼还应少吃主食、不喝含糖饮料，每日植物油烹饪用量应控制在20~25克。

螃蟹也是中秋餐桌上的"胆固醇猛将"。虽然蟹鲜美、营养丰富，尤其是蟹黄中含有大量人体必需的蛋白质、脂肪、磷脂、维生素等营养素，还有一定的药用价值。但同时，蟹也是高胆固醇食品。据计算，每100克蟹肉中含胆固醇235毫克，每100克蟹黄中含胆固醇460毫克。因此，吃一只中等大小的大闸蟹，一天的胆固醇摄入量就已经超标。特别是三高病人更需要加以控制。

中秋饮食，如果能掌握好低糖、低盐、低脂、高膳食纤维的饮食原则，加上合理的运动，那中秋时节一家人也会吃得开心，过得健康。饮食上要注意营养平衡、荤素搭配、粗细兼有。主副食比例适当是营养平衡的重要前提。荤素搭配营养丰富，可以激发人的食欲，促进吸收。粗细搭配、食物多样可以提供人体必需的各种营养素。

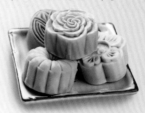

中秋月饼赏心悦目，香甜可口，但老年人一周食用不宜超过2个。

+ Tips: 年节去油解腻必备"小食方"

芋头：秋天吃芋头和秋天吃螃蟹一样应景，它的膳食纤维含量约为米饭的4倍，膳食纤维有吸附胆酸、加速胆固醇代谢的作用。

燕麦：含有丰富的亚油酸，维生素E含量也很丰富，而且燕麦中含有皂苷素。它们均有降低血浆胆固醇浓度的作用。

山楂：为蔷薇科落叶灌木或小乔木植物野山楂的果实，性微温，味酸甘，含山楂酸、酒石酸、柠檬酸等类物质。有扩张血管、降低血压、降低胆固醇等作用。

茶：可减轻油腻、饱腹感，其中乌龙茶、苦荞茶、绿茶、罗汉果茶等都是佳选。

胆固醇含量较高的食物排行榜

胆固醇摄入过量会对人体健康造成危险，我们日常经验中，低胆固醇食物就是"少油、少肥肉"，其实我们平时所吃的食物中，还有许多"隐形的"高胆固醇食物，我们若是随意食用这些食物，那就在不经意间就吃进了满满的胆固醇，对于"三高"人群而言，无疑又是拉响了"健康警报"。

TOP 1

鸡蛋黄 *1510*mg/100g
常见食物中，鸡蛋黄的胆固醇含量是最高的，但是鸡蛋黄富含卵磷脂，血脂正常的人还是应适量吃点蛋黄。

TOP 2

鸭蛋 *565*mg/100g
胆固醇含量较高，有心血管病、肝肾疾病的人应少吃。

TOP 3

虾仁 *525*mg/100g
含有优质蛋白质，但是胆固醇含量也较高，特别是晚餐时，不宜吃太多虾仁。

TOP 4

鹌鹑蛋 *515*mg/100g
蛋黄中胆固醇含量较高，给孩子吃鹌鹑蛋时，一天不宜超过3个，以免引起消化不良。

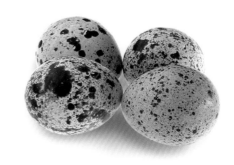

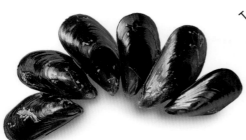

TOP 5

淡菜 *493* mg/100g
本身含有较高的胆固醇，又含有降低血清总胆固醇的物质，只要适量食用，并不会打破人体的健康环境。

TOP 6

虾皮 *428* mg/100g
味道鲜美，但是也含有一定的胆固醇，在煲汤、做馅时适量投放一点即可。

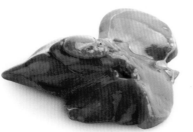

TOP 7

鸡肝 *356* mg/100g
富含铁和锌，但也含有一定的胆固醇，在给孩子做补铁的鸡肝泥时，要适量添加。

TOP 8

鸭肝 *341* mg/100g
是补血良品，但是胆固醇含量也不少，不宜一次性食用过多。

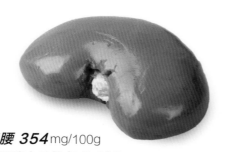

TOP 9

猪腰 *354* mg/100g
胆固醇含量较高，"三高"患者要谨慎食用。但猪腰含有蛋白质、钙、铁等多种营养素，普通人适量吃一点还是有补虚劳作用的。

TOP 10

螃蟹 *267* mg/100g
螃蟹肉质白嫩，味道鲜美，但其胆固醇含量较高，建议一次食用螃蟹不宜超过1只。

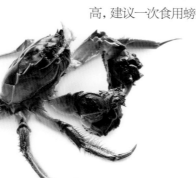

膳食纤维 人体的"排毒圣手"

膳食纤维是人体的第七大营养素,有清洁肠道的功能,分为可溶性纤维素和不可溶性纤维素。可溶性的食物纤维包括果胶、植物胶、黏胶,如同洗洁精,使肠壁上的油脂易溶解下来,对于降低胆固醇比较有效,多存在于豆类及水果中;而不溶性的食物纤维包括纤维素、半纤维素、木质素等,作用如同洗碗刷,对预防大肠癌较具功效,多存在于全谷类、果干类及一些多纤维的蔬菜中。两种膳食纤维缺一不可。

吃得越来越精细,疾病也追得更紧

现在的饮食结构和过去有很大区别,过去生活水平有限,但恰恰这样,我们吃的多是膳食纤维含量高的食物,比如玉米、麦麸、高粱米、野菜、红薯等。以前的人很少患心脏疾病,也不会用药物去润肠,更没有那么多的人得糖尿病。人们现在的生活水平提高了,吃的东西也越来越讲究,多是精细粮,肉类、蛋类、奶制品、各种油、海鲜和软饮料几乎都不含膳食纤维,人们吃的膳食纤维越来越少,身体自然会出现问题。

细粮是谷粒经多次碾磨加工的产物,较易为人体消化吸收。但加工精度越高,糊粉层和胚芽损失就越大,几乎仅剩下胚乳部分,而且一些重要营养素,如膳食纤维、维生素及矿物质等,也损失掉了。例如小麦经碾磨成白面粉后,铁的损失率可达到75%。而粗粮的加工过程简单,这些营养物质被较好地保存了下来。所以适当进食粗粮对于维持膳食营养平衡来说是大有裨益的。以绿豆为例,它富含蛋白质及多种人体所需氨基酸、维生素与铁、钙等矿物质。但这些营养素毕竟不是它所特有的,无需将其神化。其他非粮食制品,如蛋类、动物性食物中的蛋白质和铁含量远比绿豆丰富。

+ Tips: 膳食纤维丰富的食物

一般的消费者到了超市,都不太会有那份"小心思",去比对一下什么是可溶性纤维素,什么是不溶性纤维素,因此建议大家广泛摄取未经过加工的全谷类(米糠、糙米、麦麸、燕麦、玉米)及其制品、水果(不包括过滤过的果汁)、粗纤维蔬菜(竹笋、芹菜)及蔬菜的梗茎、未经加工的豆类(黄豆、绿豆、红豆)、坚果等。水果整个吃比榨汁好,蔬菜中大部分的纤维在烹制过程中都被破坏了,因此蔬菜最好还是生食或加工越简单越好。

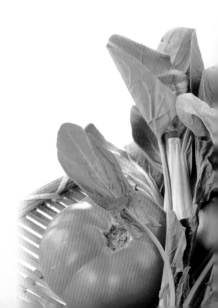

真粗粮养生，假粗粮"养眼"

吃粗粮已经成为健康饮食的风尚，而超市里那些打着"粗粮""全麦"标签的健康食品已不再是传统意义中的粗粮了。粗粮在我们的印象中，往往口感略有些粗糙，有的还能在粮食里看到有谷物的壳。

很多生产商就利用消费者的这个心理，在食品中加入麦麸后就称其为高纤维粗粮。麦麸这类谷物的壳里所含的膳食纤维多为不溶性的，对于清洁肠道有一定的作用。但粗粮中所含的一些可溶性纤维在麦麸里就没有，这些可溶性的纤维多以果胶和树胶的形态存在于细胞中，能有效减缓消化速度和加快排泄胆固醇，对糖尿病患者改善胰岛素水平和甘油三酯都有一定的帮助，如果仅仅是吃添加进去的麦麸就没有调节胆固醇的效果。

粗粮精加工往往会偏向于提升口感而破坏了营养。我经常有这个感觉，越是粗粮食品添加的东西往往越多。粗粮食品里加入各种添加剂的原因有两个方面。一是人工调配的粗粮营养不全面。粗粮里本来含有B族维生素和一些特定蛋白质，但在精加工过程中这些营养素往往会丢失，所以在最终的成品中又需要添加进这些营养元素才能起到粗粮的效果。比如为了添加B族维生素而加入胚芽粉，为了添加膳食纤维而加入麦麸，这样的"粗粮"虽然各种营养素看上去都不缺，但是已经很难保存粗粮原有的营养结构了。二是为了提升口感而添加。粗粮的口感比较差，所以在一些粗粮食品中会加入大量的油脂和糖类，这样虽然提升了食品的口感，但是粗粮作为健康食品的效果也会大大降低。对平时时间比较充裕的人来说，自己在家准备烹制粗粮食品确实比在超市购买要做月子的成品放心不少。其实只要遵循营养学原则，自己在家也可以做出很有营养的粗粮食品。

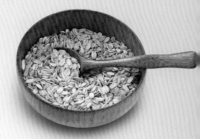

正品麦麸没有刺鼻的金属味，而有浓浓的麦香。

✚ Tips: 选粗粮，多"留点心眼"

超市里常能看到颜色有些黯淡、搀杂着麦麸的"全麦"面包或者麦片，这样的食品虽然吃上去口感还好，又含有一定的膳食纤维，但对于想控制血糖的人来说就应谨慎选择。这些所谓的粗粮制品往往是在精粮的基础上添加一些营养素和膳食纤维制成的，比如全麦面包的成分表上经常出现的全麦粉，实际上是"小麦粉+麦麸+胚芽粉"的组合，虽然所含的营养素和粗粮没有很大区别，但是淀粉的类型却大不相同。这样的全麦食品吃进去以后，淀粉很快会被消化，人体血糖也会很快升高，起不到控制血糖的作用。

粗粮、细粮巧搭配

我们要适当进食粗粮，才能摄入足够的膳食纤维。根据"中国居民膳食宝塔"中对粗粮的要求，每人每天应该至少吃50克粗粮。因为粗粮本身不是很容易消化，所以最好把粗粮分配在三餐中，与细粮搭配食用。膳食纤维能使肠道通畅，并能加速移除食物中的致癌物质和有毒物质，保护脆弱的消化道和预防结肠癌，有排毒护身的作用。

饮食中的膳食纤维多多益善？

膳食纤维是否吃得越多越好呢？俗话说过犹不及，若长期过多进食粗粮对健康也会带来不利影响。以粗粮中含有的膳食纤维为例，它的优点很多，可以促进肠蠕动，使排便畅通，并易产生饱腹感，可起到控制体重的作用。不过一旦摄入过量，会降低蛋白质利用率并影响矿物质（钙、铁）的吸收，反而造成营养缺乏。另外，粗粮中含有一些抗营养因素，如蛋白酶抑制剂、植酸等，也会妨碍营养物质的吸收。而且过多摄入膳食纤维会致腹部不适，如增加肠蠕动和增加产气量。每天若能吃进25~35克膳食纤维就已经足够了，转换成日常食物相当于：粗粮50~100克，豆类与坚果50~60克，水果300~400克，蔬菜500克，薯类200克。平时多注意自己的饮食习惯，你会发现原来吃热门的高纤饮食并非那么困难。

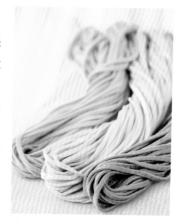

自制杂粮面时，可以拌入点蔬果原汁，口味丰富，而且增添了更多营养。

✚ Tips: 肾不好慎吃粗粮

因为粗粮纤维较粗，吃进去会对胃部有一定的刺激，所以有慢性胃炎和胃溃疡的人群要谨慎食用。

粗粮中的膳食纤维不仅能带走肠道内的垃圾，也会带走肠道内的营养元素，所以吃粗粮要有度，而且最好分散在三餐中。另外，肾脏不好的人也要慎吃粗粮。肾脏不好的人需要限制植物蛋白的摄入，而粗粮中的植物蛋白含量很高。100克普通粮食中只含有8克植物蛋白，而同等重量的粗粮中则含有16克左右的植物蛋白。

推荐食谱

🍴 早餐：燕麦粥+牛奶，再加一个煮鸡蛋。燕麦粥应选择全谷物压制燕麦制成的，吃30克即可。

🍴 午餐：粗粮制成的面条，比如荞麦面和魔芋粉，或者搭配稻米和豆类煮成的米饭。再辅以菠菜、豆芽菜或者其他时令蔬菜。午餐摄入粗粮40克左右。

🍴 晚餐：稻米和豆类煮的粥，豆类20克左右，再辅以一些膳食纤维含量较高的凉拌蔬菜，比如芹菜、莴笋等。

糖尿病患者钟爱的燕麦麸皮

燕麦麸皮中含有谷物中最丰富的β－葡聚糖，是谷物中唯一含有皂苷素的作物，并且含有亚油酸、燕麦紧肤蛋白。β－葡聚糖属可溶性膳食纤维，可大量吸纳体内胆固醇，并排出体外，从而降低血液中的胆固醇含量。

燕麦麸皮具有调节血糖、调节血脂、软化血管、预防高血压、增强机体免疫力、预防心脑血管病、抗皮肤过敏、控制体重等功能。燕麦麸皮也含有大量的不可溶性膳食纤维，有助于消化，能预防便秘。就像海绵一样吸附体内垃圾；也像一把刷子，刷掉肠壁上的脏东西，这些垃圾会随着人体代谢物排出体外。

燕麦麸皮苦涩粗糙，口感较差，不宜单独食用。目前对燕麦麸皮的处理有两种：一是从燕麦麸皮中提取β－葡聚糖，当作食品或保健食品的原料或添加剂；二是对燕麦麸皮进行处理，制成燕麦麸高纤粉这样的产品。由于对燕麦麸皮加工的技术很难，所以市面上燕麦麸高纤粉这样的产品并不多见。麸皮虽好，摄入过高不宜消化，且影响营养素的吸收。有消化系统疾病如溃疡、肠粘连的人群不宜多食。

＋ Tips：燕麦麸皮的健康吃法

1. 煮粥时加入，不宜水热加入，否则容易搅拌不均，建议在水凉或水温开时加入。

2. 可在做面食时加入面粉中，或者撒在馒头坯、面包坯表面。

3. 用温开水冲饮，可以配以少量牛奶、奶粉、豆浆或者蜂蜜等同饮，口感更佳。

4. 燕麦麸皮全麦面包因其饱腹感强，多膳食纤维，也是减肥、抗衰老的不错选择。

5. 麸皮粉加入烧煮好的各式荤、素汤中，一般半勺即可。

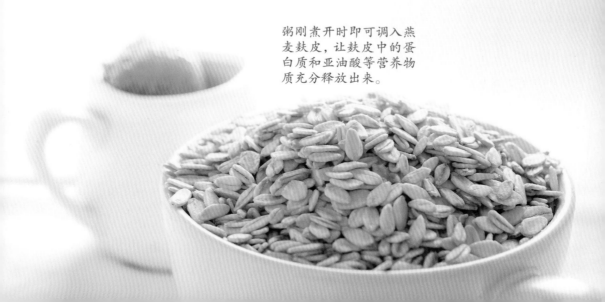

粥刚煮开时即可调入燕麦麸皮，让麸皮中的蛋白质和亚油酸等营养物质充分释放出来。

高膳食纤维食物明星榜

"简简单单吃，不要吃得太精细"，我经常在门诊这样叮嘱患者朋友们，这里说的"简单"是尽量选择那些保存食材原先形态的食物，像吃面粉制品尽量选择全麦面粉，那些被制作得十分精细的精米精面已经让膳食纤维大大损耗。而水果蔬菜，可以简单烹饪的，千万不要熬、煎、炸，尽量清炒、凉拌，保留其丰富的膳食纤维。

TOP 1 鸡腿菇 *18.8*g/100g
鲜香味美，又含有丰富的膳食纤维，用来煲汤、炖煮，更有利于营养的消化吸收。

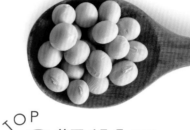

TOP 2 黄豆 *15.5*g/100g
含有丰富的蛋白质和膳食纤维，其制品也是优质蛋白质的重要"补给库"，老少皆宜。

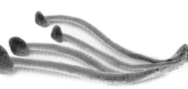

TOP 3 茶树菇 *15.4*g/100g
可以用来搭配肉类炖煮，因其富含膳食纤维，可肉类的营养更有利于被人体吸收。

TOP 4 红枣 *14*g/100g
含有丰富的维生素C、膳食纤维及铁等营养素，有一定的补血功效。

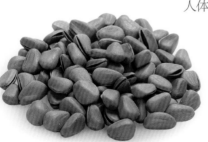

TOP 5 松子 *12.4*g/100g
脂肪含量较高，但其又含有丰富的膳食纤维，这使其自身的不饱和脂肪酸被充分利用。

TOP 6 小麦 *10.8*g/100g
制成的全麦面粉保存了较多膳食纤维，使人体吸收的营养更加全面均衡。

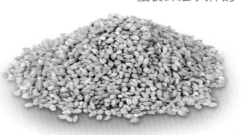

TOP 7 豌豆 *10.4*g/100g
含有丰富的膳食纤维，豌豆蒸饭、豌豆面既能补充蛋白质，又有助于消化吸收。

TOP 8 黑豆 *10.2*g/100g
含有丰富的大豆纤维，时常吃点黑豆粥，喝点黑豆豆浆，既能清理血管，又能有效补充优质蛋白质。

TOP 9 鱼腥草 *9.6*g/100g
鱼腥草炖鸡汤，有温中益气的功效，而且其丰富的膳食纤维能够解腻、助消化。

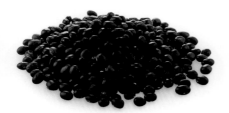

TOP 10 绿豆 *6.4*g/100g
含有丰富的蛋白质和膳食纤维，绿豆汤风味清甜，消火解暑，又很好消化，老少皆宜。

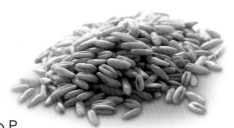

TOP 11 燕麦 *5.3*g/100g
富含膳食纤维，用它搭配米类熬粥，有助于润肠通便，养颜美容。

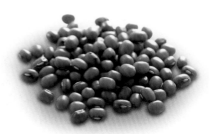

天然植物营养素 植物颜色里的"健康密码"

五颜六色的蔬菜水果，它们的颜色取决于类胡萝卜素、花青素、叶黄素等多种天然色素类物质，这些植物生物素，对我们的身体也很有好处。一般情况下，颜色越深的蔬果所含的维生素、矿物质就越丰富。

番茄红素，生殖健康大使

番茄红素是植物中含有的一种天然色素，它存在于许多水果和蔬菜中，如西瓜、葡萄、胡萝卜等，但还是以番茄中的含量为最高，番茄之所以呈现红色就是因为含有这种物质。

番茄红素对男性的前列腺，女性的子宫、卵巢、乳腺都是非常好的，甚至可以毫不夸张地说，番茄红素正在掀起餐桌上的"红色健康风暴"。

国外研究人员在试管中培育了一些癌细胞组织，并测试了番茄红素对这些组织的影响。结果显示，多种癌细胞获取血液供应的方式都较相似，而番茄红素能够干扰这个过程，限制癌细胞的血液供应，这说明番茄红素能够起到较广泛的抗癌效果。番茄红素抵抗癌症最有效的很可能是预防前列腺癌，因为研究人员发现，人们在食用番茄后，番茄红素聚集最多的地方就是前列腺组织。

番茄红素在身体中是有所贮存的，但是随着年龄的增加，会慢慢减少。它只能从外界获取，自己体内并不能合成。和番茄颜色接近的，如辣椒、南瓜等也是可以有效补充番茄红素。

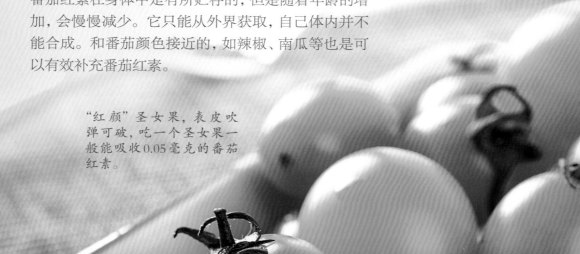

"红颜"圣女果，表皮吹弹可破，吃一个圣女果一般能吸收0.05毫克的番茄红素。

+ Tips：洗一盘圣女果看球赛

熬夜看球赛，耗费的不仅是体力，还有视力。手握拳、眼睛大，目不转睛地盯着屏幕。放松下来，就会感觉眼睛干涩、发热。在看球时，不妨吃一些圣女果，要颜色偏深一点的。黄番茄含有较多的β-胡萝卜素，在体内转化成维生素A后对缓解视疲劳、预防眼干燥症有好处。另外，白天要多吃些新鲜的黄、绿色蔬菜水果（比如，木瓜、芒果、橙子、柠檬、胡萝卜、南瓜、青椒、小油菜等），这些蔬果中富含胡萝卜素。

低头族，叶黄素能帮你"降眼压"

在互联网时代，从上班族到股民，人们总是低着头盯着手机屏幕，孩子们也是埋头对着平板电脑玩游戏、聊天，年纪那么小，却架着一副大眼镜。视疲劳已经是现今社会环境下不可避免的一个健康问题。

叶黄素对降眼压、保护视力效果非常显著。中医说菊花有清肝明目之功效，通过研究发现，菊花里面起到明目作用的成分正是叶黄素。实验证明植物中所含的天然叶黄素是一种性能优异的抗氧化剂，是人眼部视网膜黄斑区的主要色素，人体摄入叶黄素可预防和调理各种眼疾，如黄斑变性、视神经萎缩、飞蚊症、糖尿病视网膜病变、老年性眼球视网膜黄斑退化引起的视力下降与失明。我们所吃的黄色食物像玉米、木瓜、橘子等均含有叶黄素。

叶绿素，身体的"清理大师"

我们常识里的叶绿素是植物进行光合作用必须的物质，但其实叶绿素对人体的健康作用也很大。它能清除血液中的垃圾，就像膳食纤维一样，也可以被称为身体的"清理大师"。深绿色蔬菜中就含有较多的叶绿素，如茼蒿、油菜等。我在自己家的阳台上种过小麦苗，用小麦苗榨汁，拌点蜂蜜，非常好喝。小麦苗里的绿叶素是十分丰富的，很多食品开发商就是用它为原料来研发保健品的。自己在家发点绿豆芽，也能获得很多叶绿素，安全又卫生。

但叶绿素是非常脆弱的，它是个十足的"胆小鬼"，怕光怕热怕酸又怕氧气。所以如果我们把一些绿色蔬菜切好后暂时不用，应尽量将它们泡在凉白开水里，而烹调时则要用急火快炒、快速焯烫的方式缩短时间，让蔬菜保持自然的绿色，而且在炒菜时尽量别盖锅盖，也不要加醋来调味。

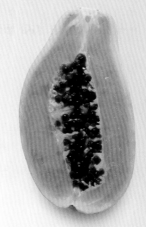

木瓜富含叶黄素，夜间加班时准备1份木瓜水果盘，有助于缓解眼部疲劳。

+ Tips：叶绿素还有抗癌的效用

曾有研究人员筛选了30多种新鲜蔬菜，如生姜、青椒、洋葱、土豆、芹菜、胡萝卜、菠菜、花菜、白萝卜、蘑菇、莴苣、蚕豆、韭菜、黄豆芽、香椿、荠菜、番茄、竹笋、大蒜等进行试验测定。结果表明，这些蔬菜的提取物有抗突变（如细胞癌变）的作用，而这种作用可能与该类蔬菜含有叶绿素有关，而大蒜、韭菜、韭黄、黄豆芽、番茄等10多种蔬菜的水溶性提取物还能有效抑制细胞突变反应，其中韭黄、大蒜、韭菜的作用最强。

酵素是神奇的植物营养素？

现在关于蔬果汁及酵素的话题非常火热，酵素并不是什么神奇的植物营养素，它实际上是一种酶。酵素能促进身体的代谢，因为人体本身就是很大的化学工厂，很多的生物化学反应都需要酶的参与，酵素好比是化学反应的助燃剂。现在市场上有很多的酵素产品，有些是纯天然的，也有些是经过天然提取的。我个人认为，我们要辩证地看待酵素，不要完全否决它的作用，酵素可以在一定程度上辅助我们吸收维生素、矿物质等营养元素，但也别夸大了其作用。

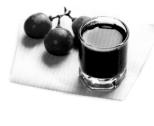

很多人选择在家里用蔬果制作酵素，关键是选取食材必须卫生清洁，密封的器皿也要经过消毒。自己做过酵素的人就能观察到，做酵素的过程跟酿制葡萄酒的过程一样，一般第1周器皿中的酵素产生较多，后面就成了酒，再后来就成了醋，其实并没有多神奇。

花青素，抗氧化的"健康大使"

花青素最显著的作用在于它的抗氧化性，其家族成员中最典型的是蓝色、紫色、黑色食物，红色食物也含有一定的花青素。蓝色系的典型代表有蓝莓，红色系的典型代表有草莓、蔓越莓、覆盆子、红菜薹，黑色系有桑葚、黑米、黑玉米、黑芝麻、黑豆等。一般情况下，蔬果颜色越深，花青素含量越高，紫色食物，如紫薯、黑加仑、紫背天葵等更是补充花青素的明星食材。

+ Tips：法兰西悖论

法国人喜欢食用含高饱和脂肪酸的食物，但与其他西方发达国家相比，心脑血管的发病率却相对较低，研究发现这与法国人喜欢饮用花青素含量很高的红葡萄酒有关，这就是"法兰西悖论"。花青素能有效清除超氧自由基和羟自由基，抑制低密度脂蛋白的氧化和血小板的凝固，这两种物质却是引起动脉粥样硬化的主要因子。花青素还可以保护血管，增强血管抵抗力，降低毛细血管的脆性，促进血液循环，由此降低心血管疾病的发病率。

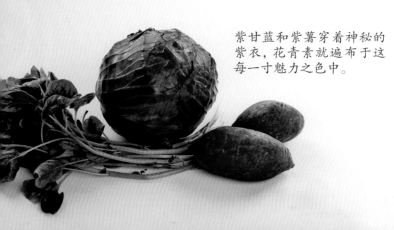

紫甘蓝和紫薯穿着神秘的紫衣，花青素就遍布于这每一寸魅力之色中。

花青素含量较高的明星食物

紫罗兰土豆：紫黑色、光溜溜的外皮，深紫色的内芯，个头应该属于土豆中短小精悍型，还有个好听的名字——紫罗兰土豆。与普通的土豆相比，紫土豆的淀粉含量相对较高，口感较面，味道偏甜，且花青素、膳食纤维的含量较高，如果经常把紫土豆当成主食蒸着吃，或者做成土豆泥吃，不但可以起到减肥、通便的作用，还有美容的功效。经高温油炸后不需添加色素仍可保持原有的天然颜色。这种漂亮的土豆一般在大型的农贸市场可以购买到。

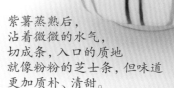

紫薯蒸熟后，沾着微微的水气，切成条，入口的质地就像粉粉的芝士条，但味道更加质朴、清甜。

紫背天葵：正面看着像普通的菜叶，绿色的叶片绿色的茎，但背面却是紫红紫红的，紫背天葵也因此而得名。紫背天葵富含黄酮类化合物、花青素及矿物质铁。另外，其中的胡萝卜素含量也很丰富，经常用眼的学生和白领人群可以多吃一些。紫背天葵还有一定的药用价值，有清热解毒、活血止咳以及消炎等食疗作用。它以前是种野生菜，现在已进入超市。紫背天葵有股"山野"味儿，刚进嘴里感觉有点土腥气，吃下后嘴里却会留有淡淡的甜。炒熟的紫背天葵会析出紫色的汤水，这里面富含花青素，可不能浪费。而高温烹调会破坏掉一部分花青素，所以建议大家焯过之后拌着吃，也可以急火快炒。

黑加仑：颜色深紫、酸甜适口的黑加仑汁诱惑力十足。与其他浆果相比，黑加仑本身拥有预防痛风、贫血、水肿、咳嗽等多种保健功效。黑加仑中除了花青素含量较高外，还富含生物黄酮——槲皮素，对预防癌症有一定的作用。黑加仑中还富含维生素C（每百克181毫克），远远高于橙子的含量（每百克33毫克），而且其中钾、铁、锌等矿物质的含量也较高。吃黑加仑时可以与圣女果和橙子搭配，做一个水果拼盘或沙拉，除了产生让人食欲大开的视觉效果外，营养价值也很高。

✛ Tips：紫薯变蓝，是花青素的自然变色

我有个朋友很喜欢在早上蒸块紫薯当早餐，有一次她问我："为什么我发现蒸完紫薯后，那蒸锅里的汤会变成蓝色？这是不是紫薯跟金属起化学反应？会不会有毒啊？"因为紫薯所含的花青素在中性的条件下是蓝紫色的，一旦到了碱性环境里就变蓝了，吃这些紫色食物，会发现咬过的地方也是蓝色或蓝紫色，那是唾液将紫色素溶解的缘故，这是花青素的自然变色，一般情况下是没什么问题的。

营养素强强联合 一周营养黄金升级

补充营养素我们好像注重缺什么补什么，其实每种营养素都能找到一个好搭档，补充摄入时能带上它的这位好朋友，营养效果更加倍。

周一 梦幻组合 硒元素 + 维生素 E

坚果或植物种子中富含的维生素E可以对抗体内的自由基，硒元素则是维生素E的左膀右臂，能够在体内与其"携手"抗氧化，增强免疫力。如果其中一种摄入量不足，另一种马上会"替补"。动物性食物是有抗癌作用的硒元素的良好来源。可以在拌肉菜时撒一些坚果碎，或者葵花子油炒腰果。

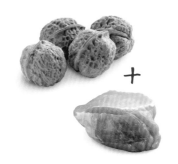

周二 促进吸收 维生素 C + 铁

是不是含铁的食物没少吃，却还是没补够？这是因为人体只能吸收铁元素原本摄取量的10%~20%。试一试增加果蔬吧，很多含丰富维生素C的果蔬可以帮身体加强铁元素的吸收。肉中的血铁红素容易被人体吸收，可以在做三明治的时候加入肉片、番茄、黄瓜片和鸡蛋，或者在做熘肝尖时多放点洋葱和青椒。

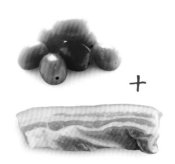

周三 消除组合 叶酸 + 维生素 B_{12}

孕妇需要多摄入叶酸来预防胎儿神经管畸形，维生素B_{12}能够参与叶酸的代谢，提高吸收率。这两种营养素是消除同型半胱氨酸的"好结盟"，帮助人体产生新的细胞。维生素B_{12}多存在于动物内脏、牛奶和蛋黄中，建议素食的人可以通过吃发酵食物，比如纳豆、豆豉、腐乳等来补充；豆类、深色绿叶蔬菜中叶酸丰富。总之，荤素搭配，常吃绿叶菜，适量摄入发酵食物是没错的。

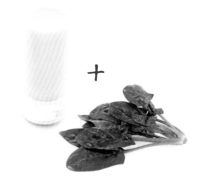

周四 不可或缺 *维生素 P + 维生素 C*

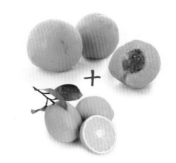

维生素 P 可能大家不太熟悉，它的"绝活"是增强维生素 C 的吸收率，对维生素 C 来说，维生素 P 是其消化吸收上不可缺少的物质，能防止维生素 C 被氧化而受到破坏。柑橘类水果、杏、枣、茄子、荞麦中维生素 P 含量丰富。

周五 *孪生兄弟 钙 + 镁*

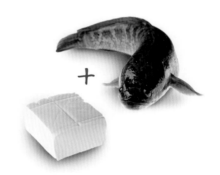

补钙时你是不是只留意了维生素 D？其实钙与镁才是一对孪生兄弟。进入人体的钙离子，只有在镁离子的作用下有效沉积，骨骼才能吸收钙质要注意的是，钙与镁比例达到 2:1 最利于钙吸收，否则多余的钙质会沉积在肾或泌尿中，增加得结石的风险。水产品中镁元素丰富，其实，海带拌花生米、鱼炖豆腐就是不错的选择。

周六 *青春之拳 维生素 C + 维生素 E*

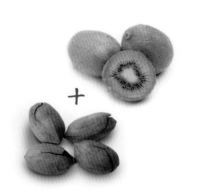

维生素 C 除了可以增强抵抗力、加快身体复原外，还被称为"美白元素"，可有效抑制黑色素沉淀，减轻晒后皮肤变黑。与同样具有延缓衰老作用的维生素 E 搭配，可以打出"青春之拳"。建议多食用猕猴桃、鲜枣、草莓、芒果、木瓜、牛油果、番茄、红甜椒、菠菜等果蔬，搭配含维生素 E 丰富的坚果或橄榄油、亚麻子油、茶油等。

周日 *互溶互促 胡萝卜素 + 健康脂肪*

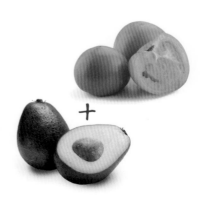

抗氧化高手番茄红素、β-胡萝卜素属于类胡萝卜素，为脂溶性营养素。番茄红素可以有效预防动脉硬化、降低患心脏病的风险；β-胡萝卜素能保护视力、提高免疫力。这类物质在高温和健康油脂的共同促进下，更有利于抗氧化物质溶出，更易被人体吸收。

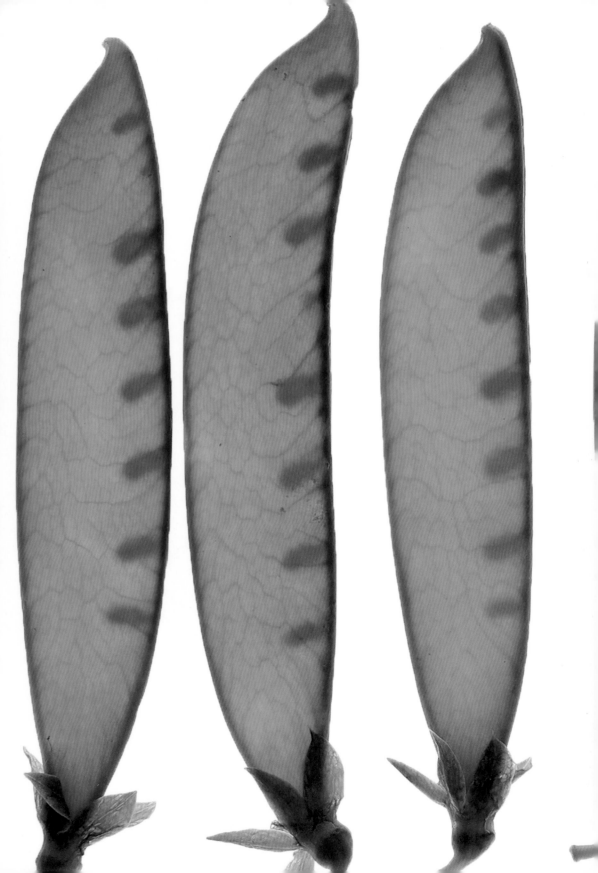

第二章

食材营养功效全解

世界上的食物有万千种，每一种食物中所含的营养素不同，对身体所起的作用也不同，即使是最常见的食物材质，为人体提供的营养素也有差异。食物看似简单，却拥有神奇的魔力，为了身体健康，是时候认真地了解食物了，在懂得食物之后，我们才能选对食物。食如其人，选对食材，均衡的饮食会成就你的精彩人生。

稻米

选购：优质稻米米粒饱满、洁净，米粒的纵沟较浅，嗑开米粒，断面呈半透明的白色，闻起来香味清新。如果稻米色泽较暗，表面有灰粉，或有白道沟纹的米为陈米。

保存：稻米最好随吃随买，一般小家庭买米一次最多不要超过5千克，并储存在密闭容器里，最好选择真空包装的小包米。

左老师说营养：稻米由稻谷加工而成，含有75%左右的碳水化合物，并含有丰富的B族维生素。稻米中还含有7%~8%的蛋白质，且多为米谷蛋白，吸收率较高，可为人体提供必需的营养和能量。适量食用稻米有助于碳水化合物、蛋白质和脂肪在体内的代谢平衡，有助于控制体重。

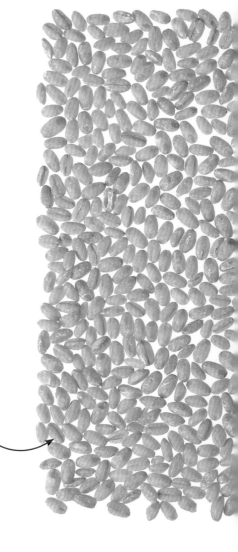

营养成分表（100g稻米）

热量(kJ)：1447	钙(mg)：13
碳水化合物(g)：77.9	磷(mg)：110
蛋白质(g)：7.4	钾(mg)：103
脂肪(g)：0.8	钠(mg)：3.8
膳食纤维(g)：0.7	镁(mg)：34
维生素B$_1$(mg)：0.11	铁(mg)：2.3
维生素B$_2$(mg)：0.05	锌(mg)：1.7
维生素E(mg)：0.46	硒(μg)：2.23

粳米

营养：粳米煮出的饭黏黏的，油油的；籼米煮出的饭比较松散、蓬松。粳米的米粒一般呈椭圆形或圆形，颜色蜡白，呈透明或半透明，质地硬而有韧性。煮熟后的粳米略有黏性，泛着油润的光泽，吃起来柔软可口。

粳米主要产于华北、东北和苏南等地。分为早、中、晚稻，都以早稻的品质为佳。

粳米米粒油亮，晶莹剔透，皎洁如月光。

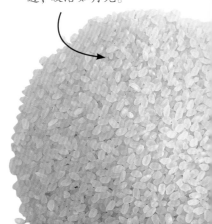

籼米

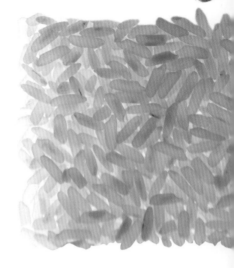

营养：挑选籼米时，选择米粒细长而稍扁平，米质透明或半透明，腹白较小，质地较硬的比较好，这类籼米组织细密、油性较多，质量比较好。煮好后，米粒软韧有劲而不黏，口感细腻。

籼米即是人们常说的"香米"，米粒呈细长形或长圆形，根据长度可以分为7毫米以上的特长型、6.6~7毫米的长型、6.2~6.6毫米的中型和6.2毫米以下的短型4种，市场上一般只分为长粒香米和中粒香米。

糙米

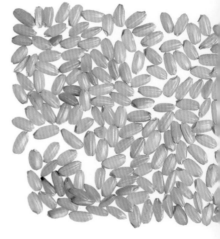

营养：糙米是稻谷经过简单处理后的完整果实，基本完整地保持了稻米的所有营养。去掉外壳，但没有去掉内皮的稻米质地紧密，比普通稻米含有更多的膳食纤维和矿物质。

若煮制时间比较短，则口感较差，有些粗粝。虽然糙米的口感比精米差很多，但是有助于肠胃蠕动，降脂减肥。糙米可以缓解餐后血糖迅速升高的现象，适宜糖尿病患者食用。

白米

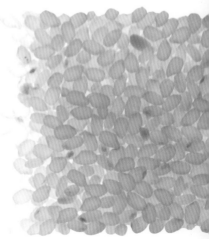

营养：白米即大多数人平时食用的稻米，是糙米经过持续加工，只剩下胚乳的稻米。这类稻米中丰富的B族维生素已经被剥离，剩下大量的碳水化合物、蛋白质以及某些矿物质。

白米是经过了精磨后的产品，其营养价值略低于其他精制米，煮出后口感软香、糯甜。用白米煮饭时可以加入薯熟类或杂粮，均衡搭配，增强营养功效。

黑米

营养：黑米分糯和非糯两种，药、食兼用。黑米中的B族维生素含量是稻米的4倍左右，钾、镁、铁等微量元素也比稻米高。有"黑珍珠"的美誉。黑米不像白米那样经过精加工，而是多半在脱壳之后以糙米的形式直接食用，这种口感较粗的黑米适合用来煮粥。

《本草纲目》记载，黑米味甘，性温，入脾、肝、肾经，有滋阴补肾、补胃养肝、明目活血的作用，还可以辅助治疗头晕目眩、贫血、白发、腰膝酸软等症。"逢黑必补"的观念促使市面上频频出现"假黑米"，我们购买时要注意鉴别，先拿起一粒黑米，用手指轻轻刮去表皮，如果能看见白色的胚芽才是真的黑米。整袋黑米保存在阴凉干燥处，散装的黑米要先密封好再保存在阴凉干燥处。

左老师的饮食笔记

很多中老年朋友被高血压、高血脂、高血糖的问题困扰。不妨借助黑米来调养一下自己的身体。用黑米做茶饮时一定用炒过的黑米。炒过之后，黑米中的营养成分更容易析出到水中。具体制作方法是：将黑米用大火炒5分钟后，转小火，炒至黑米表层开裂露出白色的米心为止。用沸水冲泡，闷上10分钟后即可饮用。用量可根据自己的习惯、症状而定，一般炒黑米与水的比例以1:4为宜。

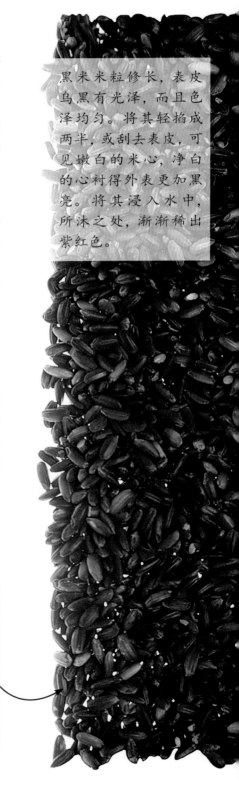

黑米米粒修长，表皮乌黑有光泽，而且色泽均匀。将其轻掐成两半，或刮去表皮，可见嫩白的米心，净白的心衬得外表更加黑亮。将其浸入水中，所沐之处，渐渐稀出紫红色。

营养成分表（100g黑米）

热量(kJ): 1427	钙(mg): 12
碳水化合物(g): 72.2	钾(mg): 256
蛋白质(g): 9.4	钠(mg): 7.1
脂肪(g): 2.5	镁(mg): 147
膳食纤维(g): 3.9	铁(mg): 1.6
维生素B$_1$（mg）: 0.33	锌(mg): 3.8
维生素B$_2$（mg）: 0.13	硒(μg): 3.2

糯米

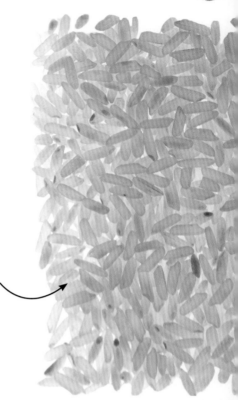

营养：糯米又称江米，是糯性的稻米。米粒呈乳白色，不透明，煮熟后透明，黏性大，常被用来制作糕点、元宵、粽子、八宝粥，还可以用来酿酒。糯米营养丰富，有健脾养胃、补中益气、温补强身的功效。

《本草纲目》记载，糯米味甘，性温，入脾、胃、肺经，有健脾暖胃、固表止汗的作用，有"脾之果"之誉。

营养成分表（100g糯米）	
热量(kJ)：1464	钙(mg)：26
碳水化合物(g)：78.3	磷(mg)：113
蛋白质(g)：7.3	钾(mg)：137
脂肪(g)：1	钠(mg)：1.5
膳食纤维(g)：0.8	镁(mg)：49
维生素B$_1$(mg)：0.11	铁(mg)：1.4
维生素B$_2$(mg)：0.04	锌(mg)：1.54
维生素E(mg)：1.29	硒(μg)：2.71

紫米

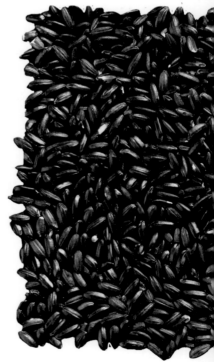

营养：紫米是糯米的一种，独特的紫黑色，气味香甜，口感软韧。紫米富含纯天然营养色素和氨基酸。

紫米一般只能在云、川、湘等特定的几个地方栽培，所以属于珍贵的米种。

血糯米

营养：血糯米是带有红色种皮的糯米，具有很强的黏性。血糯米具有养肝润肤的功效。

血糯米浸水后，种皮的颜色会慢慢释放到水中，煮熟后有的种皮会与米粒分离。假冒的血糯米被浸泡在水里后，很快就会将水染色，露出白米原形，而且烧煮后不会出现红色种皮。

小麦

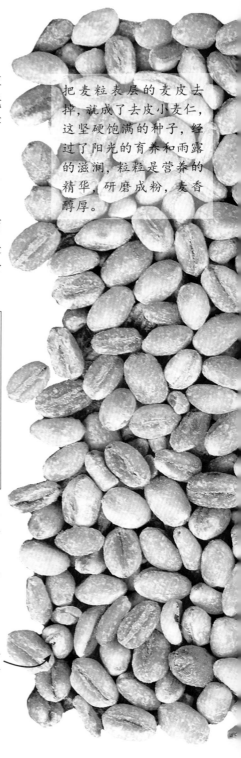

选购：优质的去壳小麦颜色鲜亮，有光泽，颗粒饱满、完整，大小均匀，无杂质，入口味微甜，无异味；劣质小麦胚芽发红，带红斑，无光泽，有严重的虫蚀痕迹，入口有异味。

保存：为了抑制小麦的呼吸作用，要密封保存，以减少虫蛀。

左老师说营养：小麦磨成面粉后，可制成各种面点。小麦中含有丰富的淀粉、蛋白质、磷、钙，是人体碳水化合物、蛋白质的主要来源之一，经常食用可补气养心。

把麦粒表层的麦皮去掉，就成了去皮小麦仁，这坚硬饱满的种子，经过了阳光的育养和雨露的滋润，粒粒是营养的精华，研磨成粉，麦香醇厚。

营养成分表（100g小麦粉）	
热量(kJ)：1458	钙(mg)：31
碳水化合物(g)：73.6	磷(mg)：188
蛋白质(g)：11.2	钾(mg)：190
脂肪(g)：1.5	钠(mg)：3.1
膳食纤维(g)：2.1	镁(mg)：50
维生素B$_1$(mg)：0.28	铁(mg)：3.5
维生素B$_2$(mg)：0.08	锌(mg)：1.64
维生素E(mg)：1.8	硒(μg)：5.36

　　《本草纲目》记载，小麦味甘，新麦性热，陈麦性平，入心、脾、肾经，可除热、止烦渴、补肝益气，对咽干、喉燥有缓解作用。小麦配红枣，可养心血、止虚汗、益气血、健脾胃；小麦和山药同煮，对脾胃虚弱的孩子非常有益。

小麦胚芽中富含维生素E，可以调整血液中的激素水平，有防癌抗癌的作用。

面粉

营养：面粉是将小麦碾磨后获得的。面粉中碳水化合物含量在75%左右，蛋白质的含量为9%~14%。

按照所含蛋白质多少，面粉分高筋面粉、中筋面粉和低筋面粉。高筋面粉、低筋面粉可用来制作西式点心；中筋面粉常被用来制作中式面点。

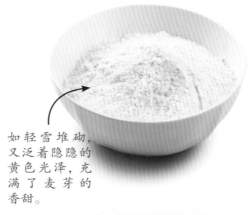

如轻雪堆砌，又泛着隐隐的黄色光泽，充满了麦芽的香甜。

浮麦

营养：浮麦是可漂浮于水上的麦子，浮麦基本保持了小麦的营养。

煮食时间要久一些，口感较粗，适合与大米搭配煮饭，也可配以红枣、黑豆煮粥。

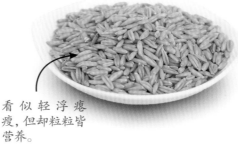

看似轻浮瘦瘦，但却粒粒皆营养。

麦麸

营养：麦麸即小麦加工成面粉后产生的麦皮，麦麸是小麦主要营养成分的"仓库"，B族维生素，硒、镁等矿物质及膳食纤维几乎都集中在它身上。

与面粉按比例混合制作面点，能均衡营养，缓解因缺乏B族维生素和膳食纤维而产生的皮肤粗糙。

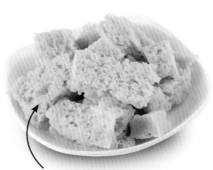

蓬松的麦麸披着古铜的肤色，轻轻一闻，有质朴麦香。

面筋

营养：面筋富含麦胶蛋白和麦谷蛋白。与肉类搭配食用，可提高蛋白质的利用效率。

面筋是面粉加水、少量食盐形成面团后，用清水反复搓洗，去除活粉和杂质的产物，有水面筋、油面筋之分，可用于炒菜、涮火锅、凉拌、烧烤。

面筋有点像面包干，泡发后弹性十足，孔洞能吸收汤汁。

玉米

选购：优质玉米色泽鲜亮，颗粒饱满、完整，质地紧密，无杂质，无异味，入口微甜；劣质玉米颜色暗淡，无光泽，有破损，有生芽及蛀虫颗粒，有异味，入口酸苦。

保存：新鲜的玉米宜晒干后放在阴凉通风处存储，干燥的玉米粒保存在密闭容器中。

左老师说营养：玉米含有丰富的蛋白质、维生素、脂肪、微量元素和碳水化合物类，有"长寿食品"的美称。玉米所含维生素A、维生素E和谷氨酸成分，可预防心脑血管疾病。玉米除了含有丰富的碳水化合物、蛋白质、脂肪外，还含有丰富的镁、硒和谷氨酸。镁可舒张血管，防治缺血性心脏病；硒可以提高免疫力，防癌抗癌；谷氨酸能促进脑细胞活性，清除体内垃圾。经常食用玉米可预防高血压、冠心病，并能防癌抗癌。

《本草纲目》记载，玉米味甘，性平，入大肠、胃经，有调中开胃的功效。玉米有健胃调中、益肺宁心、延缓衰老、润肠通便的作用，可治纳少乏力、胃部不适等，是世界公认的"黄金作物"，老少皆宜。

普通玉米升糖指数不高，有降血糖的作用，适合糖尿病患者食用。用玉米颗粒精制而成的玉米片、玉米粒基本保留了玉米的营养素，糖尿病患者也可以适量食用。

营养成分表（100g鲜玉米）

热量(kJ)：469	钙(mg)：22
碳水化合物(g)：75.2	磷(mg)：196
蛋白质(g)：8.1	钾(mg)：249
脂肪(g)：3.3	钠(mg)：2.3
膳食纤维(g)：5.6	镁(mg)：84
维生素A(μg)：7	铁(mg)：3.2
维生素B$_1$(mg)：0.26	锌(mg)：1.42
维生素B$_2$(mg)：0.09	硒(μg)：2.49
维生素E(mg)：3.8	

水果玉米

营养：水果玉米又称蔬菜玉米或甜玉米，含有丰富的矿物质、维生素A、B族维生素、维生素C、游离氨基酸和糖分。

水果玉米中的糖分比西瓜还要多出30%，吃起来清脆多汁。可生食，也可剥粒后清炒，甜嫩又爽口。

紫玉米

营养：紫玉米相对于普通的玉米，含有大量的多酚化合物和花青素，这两种成分有很好的防衰老、抗癌功效。

紫玉米又称黑玉米，因颗粒形似珍珠，有"黑珍珠"之称。刚成粒时，是晶莹的象牙色，成熟后转为浅红紫色，晒干即成为紫黑色。

糯玉米

营养：糯玉米又称蜡质玉米，因煮熟后黏软，富有糯性而得名。糯玉米中的赖氨酸含量要比普通玉米高16%~74%。

糯玉米比甜玉米口感更好，黏软清香，非常易于消化吸收。糯玉米可煮后直接食用，也可以剥粒后搭配赤小豆、桂圆煮粥，能促进食欲。

左老师饮食笔记

玉米中含有一种叫玉米黄质素的物质，有强烈的抗氧化作用。玉米黄质素也是维生素A源之一，是视网膜中黄斑的重要成分，可使眼睛免受紫外线的伤害，也可预防自由基对眼睛的伤害。玉米黄质素和叶黄素搭配，可很好地保护视网膜黄斑区，让视线更清晰、明亮，还能预防白内障。玉米搭配草莓食用，可预防黑斑和雀斑生成，保持肌肤光泽。玉米搭配松子食用，可用于脾肺气虚、干咳少痰、皮肤干燥、大便干结等症状的辅助治疗。玉米搭配洋葱食用，可生津止渴、降糖降脂。

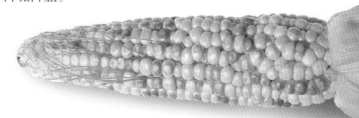

其他谷类

小米

营养：小米有滋阴养血、健脾消食之功效。小米含有丰富的B族维生素，可缓解消化不良，对口角生疮也有很好的预防作用。小米中的色氨酸被人体吸收后，有助于养胃安神。

好的小米呈金灿灿的黄色，颗粒细小，饱满，充实，富有光泽，用手蘸水揉搓小米，如果颜色变暗，手里有黄色粉末状物，则说明小米已被染色，不宜食用。在袋中放入几瓣大蒜，或者花椒包，定期在阴凉通风处晾晒，可以防止或减少虫蛀。

《本草纲目》记载，小米味甘、咸，性凉，入脾、胃、肾经，能益脾胃，养肾气，除烦热，利小便，对脾胃蓄热、脾虚腹泻大有益处。

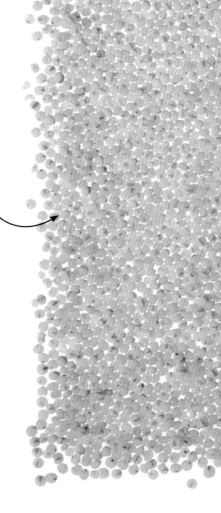

黄澄澄如细砂的小米春种秋收，得天地之气最全，得土气最厚，为"脾之果"，最养脾胃，历来是滋补的佳选。

营养成分表（100g小米）	
热量(kJ): 1511	磷(mg): 229
碳水化合物(g): 75.1	钾(mg): 284
蛋白质(g): 9	钠(mg): 4.3
脂肪(g): 3.1	镁(mg): 107
膳食纤维(g): 1.6	铁(mg): 5.1
维生素A(μg): 17	锌(mg): 1.87
维生素E(mg): 3.63	硒(μg): 4.74
钙(mg): 41	

左老师饮食笔记

熬小米粥时，粥上浮的一层细腻的黏稠物俗称为"米油"，不仅好吃，而且营养丰富、有"代参汤"之美称，尤适宜食欲欠佳、肠胃不好以及贫血的人在秋季食用。还可和豆类一起煮粥，将小米、紫米、玉米、红豆、绿豆、红枣一起煮粥，而且尽量在中午和晚上服用，不但帮助消化，还有助于睡眠。

薏米

营养: 薏米又称薏仁、薏苡仁。薏米中含有丰富的矿物质和维生素,可促进新陈代谢,减少胃肠负担,增强肾功能,清热利尿。薏米中含有丰富的B族维生素和维生素E,常食可以保持皮肤光泽、细腻、防治脚气。薏米可补虚抗癌,是老少皆宜的饮食佳品,但由于薏米有清热利尿的功效,孕妇或有津液不足、大便燥结、尿频、滑精症状的人不宜多食。薏米搭配银耳食用,可滋补生津,经常食用可调节脾胃虚弱、肺胃阴虚。

薏米为宽卵形或长椭圆形,腹面有一条宽而深的纵沟。挑选薏米时,要选择米质坚实、饱满的。好的薏米颗粒大、饱满,质地硬,有光泽,呈白色或黄白色,没有异味。非常白的薏米可能是用硫磺熏过的,陈薏米闻起来则有一股潮味。用容器盛好薏米后,放入食品干燥剂,密封好后放入冰箱冷藏。

《本草纲目》记载,薏米性甘味淡,微寒,入脾、肺、肾经,有利水消肿、健脾祛湿、舒筋除痹、清热排脓的功效,可利水渗湿、美容肌肤。

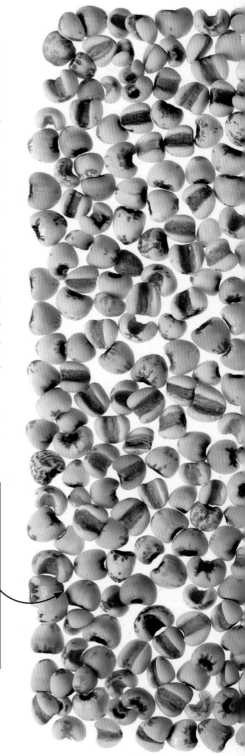

营养成分表(100g薏米)

热量(kJ): 1512	钙(mg): 42
碳水化合物(g): 71.1	磷(mg): 217
蛋白质(g): 12.8	钾(mg): 238
脂肪(g): 3.3	钠(mg): 3.6
膳食纤维(g): 2	镁(mg): 88
维生素B$_1$(mg): 0.22	铁(mg): 3.6
维生素B$_2$(mg): 0.15	锌(mg): 1.68
维生素E(mg): 2.08	硒(μg): 3.07

燕麦

营养： 燕麦富含膳食纤维、B族维生素、维生素E以及氨基酸，它是一种低糖、高营养、高能量的健康食品。燕麦中的可溶性纤维素可以降低血液中的血糖和胆固醇，尤其适宜"三高"患者。燕麦中丰富的膳食纤维，能降脂通便；而丰富的皂苷可以调节人体肠胃功能，起到减肥降脂的作用。此外，燕麦中还含有丰富的矿物质，有预防骨质疏松、促进伤口愈合、防治贫血的作用。

燕麦霉变后会产生一种蛤味，放置时间长了包装袋底部就会有一些粉末，所以在购买时要选择无异味、无粉末的。每次食用燕麦片后，要立即将包装袋封闭好，以免其吸水而变质。

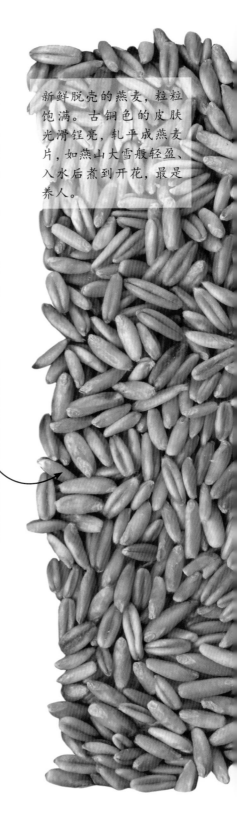

新鲜脱壳的燕麦，粒粒饱满。古铜色的皮肤光滑锃亮，轧平成燕麦片，如燕山大雪般轻盈、入水后煮到开花，最是养人。

营养成分表（100g燕麦）

热量(kJ): 1535	钙(mg): 186
碳水化合物(g): 66.9	磷(mg): 291
蛋白质(g): 15	钾(mg): 214
脂肪(g): 6.7	钠(mg): 3.7
膳食纤维(g): 5.3	镁(mg): 177
维生素B$_1$(mg): 0.3	铁(mg): 7
维生素B$_2$(mg): 0.13	锌(mg): 2.59
维生素E(mg): 3.07	硒(μg): 4.31

《救荒本草》记载，燕麦味甘，性温，入肾、脾、心经，具有补益脾胃、滑肠催产、止虚汗、止血等功效。适用于病后体弱、便秘及难产等病症。燕麦搭配山药食用，可调理脾胃、健体强身，适合糖尿病、高血压、高脂血症者食用。燕麦不宜与菠菜搭配，二者同食会影响人体对钙的吸收。

荞麦

营养：荞麦的营养物质含量丰富，有杀菌消炎、防治糖尿病、高血脂，降低人体胆固醇、软化血管、保护视力和预防脑血管出血的作用。荞麦中丰富的镁还能促进机体新陈代谢，促进人体纤维蛋白溶解，抑制凝血酶的生成，具有抗栓塞、解毒等作用。

荞麦又称三角麦、花荞，果实呈三角形硬壳状，内有白色的荞麦粉。荞麦磨粉食用，其口感不如小麦面粉细腻绵软。无论袋装荞麦开封前后，都应放入冰箱保存。

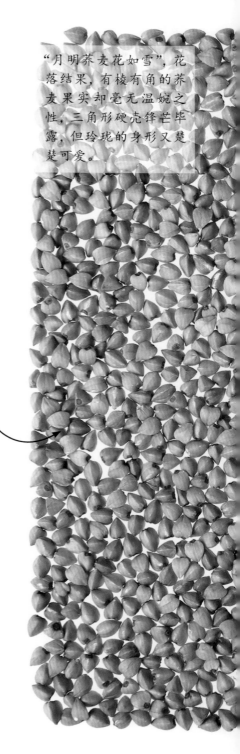

"月明荞麦花如雪"，花落结果，有棱有角的荞麦果实却毫无温婉之性，三角形硬壳锋芒毕露，但玲珑的身形又楚楚可爱。

营养成分表（100g荞麦）

热量(kJ): 1410	钙(mg): 47
碳水化合物(g): 73	磷(mg): 297
蛋白质(g): 9.3	钾(mg): 401
脂肪(g): 2.3	钠(mg): 4.7
膳食纤维(g): 6.5	镁(mg): 258
维生素A(μg): 3	铁(mg): 6.2
维生素B$_1$(mg): 0.28	锌(mg): 3.62
维生素B$_2$(mg): 0.16	硒(μg): 2.45
维生素E(mg): 4.4	

《本草纲目》记载，荞麦味甘，性寒，入肺、脾、胃经，可充实肠胃、增强气力、提精神。一般人均可食用，尤其适合食欲不振者、糖尿病患者。脾胃虚寒、消化功能不佳及经常腹泻的人不宜食用。荞麦面食宜与羊肉同食，两者寒热互补，同食可均衡营养。但荞麦不宜与海带同食，海带中的铁会妨碍荞麦中维生素E的吸收。荞麦也不宜与黄鱼一起吃，否则易引起消化不良。

薯类

选购：优质的红薯和土豆外表干净、光滑，皮色发亮，带有黑斑或发芽的红薯使用后可能会引起身体不适，因此不宜食用。挑土豆要选外形匀称，没有疤痕和芽孔，摸上去干燥、坚硬的。土豆一旦发绿或者发芽，就不可以食用。

保存：红薯和土豆一般都不耐冻，室温低于10℃时，尽量现买现吃，如果温度适宜，可放在阴凉干燥处保存。

红薯的切口会泛出白斑和黏黏的汁液，那是丰富的淀粉形成的"蜜腺"。因为淀粉很容易氧化，切块后要放在凉水中浸泡。

营养成分表（100g红薯）	
热量(kJ): 426	维生素 E(mg): 0.28
碳水化合物(g): 24.7	钙(mg): 23
蛋白质(g)1.1	磷(mg): 39
脂肪(g): 0.2	钾(mg): 130
膳食纤维(g): 1.6	钠(mg): 28.5
维生素 A(μg): 125	镁(mg): 12
维生素 B$_1$(mg): 0.05	铁(mg): 0.5
维生素 B$_2$(mg): 0.01	锌(mg): 0.15
维生素 C(mg): 26	硒(μg): 0.48

左老师饮食笔记

进入冬季，红薯纷纷上市，为中老年人保健食单增添了新品种。由于红薯属碱性食物，有利于维护血液的酸碱平衡，常吃红薯对于促进中老年人身体健康显得尤为重要。红薯中含有大量黏液蛋白、黏液多糖、膳食纤维等，它们能保持人体心血管壁的弹性，防止动脉粥样硬化的发生，还能保持呼吸道、消化道、关节腔的润滑，防治老年性便秘。医学研究还发现红薯具有一定的抗癌作用。所以常吃红薯有利于预防多种老年性疾病的发生。红薯虽好，吃多了胃会反酸，即老百姓所说的"烧心"，每次吃100~200克即可。

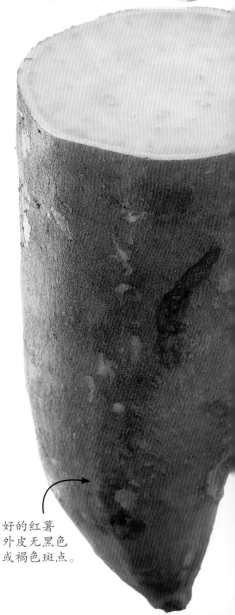

好的红薯外皮无黑色或褐色斑点。

红薯

营养：红薯又称山芋、地瓜、甘薯等，含有丰富的膳食纤维、氨基酸、蛋白质、维生素及矿物质，有抗癌、保护心脑血管的功效。可烤食、蒸食、涮火锅，红薯是低脂肪的食品，常食可护肤、减肥。红薯含有β-胡萝卜素，而且糖含量少，适合糖尿病患者食用。红薯也是一种有效的抗氧化剂，有助于清除人体自由基，促进细胞再生，保持血管弹性，有效延缓衰老。

《中华本草》记载红薯味甘，性平，入脾、肾经，有益气生津、补中和血、宽肠胃、通便秘的作用。有脾虚水肿、肠燥便秘、疮疡肿毒症状的人适合多吃。胃酸过多及胃溃疡患者不宜多食红薯。

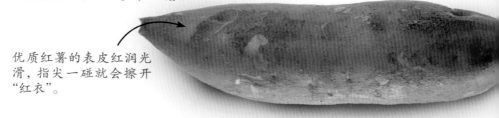

优质红薯的表皮红润光滑，指尖一碰就会擦开"红衣"。

土豆

营养：土豆又称马铃薯，是仅次于玉米、小麦、水稻的人类第四大粮食作物。呈圆形、卵形、椭圆形，皮有红、黄、白或紫色，含有丰富的淀粉，常用来炒、炖、涮火锅，也可以烤着吃或蒸着吃。土豆中脂肪和碳水化合物的含量较低，其热量低于谷类粮食，可作为主食食用。它含有大量膳食纤维，能宽肠通便，帮助机体及时代谢毒素，在预防便秘、肠道疾病方面有重要作用。

《中华本草》记载，土豆味甘，性平，入胃、大肠经，有缓急止痛、通利大便的作用。哮喘病患者不宜多吃，因为土豆消化时产气，易致腹胀，上顶及胸腔，会加重喘促。土豆搭配猪肉食用，可平衡饮食营养，有助于消除疲劳。

圆墩墩的土豆像个心态平和的乐天派，古铜色的表皮上不规则地缀着小斑点，敦实又俏皮。

豆类

选购：优质豆类富有光泽，颗粒饱满坚硬，无虫蚀，无霉变，无异味，牙咬时感觉清脆。

保存：豆类储存前要晒干除虫，然后倒入塑料瓶中置于阴凉、干燥、通风处。

左老师说营养：豆类含有丰富的蛋白质，所以常有"植物肉"之称。而且豆类含有丰富的卵磷脂，经常食用有助于改善大脑功能。豆类还含有丰富的铁质，有助于预防贫血。

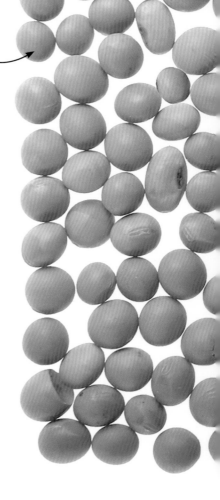

从毛茸茸的豆荚中蹦出来，一粒粒豆子告别"童年期"的稚嫩，变得圆润又坚硬。滚圆到毫无棱角，但却有不易蒸烂、煮熟的性格，仿佛外圆内方的高人。百转千回，制成各类豆制品，缕缕豆香绵延不绝。

营养成分表（100g黄豆）

热量(kJ): 1631	钙(mg): 191
碳水化合物(g): 34.2	磷(mg): 465
蛋白质(g): 35	钾(mg): 1503
脂肪(g): 16	钠(mg): 2.2
膳食纤维(g): 15.5	镁(mg): 199
维生素B$_1$(mg): 0.41	铁(mg): 8.2
维生素B$_2$(mg): 0.2	锌(mg): 3.34
维生素E(mg): 18.9	硒(μg): 6.16

黄豆

营养：黄豆含有大豆异黄酮，能延缓女性细胞的衰老，使皮肤细致白皙，每天适量摄入，可以有效延缓衰老。豆类所含的一些营养成分可以抑制血栓的生成，防止动脉硬化，抑制胆固醇的活动，不仅可预防"三高"，对糖尿病也有一定的疗效。黄豆制成的各种豆制品营养、风味俱佳。

《食物本草纂》记载，黄豆味甘，性平，入脾、大肠经，有健脾益胃、润燥消水的作用。黄豆性平，老少皆宜，孕妇可适量多食，以补充妊娠期间所需的钙和蛋白质，预防缺铁性贫血。

黑豆

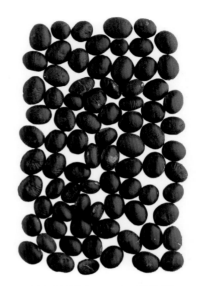

营养：黑豆又称乌豆，因表面黑色或灰黑色而得名。黑豆中的黑豆色素是一种生物活性物质，有明显的抗氧化作用。肾虚的人可多食黑豆，因为黑豆有解毒利尿、祛风除热的作用，能缓解因肾虚而造成的腰酸、腰痛，还能乌发、明目。

《本草纲目》记载，黑豆味甘，性平，入脾、肾经，有活血、利水、祛风、解毒的功效。黑豆有固本培元、防老抗衰、软化血管、滋润皮肤的功效，特别适合中老年人食用。女性月经不调，也可通过食用黑豆得到改善。

红豆

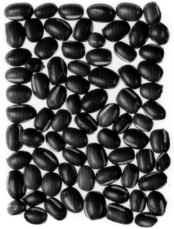

营养：红豆又叫红小豆，含有丰富的蛋白质、碳水化合物、膳食纤维，能为人体提供营养和能量，有改善便秘、清热利尿的作用，煮红豆时加点白茅根，可增强利水作用，特别适合水肿的人食用。

《本草纲目》记载，红豆味甘，性平，入心、小肠经，有止血、排脓、消肿、解毒之功效。常被用来煮粥，或者制作豆沙、豆包，也可做粽子馅。挑选红豆时，以质坚紧、色紫、赤者为佳。

绿豆

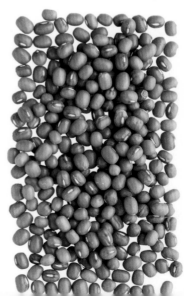

营养：绿豆富含钾、磷以及维生素、蛋白质等，绿豆中的矿物质可降低血压和血胆固醇，预防心脑血管疾病。

《本草纲目》记载，绿豆味甘，性寒，入心、胃经，可消肿通气、清热解毒。绿豆有清热去火的功效，常被用来做绿豆汤、绿豆糕。绿豆可以发成绿豆芽，清凉解暑。

豆腐

选购：挑选豆腐时一定要挑选白皙细嫩、有光泽、无水纹、无杂质者，如果豆腐上能看出水纹来，颜色深黄或则发黑，则说明豆腐已经变质。

保存：如果豆腐没有吃完，可以用开水灼烫2~3分钟，等豆腐变紧致后放入盘子，再放进冰箱冷藏就可以了。

左老师说营养：豆腐也算得上是我国的"国宝"，在我国已有2000多年的历史。豆腐中含有丰富的蛋白质、钙、铁、磷、镁和其他人体必需营养素，易消化吸收，有降压、降脂、降胆固醇的作用，可促消化，对牙齿、骨骼的生长发育非常有益。品种多样，生熟皆可，老幼皆宜，是养生的美食佳品。

营养成分表（100g北豆腐）	
热量(kJ)：240	钙(mg)：116
碳水化合物(g)：2.6	磷(mg)：90
蛋白质(g)：6.2	钾(mg)：154
脂肪(g)：2.3	钠(mg)：3.1
膳食纤维(g)：0.2	镁(mg)：36
维生素 B_1(mg)：0.02	铁(mg)：1.5
维生素 B_2(mg)：0.04	锌(mg)：0.59
维生素 E(mg)：3.62	硒(μg)：2.62

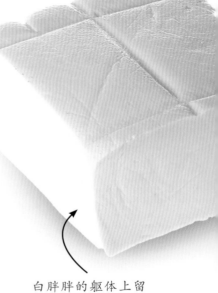

《食鉴本草》记载，豆腐味甘，性微凉，入脾、胃、大肠经，有宽中益气、清热散血、调和脾胃、消除胀满、通大肠浊气的作用。豆腐有温补之功，一般人群都适合食用，尤其是身体虚弱、营养不良、气血双亏、年老羸瘦者。豆腐中嘌呤含量较高，痛风病人不宜多吃。豆腐与鱼同煮，可提高人体对钙的吸收，可预防骨质疏松症和儿童佝偻病。豆腐不宜与碳酸饮料同食，碳酸会影响豆腐中的钙吸收。

白胖胖的躯体上留着豆腐包布的印痕，柔嫩的褶皱里都会飘散出质朴的豆香味。

北豆腐

营养: 北豆腐中含有丰富的碳水化合物、蛋白质、钙和镁,能提高免疫力,降低血压,维持血液、中枢神经系统和免疫系统健康。

北豆腐又称"卤水豆腐",是豆浆煮开后加盐卤,去水分而制成的。质地密实,呈乳白色或淡黄色。北豆腐有轻微苦涩味,烹调前入沸水中焯一下,以去除苦味。

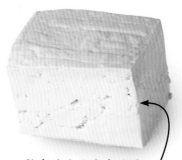

敦实的北豆腐有醇厚的豆腐香味,可炒、炖、凉拌,也可下火锅。

南豆腐

营养: 南豆腐富含蛋白质,能增强皮肤、骨骼以及大脑的相关功能。质地嫩滑,色泽比北豆腐更白,口感软嫩细腻,豆香浓郁。

南豆腐是指使用石膏作为凝固剂的豆腐。南豆腐和北豆腐一样,须提前浸泡,然后经过磨浆、点制、出水制成。

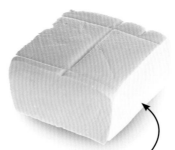

柔和的南豆腐常用来凉拌,也可以抹上芡粉煎炸。

内酯豆腐

营养: 内酯豆腐是指用葡萄糖酸内酯为凝固剂生产的豆腐,蛋白质含量比北豆腐更高,保水率也高,质地更加细腻肥嫩,有光泽,味道更纯正,也更耐存。

内酯豆腐的钙含量要比普通豆腐低,想要用豆腐补钙,最好不要选择内酯豆腐。

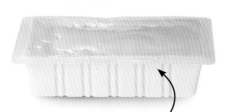

内酯豆腐中的"内酯"可最大限度保留豆腐中的蛋白质。

日本豆腐

营养: 日本豆腐是以鸡蛋为主要原料,调入植物蛋白、调味料精制而成。

日本豆腐又称"鸡蛋豆腐""玉子豆腐"。它具有豆腐的爽滑鲜嫩和鸡蛋的美味清香,常用于蒸制。

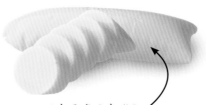

日本豆腐虽有"豆腐之名"却不含任何豆类成分。

豆芽

左老师说营养：豆芽又称芽苗菜，是各种谷类、豆类种子培育出的"活体蔬菜"。豆芽的品种很多，几乎只要是可见的、说得出名字的豆子，都能发出豆芽来。绿豆芽、黄豆芽、黑豆芽、蚕豆芽……脆生生、白嫩嫩，品种非常丰富。

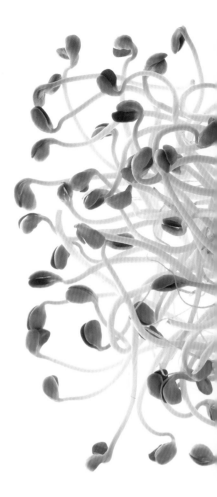

黄豆芽

营养：黄豆芽是由黄豆发出的豆芽，豆芽有长有短，有刚刚冒出黄豆胚一点点的短豆芽，也有长着长长白根的长豆芽。豆芽形态发生了变化，营养成分也发生了改变。黄豆芽中维生素B_2、维生素C含量丰富，有健脾养肝的作用。

春季适当吃些黄豆芽可预防口角发炎。黄豆在发芽4~12天时维生素C含量最高。

绿豆芽

营养：绿豆芽是由绿豆发出的豆芽，餐桌上常见。绿豆芽中含有丰富的维生素B_2和膳食纤维，可以缓解口腔溃疡和便秘症状，对消化道癌细胞也有一定抑制作用。

中医认为，绿豆芽味甘，性凉，能解暑热、调五脏、利尿除湿，夏季可经常食用。也可用于改善饮酒过度导致的头晕、湿热郁滞、口干口渴等症。

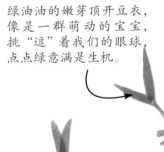

绿油油的嫩芽顶开豆衣，像是一群萌动的宝宝，挑"逗"着我们的眼球，点点绿意满是生机。

黑豆芽

营养：黑豆芽中含有丰富的维生素C，有清除血液中的胆固醇和脂肪、预防心血管病变的作用。

黑豆生芽后，营养成分发生改变，花青素含量降低，但膳食纤维、维生素和矿物质含量增加，经常食用黑豆芽有养肾之功效。

其他豆制品

腐竹

营养：腐竹的营养接近黄豆，含有丰富的蛋白质和矿物质，对预防缺铁性贫血及改善骨质疏松有比较理想的作用。

　　把腐竹放在温水中泡发，优质的腐竹泡发后只有淡淡的黄色，水清不浑浊，闻起来有稍许豆腥味。烹饪前为保持腐竹口感，可以将它放入凉水中泡发，在冲凉中泡发的腐竹不易碎。腐竹适合放在阴凉、干燥、通风的地方。

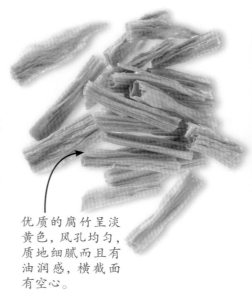

优质的腐竹呈淡黄色，风孔均匀，质地细腻而且有油润感，横截面有空心。

豆腐皮

营养：豆腐皮富含优质蛋白质，有助于增强人体的免疫力，豆腐皮所含的卵磷脂及钙、铁等营养素，能促进身体发育，强壮筋骨，补充大脑营养。

　　豆腐皮宜现吃现买，如果有剩余应放在冰箱中冷藏。好的豆腐皮有醇厚的豆腐香味，可炒菜、炖汤，或用作凉拌，也可以浸泡后涮火锅食用。

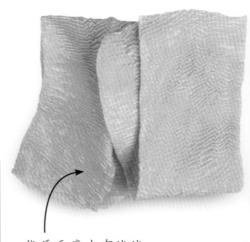

优质豆腐皮有淡淡的黄色，皮薄透明，表面光滑，布满均匀的波纹，入口后感觉滑软细腻。

营养成分表（100g豆腐皮）

热量(kJ)：1715	钙(mg)：116
碳水化合物(g)：18.8	磷(mg)：318
蛋白质(g)：44.6	钾(mg)：536
脂肪(g)：17.4	钠(mg)：9.4
膳食纤维(g)：0.2	镁(mg)：111
维生素 B_1(mg)：0.02	铁(mg)：13.9
维生素 B_2(mg)：0.11	锌(mg)：3.81
维生素 E(mg)：20.63	硒(μg)：2.26

绿叶菜

选购：优质的嫩菜颜色都鲜嫩，叶面富有光泽，叶片上没有虫蛀斑点，菜茎柔嫩富有弹性，用手轻轻一掐，就会有汁液流出。

保存：在阴凉处摊开晾放，或者用塑料袋装好放进冰箱贮存。在储存前可以先把烂菜叶去掉，再用保鲜袋裹好放进冰箱冷藏。

左老师说营养：一般嫩叶菜中都含有丰富的维生素A、维生素C及B族维生素，还有铁、钾、镁等多种营养元素，有些绿叶菜所含的维生素K对于预防出血性疾病很有意义。绿叶菜是叶酸重要的食物来源。

古人将四时分为不同的颜色，春季用绿色来表示，恰如这青翠欲滴的绿叶，昭示着春天的蓬勃生机，而这涌动的绿意，归于绿叶细胞中那跃动的绿叶素。

营养成分表（100g油菜）

热量(kJ)：117	维生素 E(mg)：0.88
碳水化合物(g)：3.8	钙(mg)：108
蛋白质(g)：1.8	磷(mg)：39
脂肪(g)：0.5	钾(mg)：210
膳食纤维(g)：1.1	钠(mg)：55.8
维生素 A(μg)：103	镁(mg)：22
维生素 B$_1$(mg)：0.04	铁(mg)：1.2
维生素 B$_2$(mg)：0.11	锌(mg)：0.33
维生素 C(mg)：36	硒(μg)：0.79

油菜还有青梗、白梗之分，白梗味清淡，青梗味浓郁。

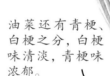

油菜

营养：油菜也称油白菜，菜帮很像白菜。油菜的叶子颜色有淡绿、深绿之分，一般淡绿色的油菜质量、口感都很好。

油菜叶片较厚，质地脆嫩，富含多种营养素，尤其是维生素C，吃起来苦中带甜。油菜含有丰富的维生素和矿物质，能增强机体免疫力，有降脂化瘀、排毒防癌的作用。

菠菜

营养：菠菜又称红根菜、鹦鹉菜，根、茎、叶皆可食用，叶柔嫩多汁，营养丰富，味道鲜美。它含有丰富的维生素B_1、维生素B_2，能促进体内脂肪与蛋白质的代谢，增强人体的抵抗力，加强抗病毒能力。

菠菜可润肠通便，促进毒素排出。此外，菠菜还能促进胃消化，老年人及慢性便秘、"三高"患者都可以适量食用。由于菠菜中含有大量草酸，脾胃虚寒、腹泻者，以及肾结石患者应少吃。

叶绿得翠，根红得艳，所以菠菜得到一个美妙的名字——红嘴绿鹦哥。

空心菜

营养：空心菜因茎梗中空而得名。空心菜是一种碱性食物，富含膳食纤维，经常食用对肠道有益。空心菜含钾丰富，有助于调节人体水液平衡，食用后可预防肠道内的菌群失调，对预防癌症、调节胃肠功能、调整人体的酸碱平衡均有益处。它丰富的膳食纤维可代谢胆固醇，促进肠胃蠕动，有降脂减肥、杀菌消炎的功效。

《陆川本草》记载，空心菜味甘，性寒，入肝、心、大肠、小肠经，有清热凉血、利尿除湿的功效。空心菜适合有便秘、高血压症状的人食用，但由于空心菜性寒滑利，体质虚弱、脾胃虚寒、腹泻者不宜多食。据《中国中药大辞典》记载，空心菜含有一种降糖的物质，对糖尿病患者有益。空心菜搭配红辣椒食用，可降压、解毒、消肿。空心菜搭配鸡爪食用，有滋润肌肤、润肠通便的功效。

优质空心菜一般叶子较大，颜色鲜嫩，如果叶子泛黄或者有虫蚀，不宜选购。

芹菜

营养：芹菜是一种含有特殊香味的蔬菜，富含膳食纤维，是餐桌上常见的蔬菜种类，可清炒、做馅、凉拌等。芹菜含利尿消肿的成分。它还含有大量的膳食纤维，可刺激肠胃蠕动、促进排便，有清肠的作用，对便秘、高血压症状有很好的缓解作用，也是减肥、美容的佳品。芹菜含铁丰富，能补充女性经血的损失。常吃芹菜，还能避免皮肤苍白、干燥、面色无华，使目光有神、头发黑亮。

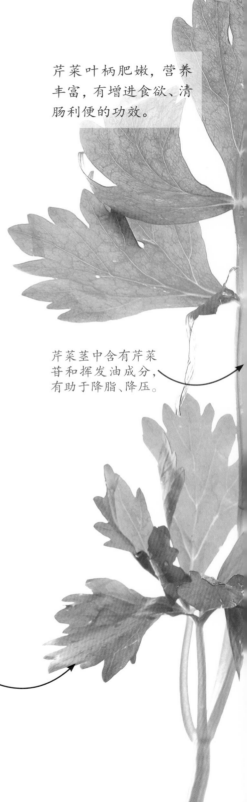

芹菜叶柄肥嫩，营养丰富，有增进食欲、清肠利便的功效。

芹菜茎中含有芹菜苷和挥发油成分，有助于降脂、降压。

芹菜叶翩翩如裙裾，其中所含的胡萝卜素要高于芹菜茎。

营养成分表（100g芹菜）

热量(kJ)：93	维生素E(mg)：1.32
碳水化合物(g)：4.5	钙(mg)：80
蛋白质(g)：1.2	磷(mg)：38
脂肪(g)：0.2	钾(mg)：206
膳食纤维(g)：1.2	钠(mg)：159
维生素A(μg)：57	镁(mg)：18
维生素B$_1$(mg)：0.02	铁(mg)：1.2
维生素B$_2$(mg)：0.06	锌(mg)：0.24
维生素C(mg)：8	硒(μg)：0.57

左老师饮食笔记

很多人吃芹菜时，会把芹菜叶扔掉，事实上，芹菜叶的营养比茎还要丰富。芹菜叶含有的膳食纤维、钙、磷、铁、镁等物质，有降压、安神的作用。无论还是炒菜做饺子馅，我都会尽量把较嫩的芹菜叶保存下来。我会挑选新鲜、嫩绿的芹菜叶，将洗净的芹菜叶放入开水中焯一下，稍微变色后就捞出，加醋、盐、蒜泥凉拌，即成一道美食。

西芹

营养： 西洋芹菜即西芹，是目前市场上常见的一种蔬菜。芹菜叶茎所含芹菜苷、佛手苷内酯和挥发油成分，可降脂、降压；含有矿物质、维生素及丰富的膳食纤维，有镇静、降压、健胃、利尿的功效。

西芹的茎粗壮、宽厚，质地却十分脆嫩。

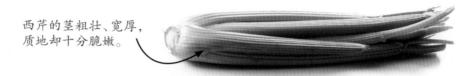

本芹

营养： 土产的芹菜，样子与西芹很像，但是叶柄比西芹细，单株叶片也较少，营养价值与西芹相同。津南冬芹和铁杆芹菜是常见的本芹品种。

亭亭玉立的本芹，带有清香，茎秆有一定的纤维，口感清脆。

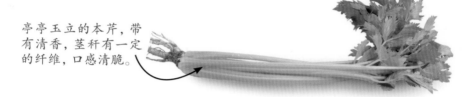

香芹

营养： 香芹是一种植株更小的芹菜，叶柄更细，叶片也小，常被捆成一扎销售。它的营养价值与其他芹菜差不多，常被用来制作芹菜炒香干，也能做炒肉配料或做羹汤用。

细细长长的茎，秀气优雅，嫩黄的茎纤维更少，更加脆嫩清香。

水芹

营养： 水芹主要产于南方，棵瘦小、淡绿色、香味淡。水芹适宜做凉拌菜。凉拌前，将芹菜焯水后切成小段晾凉。然后，沥干芹菜段的水分，加麻酱、盐、白糖和少许醋凉拌，就能做成一道开胃小菜。

水芹菜的茎略微发白，纤弱的外表下却有浓烈的香味，这股异香的劲头尤能提味增鲜。

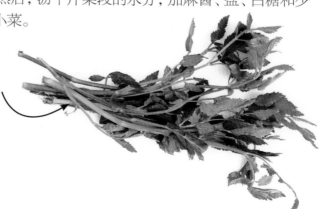

茼蒿

营养：茼蒿又称蓬蒿，富含有铁，可补血活血，调经止痛，润肠通便，养心安神，润肺补肝，稳定情绪，预防记忆力减退。

茼蒿含有特殊香味的挥发油，有助于宽中理气、消食开胃、增加食欲，对头晕眼花、心慌失眠有很好的疗效。

小叶茼蒿

营养：小叶茼蒿又称蒿子秆，叶狭小、薄，茎嫩、甘甜，富含膳食纤维，香味浓，适合清炒、涮火锅。

大叶茼蒿

营养：大叶茼蒿又称板叶茼蒿、圆叶茼蒿，叶很宽大，嫩枝短而粗，也常被用来涮火锅。

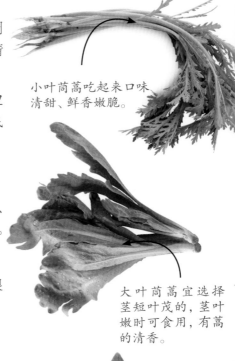

小叶茼蒿吃起来口味清甜、鲜香嫩脆。

大叶茼蒿宜选择茎短叶茂的，茎叶嫩时可食用，有蒿的清香。

莴苣

营养：莴苣可分为叶用和茎用两类，茎用莴苣又称莴笋、香笋。莴笋的肉质嫩，茎可生食、凉拌、炒食、干制或腌渍。优质的莴苣一般颈部表皮光滑，颜色鲜嫩，形状粗大而均匀，用手掐时汁液较多，切开后无空心或糠心，入口后无异味。

营养成分表（100g 莴苣）	
热量(kJ)：62	维生素 E(mg)：0.19
碳水化合物(g)：2.8	钙(mg)：23
蛋白质(g)：1	磷(mg)：48
脂肪(g)：0.1	钾(mg)：212
膳食纤维(g)：0.6	钠(mg)：36.5
维生素 A(μg)：25	镁(mg)：19
维生素 B$_1$(mg)：0.02	铁(mg)：0.9
维生素 B$_2$(mg)：0.02	锌(mg)：0.33
维生素 C(mg)：4	硒(μg)：0.54

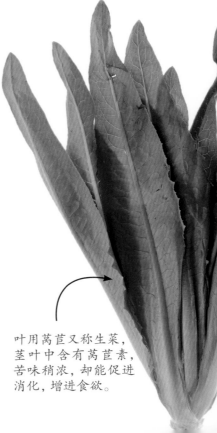

叶用莴苣又称生菜，茎叶中含有莴苣素，苦味稍浓，却能促进消化，增进食欲。

生菜

营养： 生菜是叶用莴苣的一种，可分为球形的团叶包心生菜和叶片皱褶的奶油生菜两种。生菜苦中带甘，有清肝利胆、养胃的功效。茎叶中的莴苣素有镇痛安眠、降低胆固醇、治疗神经衰弱等功效。生菜还含有甘露醇等成分，可促进血液循环、利尿。

《本草纲目》记载，生菜味微甘，性凉，入胃、肠、肾经，有通经脉、开胸膈的作用。生菜膳食纤维多，叶片薄、质细，最适合生食。尤其适合于体质热、胆固醇高、神经衰弱的人食用。尿频、胃寒的人应少吃。生菜与肉类食物搭配食用，有助于营养物质的消化和吸收。生菜与大蒜搭配食用，能清热解毒、提高人体免疫力。

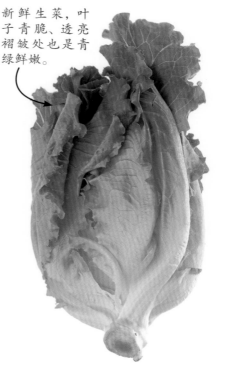

新鲜生菜，叶子青脆、透亮褶皱处也是青绿鲜嫩。

香菜

营养： 香菜含有丰富的挥发油和黄酮类物质，具有较强的抗氧化作用。香菜通常以生吃为主，也可炒吃或用醋、辣椒、盐制做小菜。在生吃香菜时，应洗净并用开水焯烫，否则易致寄生虫的污染。

左老师饮食笔记

香菜是我们常用的一种调料，同时也可以成为一种蔬菜。香菜中有很多的维生素，同时它是偏温热的，所以能活血化瘀，对皮肤的微循环有好处，常用它的汁液来洗脸洗手能够使的皮肤光洁红润。我们经常吃的芹菜根、白菜根、波菜根也可以用来保养皮肤，或者将它们打成汁加入面粉、蜂蜜、鸡蛋清，做成天然的面膜，可以滋润和美白肌肤。

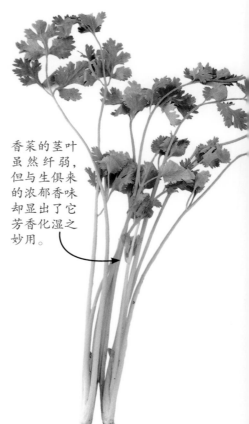

香菜的茎叶虽然纤弱，但与生俱来的浓郁香味却显出了它芳香化湿之妙用。

西蓝花

营养：西蓝花含有维生素A、B族维生素及胡萝卜素等多种营养成分，尤以维生素C含量最为丰富，而且含有吲哚类物质，有防癌抗癌的功效。西蓝花营养丰富，热量和脂肪含量都较低，而且富含膳食纤维，有助于降脂通便，对减肥瘦身的人来说，用西蓝花拌点沙拉是非常好的选择。

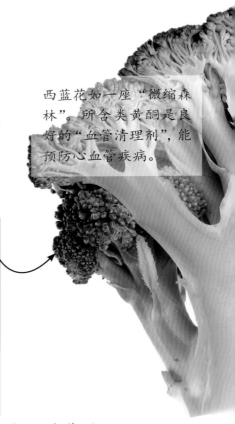

西蓝花如一座"微缩森林"。所含类黄酮是良好的"血管清理剂"，能预防心血管疾病。

营养成分表（100g西蓝花）

热量(kJ): 150	维生素E(mg): 0.76
碳水化合物(g): 4.3	钙(mg): 50
蛋白质(g): 3.5	磷(mg): 61
脂肪(g): 0.6	钾(mg): 179
膳食纤维(g): 1.6	钠(mg): 46.7
维生素A(μg): 1202	镁(mg): 22
维生素B$_1$(mg): 0.06	铁(mg): 0.9
维生素B$_2$(mg): 0.08	锌(mg): 0.46
维生素C(mg): 56	硒(μg): 0.43

甘蓝

营养：甘蓝有"西方萝卜"之称，甘蓝含叶酸，维生素总量是番茄的3倍，有很好的抗氧化和抗衰老作用。新鲜甘蓝含有的植物杀菌素成分能抑菌消炎，可缓解咽喉疼痛、外伤肿痛等症状。

　　甘蓝还含有丰富的维生素E和胡萝卜素，可保护眼睛、抗衰防老。虫咬、叶黄、开裂均是甘蓝常见的缺点。新鲜甘蓝表面有光泽的，而且叶面有蜡粉的甘蓝较为新鲜，如果在超市购得半棵或1/4棵甘蓝，先将保鲜膜拆开风干一下，再用保鲜膜包起，放在冰箱中保存。

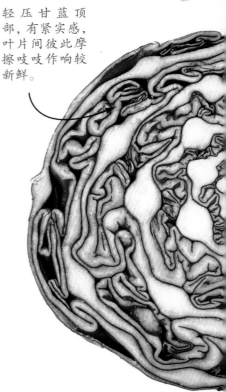

轻压甘蓝顶部，有紧实感，叶片间彼此摩擦吱吱作响较新鲜。

苋菜

营养：苋菜又称青香苋、红苋菜、野刺苋，盛产于夏季，富含赖氨酸和多种矿物质。苋菜烹制后，菜身软滑，入口甘香、味浓，有润肠胃、清热的功效。苋菜富含赖氨酸、钙、铁等多种物质，且不含草酸，其营养素更易被吸收，可增加血红蛋白含量，并提高携氧能力，有促进造血的功效。苋菜可清湿利热、凉血散瘀，有利于强身健体，提高机体的免疫力。储藏时，把菜放入袋子，记得放一张纸巾进去，再扎好袋口，放入冰箱冷藏。这样，在冷藏的时候，纸巾会吸附一些水气，菜叶和菜梗儿就不会被湿漉漉的水分浸泡，也就不容易腐烂了。

《本草纲目》记载，苋菜味微甘，性凉，入肺、大肠经，可清热利湿、凉血止血、治翳、明目，利大小便。苋菜尤其适合幼儿、更年期女性、老年人和减肥者食用。苋菜可清热解毒，对便秘和小便赤涩有显著缓解作用。脾胃虚寒及易发生腹泻的人不宜多食。苋菜不宜与寒性食物共食，同食易影响消化，有损肠胃。苋菜有独特的香味，这种香味对身体健康有益。

营养成分表（100g 苋菜）	
热量(kJ):	146
碳水化合物(g):	5.9
蛋白质(g):	2.8
脂肪(g):	0.4
膳食纤维(g):	1.8
维生素A(μg):	248
维生素B_1(mg):	0.03
维生素B_2(mg):	0.1
维生素C(mg):	30
维生素E(mg):	1.54
钙(mg):	178
磷(mg):	63
钾(mg):	340
钠(mg):	42.3
镁(mg):	38
铁(mg):	2.9
锌(mg):	0.7
硒(μg):	0.09

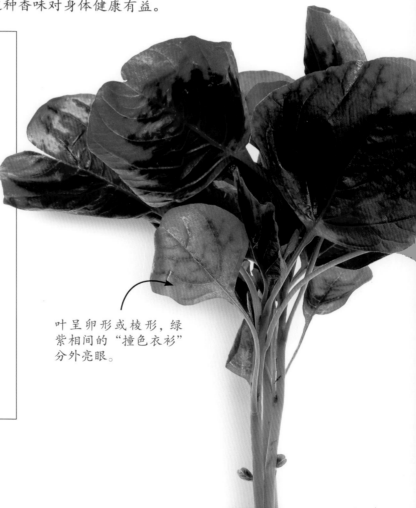

叶呈卵形或棱形，绿紫相间的"撞色衣衫"分外亮眼。

白菜

选购：菜帮子纯白无锈斑，茎叶肥壮者为佳。

保存：在温度较低的环境中，可以用纸卷盖住白菜，吃的时候剥去残叶即可。春夏季温度较高时，可以用保鲜膜将白菜包好放进冰箱冷藏。

左老师说营养：白菜通常指大白菜。白菜种类很多，有青麻叶大白菜、高桩型白菜、大毛边、娃娃菜等。白菜含有丰富的膳食纤维，能促进肠胃蠕动，缓解便秘，有助排毒。它还含有丰富的维生素和水分，能去火、清热，降低体内胆固醇，增加血管弹性，有养胃生津、预防心血管疾病的功效。时下流行的韩国辣白菜就是常见的白菜制品。

比起油亮翠绿的绿叶菜，白菜叶片的绿意就显得低调开阔，温润如玉，交汇流通的叶脉里涌动着丰富的汁液，能补水液、抗衰老。

营养成分表（100g白菜）

热量(kJ): 76	维生素 E(mg): 0.76
碳水化合物(g): 3.2	钙(mg): 50
蛋白质(g): 1.5	磷(mg): 31
脂肪(g): 0.1	钠(mg): 57.5
膳食纤维(g): 0.8	镁(mg): 11
维生素 A(μg): 20	铁(mg): 0.7
维生素 B$_1$(mg): 0.04	锌(mg): 0.38
维生素 B$_2$(mg): 0.05	硒(μg): 0.49
维生素 C(mg): 31	

《本草纲目》记载，白菜味甘，性微寒，入胃、大肠经，有养胃生津、除烦解渴、利尿通便、清热解毒等功效。白菜可炒食、做汤、腌制，是人们餐桌上必不可少的美蔬。白菜与豆腐可谓经典搭配，白菜可使豆腐中的蛋白质和脂肪更容易被吸收，营养更加均衡。

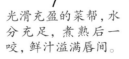

光滑充盈的菜帮，水分充足，煮熟后一咬，鲜汁溢满唇间。

高桩型白菜

营养：高桩型白菜膳食纤维丰富，通常吃火锅时见到的嫩黄的、大叶的白菜都是高桩型白菜。

高桩型白菜口味较甜，有散叶的，也有包心的，常被用来清炒、醋熘、涮火锅。

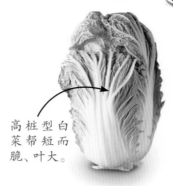

高桩型白菜帮短而脆、叶大。

青麻叶大白菜

营养：原产于天津，包心呈直筒，而不是叶子竖直向上生长。膳食纤维含量较少，口感不柴。

青麻叶大白菜帮薄，叶柔嫩，口感好，可炒、炖、凉拌、腌制，味道鲜美。

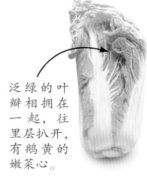

泛绿的叶瓣相拥在一起，往里层扒开，有鹅黄的嫩菜心。

娃娃菜

营养：很多人以为娃娃菜是白菜的"幼儿"时期，事实上，娃娃菜也是真正的白菜，营养与大白菜基本一致，富含维生素和钙等，常被制成上汤娃娃菜。

娃娃菜味甘，性微寒，有养胃生津、除烦解渴、清热解毒的功效。

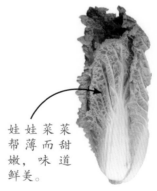

娃娃菜菜帮薄而甜嫩，味道鲜美。

小白菜

营养：小白菜又称青菜，所含营养价值与白菜相似，但矿物质，尤其是钙，以及维生素含量要远远高于白菜。

小白菜一般人都可食用，尤其适合于肺热咳嗽、便秘、缺钙者食用，但小白菜性凉，脾胃虚寒者不宜多食。

左老师饮食笔记

白菜既能粗制，又可以细制。粗制如白菜拌豆腐，再也没有比这更简单、质朴的做法了，简单的食物，浓浓的家常味。但若要精制，可以在这"基础款"之上加肉末做成翡翠白菜卷、碧玉白菜汤，既是时令佳肴，又会是色香味俱全的佐菜。

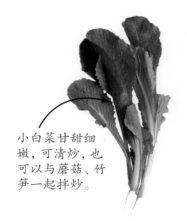

小白菜甘甜细嫩，可清炒，也可以与蘑菇、竹笋一起拌炒。

蒜、韭、葱

选购：选购蒜头以颗粒饱满不干瘪的为佳，表皮整齐，没有掉粒的比较好。挑选蒜薹时，如果蒜薹尖部已经完全干燥，甚至要爆裂开来的样子，则说明蒜薹已经很老了，滋味不佳。青蒜、葱、韭，看叶片是否新鲜，如果大部分叶片已经发黄，就不要选择这"蔫头"的了。

保存：蒜头一般也是即买即用，食用前可摊在纸上，放在阴凉通风处；青蒜、葱、韭宜用保鲜袋包好，置冰箱储存。

左老师说营养：青蒜在南方地区也常常被称为大蒜或蒜苗，是大蒜植株的幼苗，根部为紫色或白色，上部叶片青绿。青蒜烹调时间若过长会变得软烂，而且气味不佳，所以如菜肴中加的青蒜，只需最后将青蒜放入锅中加热即可。夏天天气炎热，细菌容易繁殖，吃点大蒜，可以避免得肠胃炎、痢疾等胃肠道疾病。许多实验表明，大蒜具有很强的抗菌作用，对于肠道内大肠杆菌、痢疾杆菌的抑制作用尤为明显，所以大蒜常常又被称为"天然抗菌药"。葱、韭等也有一定的抑菌成分。

营养成分表（100g青蒜）

热量(kJ)：141	维生素 E(mg)：0.8
碳水化合物(g)：6.2	钙(mg)：24
蛋白质(g)：2.4	磷(mg)：25
脂肪(g)：0.3	钾(mg)：168
膳食纤维(g)：1.7	钠(mg)：9.3
维生素 A(μg)98	镁(mg)：17
维生素 B$_1$(mg)：0.06	铁(mg)：0.8
维生素 B$_2$(mg)：0.04	锌(mg)：0.23
维生素 C(mg)：16	硒(μg)：1.27

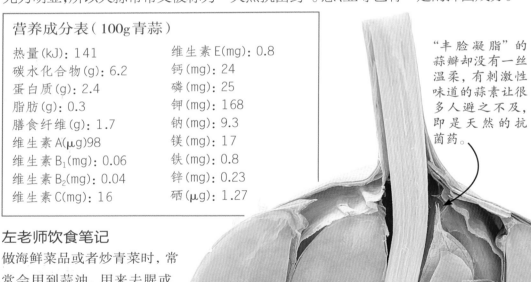

"丰脸凝脂"的蒜瓣却没有一丝温柔，有刺激性味道的蒜素让很多人避之不及，即是天然的抗菌药。

左老师饮食笔记

做海鲜菜品或者炒青菜时，常常会用到蒜油，用来去腥或提鲜。制作蒜油十分简单和方便：可以先将蒜、洋葱、青椒洗净切末，再细细剁成蓉，用香油搅拌均匀，缓缓浇入八成热的热油，等滴滴热油融进蒜泥后，即成美味的蒜油。

蒜黄

营养：蒜黄是利用蒜粒在黑暗环境下栽培而来的蔬菜，辛辣味没有大蒜浓，但也含有杀菌抗炎的营养成分。

　　种植蒜黄时将蒜瓣埋于沙土中，然后用草帘遮光，保持特定的温度和湿度使蒜苗生长。由于没有见光，蒜苗呈嫩白色且质地软嫩。收割后须日晒促使其叶片变黄，然后再上市出售。烹制时常用蒜黄与肉或鸡蛋同炒，味道十分美味。

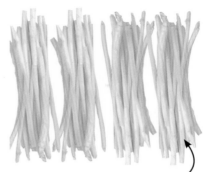

蒜黄叶片嫩黄，基部呈白色，柔嫩易折断。

蒜薹

营养：蒜薹口感脆嫩，含有多种抑菌成分，有蒜香却无辛辣之味，适合与肉片同炒。

　　蒜薹不宜烹煮过长时间，应保持其脆嫩的口感。消化功能较弱的人应少吃蒜薹。

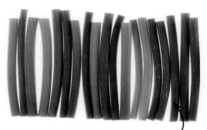

蒜薹是从蒜中抽出的花茎，蒜薹基部嫩绿。

蒜头

营养：蒜头一般分为白皮大蒜和紫皮大蒜，两种大蒜的营养价值差别不大，但是紫皮大蒜的辛辣味更重一些。

　　大蒜蒜粒可以作为菜肴的调味辅料，也可以作为主料，例如腌糖蒜、腊八蒜等。大蒜有很好的去腥作用，烹制肉类或鱼类时常常会用到大蒜。

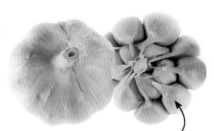

掰开簇拥在一起的蒜头，用菜刀侧面轻拍蒜粒，更容易脱皮。

独头蒜

营养：独头蒜所含蒜素更多，比普通大蒜的味道更为辛辣，蒜香也更为浓郁。

　　独头蒜是普通大蒜的变种，通常是紫色的外皮，无瓣，整个呈扁圆球形。

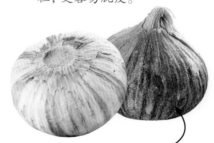

独头蒜独头抱成一株，所含辣素有很强的杀菌消毒作用。

韭

营养: 韭菜又称壮阳草、洗肠草,叶呈细条状,茎绿中带白,吃起来有独特的辛辣味,可炒食、做馅或调味。韭菜含有大量的维生素和膳食纤维,可增进胃肠蠕动,增加食欲、助消化,还含有蒜素,能提高维生素B$_1$的吸收效率。

优质的韭菜颜色碧蓝,叶片肥厚,中间没有黄叶,辛辣的味道扑鼻而来。韭菜易烂,一般当天就应吃完,如果买多了,可以放在阴凉通风的地方,但保存期限一般也不宜超过2天。

"夜雨剪春韭",一夜春雨,齐排的韭菜蓬勃而出,色绿叶嫩。韭菜春香、夏息、秋苦、冬甜,早春上市的韭菜鲜香,晚秋上市的则有丝丝甜味,四季轮转,各有滋味。韭菜还有阔板韭菜和窄叶韭菜之分,皆可入馔。

营养成分表(100g韭菜)

热量(kJ): 120	维生素B$_2$(mg): 0.09
碳水化合物(g): 4.6	维生素C(mg): 24
蛋白质(g): 2.4	维生素E(mg): 0.96
脂肪(g): 0.4	钙(mg): 42
膳食纤维(g): 1.4	铁(mg): 1.6
维生素A(μg)235	锌(mg): 0.43
维生素B$_1$(mg): 0.02	硒(μg): 1.38

韭黄

营养: 韭黄又称为"韭芽""黄韭芽""黄韭""韭菜白",是韭菜经软化栽培变黄的产品。隔绝光线,完全在黑暗中生长。

韭菜隔绝光线,完全在黑暗中生长,因无阳光供给,不能进行光合作用,无法合成叶绿素,就会变成黄色,称之为"韭黄"。因不见阳光而呈黄白色,具有健胃、提神、止汗固涩、补肾助阳、固精等功效。

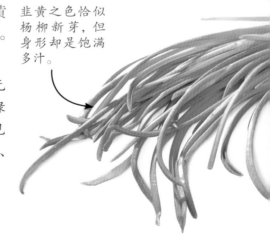

韭黄之色恰似杨柳新芽,但身形却是饱满多汁。

葱

营养: 葱是餐桌上非常普通的一种调味料, 有特殊的辛辣味, 可让食物更加鲜、香。葱品种很多, 不同品种在长度、味道方面略有差异。香葱南方多产, 植株小, 叶细而柔嫩, 味清香, 微辣, 一般用来生食或做凉拌菜。葱白细短, 寸长, 葱白洁白而味甜, 略有辛辣, 味道肥厚。葱叶青绿, 中间没有烂叶或枯叶的葱较新鲜。鲜嫩的葱用手轻轻一掐, 就会有水分溢出。

《名医别录》记载, 葱白味辛, 性温, 入肺、胃经, 有通阳、发表、解毒、杀虫的功效, 对感冒风寒、阴寒腹痛、二便不通很有疗效。体虚易汗或表虚多汗的人不宜多吃。大葱与蘑菇搭配同食, 可促进血液循环, 有降脂、降压、降糖的功效。

营养成分表（100g小葱）	
热量(kJ): 112	钙(mg): 72
碳水化合物(g): 4.9	磷(mg): 26
蛋白质(g): 1.6	钾(mg): 143
脂肪(g): 0.4	钠(mg): 10.4
膳食纤维(g): 1.4	镁(mg): 18
维生素A(mg)140	铁(mg): 1.3
维生素B_1(mg): 0.05	锌(mg): 0.35
维生素B_2(mg): 0.06	硒(mg): 1.06
维生素C（mg):21	

小葱含有丰富的挥发油, 是必不可少的调味料之一。冬季常见大葱, 植株高大, 葱白长而硬挺, 葱叶宽厚而软。大葱可用来煎、炒、烹、炸, 北方人也生吃。

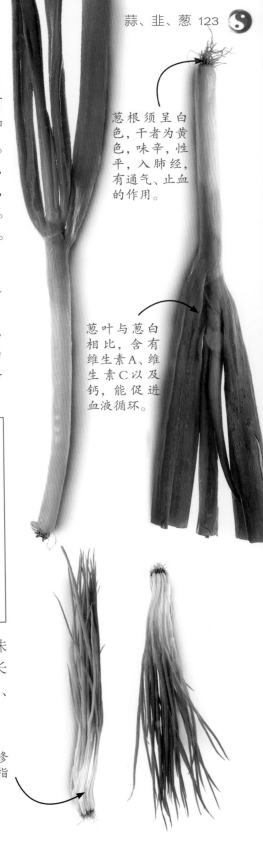

葱根须呈白色, 干者为黄色, 味辛, 性平, 入肺经, 有通气、止血的作用。

葱叶与葱白相比, 含有维生素A、维生素C以及钙, 能促进血液循环。

细嫩葱白显得小葱更加修长, 难怪人们形容人的手指漂亮要说"指如春葱"。

豆菜

选购：豆菜颜色有深绿、淡绿、红紫或赤斑等，豆荚饱满的即是成熟的果实，新嫩的豆菜豆荚肉质肥厚。

保存：先晾干水分，然后用保鲜袋装好放进冰箱，最长可以储存1周，但越早食用口感越好。

左老师说营养：豆菜是夏天盛产的蔬菜，新鲜豆菜为人体提供了易于消化吸收的优质蛋白质。适量的碳水化合物及多种维生素、微量元素等。

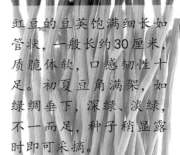

豇豆的豆荚饱满细长如管状，一般长约30厘米，质脆体软，口感韧性十足。初夏豆角满架，如绿绸垂下，深绿、淡绿，不一而足，种子稍显露时即可采摘。

营养成分表（100g豇豆）

热量(kJ)：135	维生素E(mg)：0.65
碳水化合物(g)：5.8	钙(mg)：42
蛋白质(g)：2.7	磷(mg)：50
脂肪(g)：0.2	钾(mg)：145
膳食纤维(g)：1.8	钠(mg)：4.6
维生素A(μg)：20	镁(mg)：43
维生素B_1(mg)：0.07	铁(mg)：1
维生素B_2(mg)：0.07	锌(mg)：0.94
维生素C(mg)：18	硒(μg)：1.4

豇豆

营养：豇豆又名长豆角，它所含维生素C能促进体内抗体的合成，有提高机体抗病毒的作用。

豇豆的磷脂有促进胰岛素分泌和糖代谢的作用，是糖尿病患者的理想食品。豇豆既可炒食，也可凉拌或腌制，有健胃补肾等功效。

蚕豆

营养：蚕豆又称夏豆，有补脾养胃的功效。粉丝、粉皮的制作都要用到蚕豆。

《本草从新》记载，蚕豆味甘，性平，入脾、胃经，有补中益气、涩精实肠的功效。

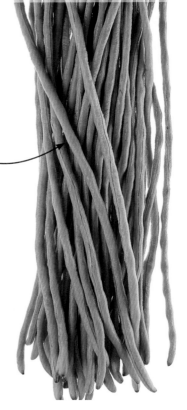

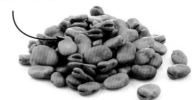

给孩子第一次吃蚕豆时要小心观察是否会过敏。

四季豆

营养：四季豆含多种优质蛋白，所含的皂苷类物质能降低脂肪吸收率，促进脂肪代谢。

　　四季豆鲜嫩清香，可清炒，也可以与肉类同炖。四季豆在北方被称为豆角、扁豆，豆粒呈青白色或红棕色。四季豆吃的是豆荚，所以挑选四季豆要选择光滑、瘦长、圆润的，豆籽不要太过突出，这样的豆荚肉嫩多汁。

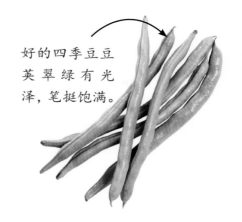

好的四季豆豆荚翠绿有光泽，笔挺饱满。

豌豆

营养：豌豆含有多种营养物质，它所含的胡萝卜素和膳食纤维，可促进大肠蠕动，保持大便通畅。豌豆苗是豌豆的嫩苗，叶清香，质柔嫩，味道鲜美独特。

　　豌豆既可作蔬菜炒食，豌豆成熟后又可磨成豌豆粉。豌豆大多为椭圆、扁圆等形状，如果荚果部分是扁圆的，则说明豌豆已经成熟，而荚果已经是圆形，则说明豌豆已经熟透了。购买时可以用手轻掐一下，如果很容易掐断就说明豌豆是新鲜的。

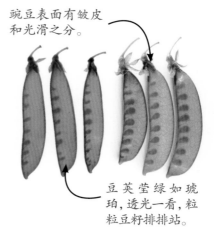

豌豆表面有皱皮和光滑之分。

豆荚莹绿如琥珀，透光一看，粒粒豆籽排排站。

刀豆

营养：刀豆能温中通气、调养肠胃、益肾补元。适合肾虚腰痛的人食用。

　　优质刀豆质地脆嫩，鲜美可口，可单作鲜菜炒食，也可与肉类煮食。

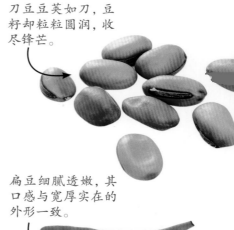

刀豆豆荚如刀，豆籽却粒粒圆润，收尽锋芒。

扁豆

营养：扁豆含有蛋白质、B族维生素和烟酸等营养素，气清香，有健脾化湿的功效。

扁豆细腻透嫩，其口感与宽厚实在的外形一致。

瓜菜

选购：瓜皮上有白霜，皮薄、入口清脆爽口的就是新鲜的瓜，好的瓜瓜体匀称，没有磕碰的疤痕。

保存：瓜菜含水量高，保存一般都不宜超过3天，储存时最好放进冰箱，这样可以最大限度地保存营养成分。

左老师说营养：瓜菜是餐桌上的常见蔬菜，可生食、凉拌、炒食、煲汤。这些瓜菜都具有清热利水、解毒消肿、生津止渴的功效。

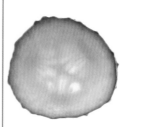
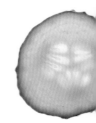

黄瓜可算是夏季的恩物，瓜衣油亮翠绿，瓜瓤水嫩多汁，入口细嚼，甘爽的清汁立刻让你暑意全消。小黄瓜用刮皮刀刮出薄片，轻轻对折交叠排好，用作摆盘，菜肴的"颜值"瞬间大涨。

营养成分表（100g黄瓜）	
热量(kJ)：65	维生素E(mg)：0.49
碳水化合物(g)：2.9	钙(mg)：24
蛋白质(g)：0.8	磷(mg)：24
脂肪(g)：0.2	钾(mg)：102
膳食纤维(g)：0.5	钠(mg)：4.9
维生素A(μg)：15	镁(mg)：15
维生素B$_1$(mg)：0.02	铁(mg)：0.5
维生素B$_2$(mg)：0.03	锌(mg)：0.18
维生素C(mg)：9	硒(μg)：0.38

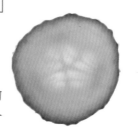
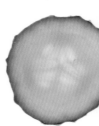

黄瓜

营养：黄瓜所含的丙醇二酸，可抑制碳水化合物转变为脂肪，有助于减肥瘦身。另外，黄瓜所含的多种维生素和生物活性酶能促进机体代谢。

黄瓜味甘，性凉，入胃、大肠经，有清热利水、生津止渴、解毒消肿之功效。黄瓜所含的葡萄糖苷、果糖等不参与糖代谢，所以不会增加血液中的血糖，非常适合糖尿病患者食用。

荷兰小黄瓜表皮光滑，色泽均匀，汁水饱满，口感脆嫩，既能生吃，又能搭配肉类、蛋类煲汤。

丝瓜

营养：丝瓜含有丰富的维生素，可延缓皮肤老化，消除斑块，使皮肤洁白。丝瓜的提取物含有杀菌成分，可以对抗乙型脑炎病毒，还有较强的抗过敏作用。

《陆川本草》记载，丝瓜味甘，性凉，入肝、胃经，有清热化痰、凉血解毒的功效。可益气血、通经络，促进排便，缓解乳房胀痛。

好的丝瓜瓜身直挺，水嫩饱满，表皮翠绿，光滑无褶。

苦瓜

营养：苦瓜含有的维生素、矿物质，有助于减肥、降血糖，而其含有的蛋白质、维生素C可提高机体免疫力，增强细胞的抗氧化能力。

苦瓜能清热祛暑、清心明目，所含的奎宁成分，能够利尿活血、消炎退热、清心明目。成熟的苦瓜有健脾开胃的功效。新鲜的苦瓜宜即买即食，若想把剩余的苦瓜保存起来，可以将其切成苦瓜片，晒干后泡茶即可。

好的苦瓜瓜形匀称、颜色翠绿，外表条纹明显，瓜肉厚，苦瓜苷和苦味素会更丰富。

凉瓜

营养：凉瓜和苦瓜属于同一品种，南方多产凉瓜，北方多产苦瓜。多用来炒菜和煲汤。凉瓜炒肉，就是"苦"中有香，能让人吃走炎炎"苦夏"。

《滇南本草》记载，苦瓜味苦，性寒，入心、肝经，有清热、明目解毒的作用。苦瓜中的苦瓜素和奎宁成分，会刺激子宫收缩，孕妇要少食。

凉瓜的颜色看上去较浅，颜色微微发白，个头较苦瓜较粗，表皮颗粒也更加圆润。

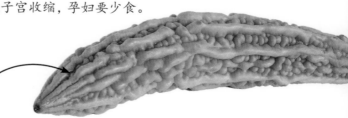

冬瓜

营养：冬瓜肉质脆嫩，质地清凉可口，水分多，味清淡，可炒食、煲汤。可防治脚气病、热毒、水肿等，经常食用还可滋养皮肤。冬瓜含有丰富的维生素C和钾，钠含量低，适合高血压、心脏病、肾水肿病等患者食用，有消肿、补正气的功效。盛夏时节，煲一碗冬瓜排骨汤，既能扫除夏日湿热，又能开胃补虚。

冬瓜成熟后，表面上含有一层白色粉状的东西，就好像是冬天所结的白霜，所以叫冬瓜，选冬瓜以表面有白霜者为佳。

小片冬瓜应现买现吃，完整的冬瓜可以放在阴凉、通风处保存，在冬瓜的切口处覆盖一层干净的白纸，以隔绝空气，可以保存3天左右。

《中华本草》记载，冬瓜味甘、淡，性凉，入肺、肾经，有利水消痰、清热解毒的功效。阳虚者避免食用。冬瓜与肉类食物搭配，可补虚养身；冬瓜与银耳搭配，可清热生津，尤其适宜于高血压、心脏病，以及肾炎水肿等患者食用。

营养成分表（100g冬瓜）	
热量(kJ)：52	维生素E(mg)：0.08
碳水化合物(g)：2.6	钙(mg)：19
蛋白质(g)：0.4	磷(mg)：12
脂肪(g)：0.2	钾(mg)：78
膳食纤维(g)：0.7	钠(mg)：1.8
维生素A(μg)：13	镁(mg)：8
维生素B$_1$(mg)：0.01	铁(mg)：0.2
维生素B$_2$(mg)：0.01	锌(mg)：0.07
维生素C(mg)：18	硒(μg)：0.22

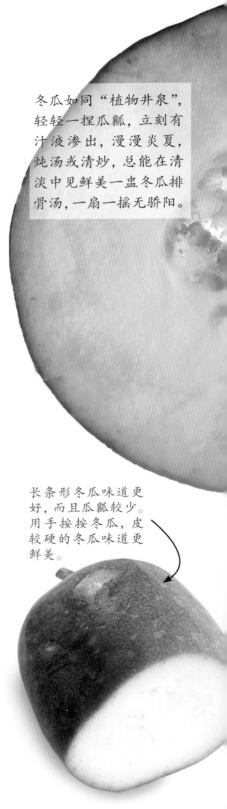

冬瓜如同"植物井泉"，轻轻一捏瓜瓤，立刻有汁液渗出，漫漫炎夏，炖汤或清炒，总能在清淡中见鲜美一盅冬瓜排骨汤，一扇一摇无骄阳。

长条形冬瓜味道更好，而且瓜瓤较少。用手按按冬瓜，皮较硬的冬瓜味道更鲜美。

南瓜

营养：南瓜又称倭瓜、金瓜、番瓜，有"美容圣品"的美誉。熟透的南瓜可以切块煮或蒸，也可捣成南瓜泥做甜点。嫩南瓜可以切开炒食，荤素皆益，也可以做汤、炖菜或制馅。南瓜甘甜香糯，稍微嫩一点的南瓜可以用来烹炒，只要将油烧热，放入葱花后，将南瓜煸炒一下即可。

鲜嫩的南瓜口感脆中带韧、自然清甜，风味天然。而稍老一点的则筋少，又面又甜，可以直接蒸着吃，或者放入粥和甜点中，很能提味。

完整的南瓜可以在阴凉干燥处存放2个月左右，切开后的南瓜用保鲜膜包好切口，放在冷藏柜中，一般能保存1周左右。

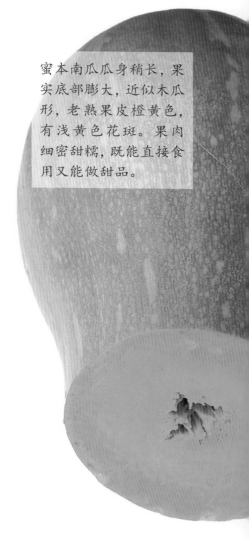

蜜本南瓜瓜身稍长，果实底部膨大，近似木瓜形，老熟果皮橙黄色，有浅黄色花斑。果肉细密甜糯，既能直接食用又能做甜品。

营养成分表（100g南瓜）	
热量(kJ): 97	维生素 E(mg): 0.36
碳水化合物(g): 5.3	钙(mg): 16
蛋白质(g)0.7	磷(mg): 24
脂肪(g): 0.1	钾(mg): 145
膳食纤维(g): 0.8	钠(mg): 0.8
维生素 A(μg): 148	镁(mg): 8
维生素 B$_1$(mg): 0.03	铁(mg): 0.4
维生素 B$_2$(mg): 0.04	锌(mg): 0.14
维生素 C(mg): 8	硒(μg): 0.46

《本草纲目》记载，南瓜味甘，性温，入脾、胃经，有补中益气的作用。南瓜含有丰富的维生素和果胶，有利于体内毒素的排出。南瓜所含的大量的膳食纤维可结合体内多余的胆固醇，降低血液胆固醇含量，起到防治动脉硬化的作用。

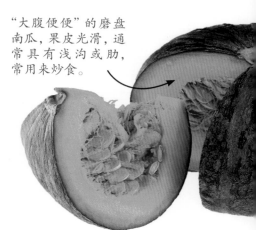

"大腹便便"的磨盘南瓜，果皮光滑，通常具有浅沟或肋，常用来炒食。

茄果

选购：挑选茄子、番茄等茄果时，要挑选那些果形匀称，轻捏一下很有质感和弹性的。

保存：擦干水分后，用纸装好，放入冰箱保存。

营养成分表（100g茄子）

热量(kJ)：97	维生素 E(mg)：1.13
碳水化合物(g)：4.9	钙(mg)：24
蛋白质(g)：1.1	磷(mg)：23
脂肪(g)：0.2	钾(mg)：142
膳食纤维(g)：1.3	钠(mg)：5.4
维生素 A(μg)：8	镁(mg)：13
维生素 B_1(mg)：0.03	铁(mg)：0.5
维生素 B_2(mg)：0.02	锌(mg)：0.23
维生素 C(mg)：5	硒(μg)：0.48

茄子

营养：茄子是餐桌上常见的蔬菜，有紫色、紫黑色、淡绿色或白色，形状有圆形、椭圆形、梨形等各种形状，可炒、炖，也可蒸熟后用蒜泥凉拌，风味独特。茄子还独有丰富的维生素P，维生素P能协助维生素C的吸收。茄子与辣椒搭配，辣椒中的维生素C可以增加茄子中维生素P的吸收率，同食有更好的美白、抗压作用。

《中华本草》记载，茄子味甘，性凉，入脾、胃、大肠经，有清热凉血、散瘀消肿的作用。因为茄子性凉，秋后其味偏苦，多吃容易加重症状。因此，脾胃虚寒、哮喘、便溏、体弱者不宜多吃。

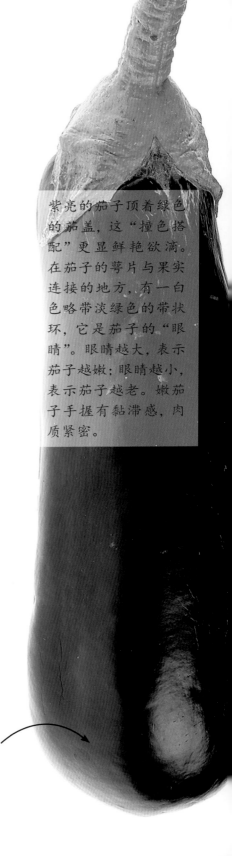

紫亮的茄子顶着绿色的茄盖，这"撞色搭配"更显鲜艳欲滴。在茄子的萼片与果实连接的地方，有一白色略带淡绿色的带状环，它是茄子的"眼睛"。眼睛越大，表示茄子越嫩；眼睛越小，表示茄子越老。嫩茄子手握有黏滞感，肉质紧密。

茄子皮含有丰富的B族维生素，烹制茄子时，最好不要去皮。

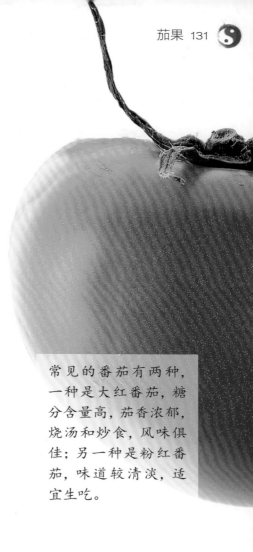

番茄

营养：番茄又称洋柿子，口味甘甜，可生食、煮食，也可制成番茄酱、番茄汁。番茄营养丰富，含有丰富的维生素C、B族维生素以及胡萝卜素，可清除体内有毒物质，保护细胞，增强人体免疫力。番茄还能美容、护肤，经常食用可祛斑、抗衰老、护肌肤、助消化，有润肠通便的功效。番茄含有强抗氧化成分，有抗血小板凝聚功效，可以预防脑血栓。

《陆川本草》记载，番茄味甘酸，性微寒，入心、肺、胃经，有生津止渴，健胃消食的功效。

营养成分表（100g番茄）	
热量(kJ)：85	胡萝卜素(mg)：0.57
碳水化合物(g)：4	钙(mg)：10
蛋白质(g)：0.9	磷(mg)：23
脂肪(g)：0.2	钾(mg)：163
膳食纤维(g)：0.5	钠(mg)：5
维生素A(μg)：92	镁(mg)：9
维生素B$_1$(mg)：0.03	铁(mg)：0.4
维生素B$_2$(mg)：0.03	锌(mg)：0.13
维生素C(mg)：19	硒(μg)：0.15

常见的番茄有两种，一种是大红番茄，糖分含量高，茄香浓郁，烧汤和炒食，风味俱佳；另一种是粉红番茄，味道较清淡，适宜生吃。

圣女果

营养：圣女果的维生素含量是普通番茄的几倍，热量很低，膳食纤维又很丰富，还富含钾钙等营养物质，是减肥降糖的佳品。

餐后半小时到一小时食用圣女果有助于消化吸收，还能防止胃酸分泌过多。其所含的苹果酸或柠檬酸，有助于胃液对脂肪及蛋白质的消化。

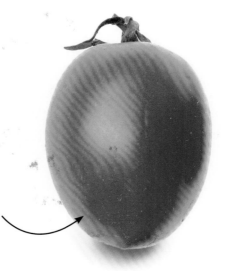

圣女果果实呈扁球形或球形，颜色为鲜红色，肉质肥厚而多汁。

甜椒

左老师说营养：甜椒又称柿子椒、灯笼椒，果实较大，颜色鲜艳，甜而不辣，可生食、炒食，多用于制作配菜。甜椒含有丰富的维生素A、维生素C和多酚类物质，能抗氧化，阻止自由基对细胞的破坏，降低癌症的发生率。甜椒性温，可增进食欲，帮助消化，还能缓解肌肉疼痛。

《中药辞典》记载，甜椒味辛，性温，入心、肺经，有解热镇痛、开胃消食的作用。

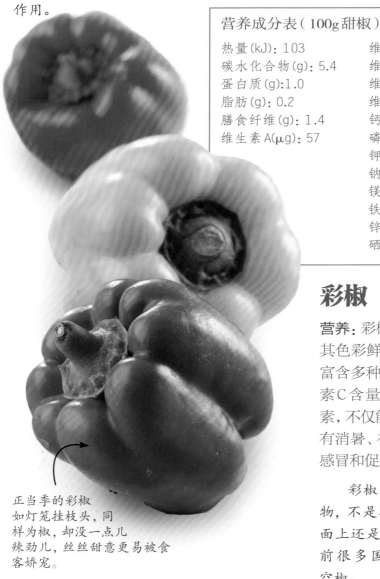

正当季的彩椒如灯笼挂枝头，同样为椒，却没一点儿辣劲儿，丝丝甜意更易被食客娇宠。

营养成分表（100g甜椒）	
热量(kJ)：103	维生素 B₁(mg)：0.03
碳水化合物(g)：5.4	维生素 B₂(mg)：0.03
蛋白质(g)：1.0	维生素 C(mg)：72
脂肪(g)：0.2	维生素 E(mg)：0.59
膳食纤维(g)：1.4	钙(mg)：14
维生素 A(μg)：57	磷(mg)：20
	钾(mg)：142
	钠(mg)：3.3
	镁(mg)：12
	铁(mg)：0.8
	锌(mg)：0.19
	硒(μg)：0.38

彩椒

营养：彩椒是甜椒中的一种，因其色彩鲜艳繁多而得名。彩椒富含多种维生素（尤其是维生素C含量十分丰富）及微量元素，不仅能改善黑斑及雀斑，还有消暑、补血、消除疲劳、预防感冒和促进血液循环等功效。

彩椒在生物上属于杂交植物，不是转基因食品。目前市面上还是以天然彩椒居多。目前很多国家都不允许种植太空椒。

青椒

营养： 在甜椒中，青椒是非常常见的一种，颜色翠绿，质厚肉肥，甜而不辣，维生素含量丰富。

青椒有2棱、3棱或4棱的，这些棱是由底端的凸起发育而来，凸起由青椒发育过程中的"心室"决定，青椒吸收的营养越多，心室越多，棱也就越多。

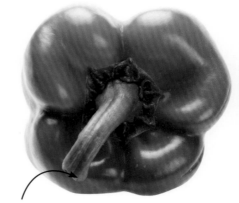

成熟的青椒肉厚，有弹性。

黄甜椒

营养： 黄甜椒的口味、营养与青椒相似，但维生素C和β-胡萝卜素含量高于青椒。

黄甜椒的果长和直径一般在10厘米左右，肉质肥厚，而且比较耐储藏。亮黄的颜色可以用作摆盘的食材，做香浓的奶油焗饭或拌沙拉，缀上几片黄甜椒，更加精致，营养也更加丰富。

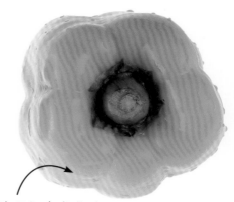

黄甜椒在成熟过程中由绿转黄，肉质脆嫩，果面平滑。

红甜椒

营养： 红甜椒除了颜色外，其他营养与青椒几乎相同。但红甜椒含有丰富的维生素C，它的成熟度越高，维生素C含量越丰富。

红甜椒是高铬、低糖的蔬果，其所含的红色素还有抗氧化能力。

左老师饮食笔记

怎样挑选甜椒？首先要看甜椒是否新鲜，新鲜的甜椒颜色是发亮的，看起来有光泽，如果甜椒的颜色暗淡，有可能放的时间比较长。再看甜椒的根部是否是绿颜色的，如果甜椒的根部不是绿颜色的，有的甚至是黑色的，有可能放置的时间过长。买甜椒的时候，尽量要挑选个大皮厚的甜椒，因为其中所含的营养成分较多。

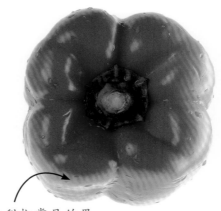

红甜椒常见的果形有纺锤形、圆锥形、羊角型等。

辣椒

左老师说营养:辣椒的嫩果可以泡、炒、煎或调味,辣椒含有的辣椒碱会刺激口腔黏膜、消化道,使唾液及胃液分泌增加,并能促进胃肠蠕动,辣椒还能使皮肤血液循环旺盛,在寒冷潮湿的情况下,辣椒就有了祛湿、散寒的作用。

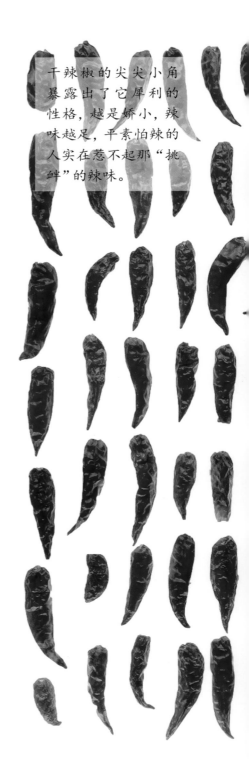

干辣椒的尖尖小角暴露出了它犀利的性格,越是娇小,辣味越足,平素怕辣的人实在惹不起那"挑衅"的辣味。

营养成分表(100g干辣椒)	
热量(kJ): 825	维生素 E(mg): 27.51
碳水化合物(g): 57.4	钙(mg): 152
蛋白质(g):15.4	磷(mg): 300
脂肪(g): 12	钾(mg): 991
膳食纤维(g): 50.5	钠(mg): 55.7
维生素 A(μg): 563	镁(mg): 170
维生素 B_1(mg): 0.48	铁(mg): 6.9
维生素 B_2(mg): 0.71	锌(mg): 1.01
维生素 C(mg): 144	硒(μg): 1.7

左老师饮食笔记

饮食讲究酸甜苦辣,五味调和。辣味以辣椒为代表,能刺激舌头上的味蕾,增强食欲,促进胃液分泌,增加饭菜的香味。辣味不但能增进食欲,还能促进人体的健康,增进口腔黏膜、胃黏膜对有害因素的抵抗力,辣味还可以抗氧化、抗癌以及预防感冒等。辣味是辣素刺激神经所产生的味觉,所以吃辣不可过多,以免影响身体健康。有很多人非常喜欢吃辣味的食物,但烹制时候往往被辣得涕泪直流,还有人问有没有切辣椒不辣手的办法。如果想为爱吃辣的家人做辣炒肉,可以在手上涂点食用油再切辣椒。切的时候,用手指肚按着辣椒,而不是用指甲掐着辣椒。

尖椒株型辣椒

营养：尖椒株型辣椒矮小，分枝性强，叶片较小或中等。果肉或薄或厚，肉薄、辛辣味浓，供干制、腌制或制辣椒酱，如陕西的大角椒；肉厚、辛辣味适中的供鲜食，如尖椒。

尖椒株型辣椒果实一般下垂，呈长角形，前端尖，微弯曲，有牛角形、羊角形等。

秦椒

营养：秦椒是辣椒中的佳品，有"椒中之王"的美誉，主要产于秦川一带。可分为青、干两种，尤以干椒最为有名。秦椒还含有丰富的维生素和多种营养成分，常被用来制成辣椒酱，可健胃、增加食欲。

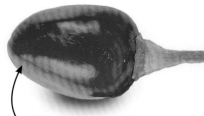

秦椒体形纤长，颜色鲜红，肉厚汁多，辣味浓郁。

樱桃类辣椒

营养：樱桃类辣椒呈圆形或扁圆形，红、黄或微紫色，辣味甚强，可制干辣椒或供观赏。如成都的扣子椒、五色椒等。

樱桃类辣椒，呈圆形、卵圆或椭圆形，果小如樱桃。

小米辣

营养：小米辣是川菜中的常用食材，一般呈圆锥形或纺锤形，颜色有黄绿色、青绿色、红色、橙红色等多种，辣度非常高。川菜、湘菜等地方特色菜中，常用小米辣调味。

小米椒质轻脆或稍软、籽粒丰富。

圆锥椒类

营养：圆锥椒类的植株较矮，果实呈圆锥形或圆筒形，多向上生长，也称"朝天椒"，味辣。如云南仓平的鸡心椒和"黑弹头"等。

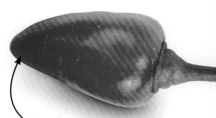

"黑弹头"形似"子弹"，辣味也极具穿透力。

根菜和茎菜

选购：根菜像芋头要挑饱满、新鲜的，颜色深，带的土色重，握起来硬硬的，越圆越好，体积不宜大，体型小的品种以半个多鸡蛋大的最好。

保存：购买后尽快食用，以免芋头变软。芋头不耐低温，不要放入冰箱，若冬天室温低于5℃时，应存放在室内干燥、温暖处，防止芋头冻伤腐烂。

左老师说营养：根茎类食物中一般含有较多的淀粉，而淀粉能够转化为糖，为人体提供能量，而且这些食物还含有丰富的维生素和钙、铁、锌等多种矿物质，有助于增强人体免疫力。但像芋头等根菜吃多了容易胀气，一定要适量食用。

营养成分表（100g 芋头）	
热量(kJ): 339	维生素 E(mg): 0.45
碳水化合物(g): 18.1	钙(mg): 36
蛋白质(g):2.2	磷(mg): 55
脂肪(g): 0.2	钾(mg): 378
膳食纤维(g): 1	钠(mg): 33.1
维生素 A(μg): 27	镁(mg): 23
维生素 B$_1$(mg): 0.06	铁(mg): 1
维生素 B$_2$(mg): 0.05	锌(mg): 0.49
维生素 C(mg): 6	硒(μg): 1.45

芋头

营养：芋头又称芋艿、香芋，营养成分与土豆类似，但不含龙葵素，易于消化。芋头含有一定量的氟，可保护牙齿。其所含的多种微量元素，能增强人体免疫功能，并维持人体营养平衡。

《中药辞典》记载，芋头味甘、辛，性平，入胃、大肠经，有益脾养胃、消凉散结的作用。

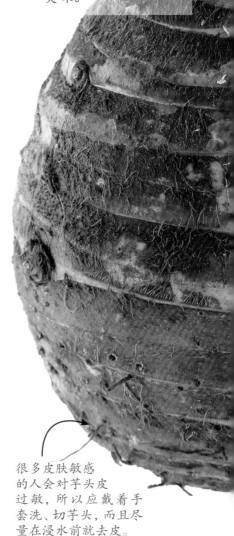

口感细软、绵甜香糯的"大个儿"芋头可以与肉类食物同炒，能吸走肥厚香浓的油脂，而且有健脾养胃的功效，让肠胃虚弱的人能够顺心地享受美味。

很多皮肤敏感的人会对芋头皮过敏，所以应戴着手套洗、切芋头，而且尽量在浸水前就去皮。

山药

营养：山药含有丰富的淀粉酶、多酚氧化酶，有促进脾胃消化之功。山药还含有丰富的黏蛋白，能提高人体免疫力，有效预防脂肪在血管内沉积，预防心脑血管疾病。此外，山药还有强健机体、滋肾益精的作用，经常食用可以益肺气、养肾阴。

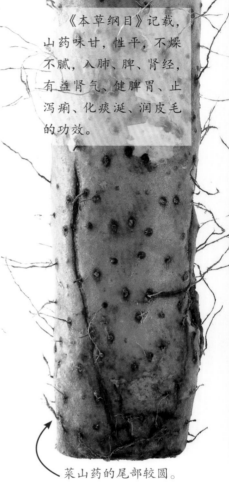

《本草纲目》记载，山药味甘，性平，不燥不腻，入肺、脾、肾经，有益肾气、健脾胃、止泻痢、化痰涎、润皮毛的功效。

营养成分表（100g山药）	
热量(kJ): 240	维生素 E(mg): 0.24
碳水化合物(g): 12.4	钙(mg): 16
蛋白质(g):1.9	磷(mg): 34
脂肪(g): 0.2	钾(mg): 213
膳食纤维(g): 0.8	钠(mg): 18.6
维生素 A(μg): 3	镁(mg): 20
维生素 B$_1$(mg): 0.05	铁(mg): 0.3
维生素 B$_2$(mg): 0.02	锌(mg): 0.27
维生素 C(mg): 5	硒(μg): 0.55

垆土山药

营养：营养丰富，质地实（水分少），蒸熟后的口感绵粉而香甜。外形有点弯曲不平，尾部尖而不圆，中间粗。表面凸起，毛孔较粗而明显，毛短而稀疏。长度较沙土铁棍山药较短，一般在50厘米以内。

菜山药

营养：口感应地而异，因水分多，不够绵香，比较适合水煮食用。外皮粗糙、外形粗壮，凹凸不平，或圆或扁。长短不一，长的可达60厘米以上，短的只有20厘米左右，根毛稀疏。

铁棍山药

营养：质地较柔韧，蒸熟后有绵粉、香甜的口感。外形细长而直，顶端较细，末端较粗且圆。表面毛孔稍凸起，根须细长而密。

菜山药的尾部较圆。

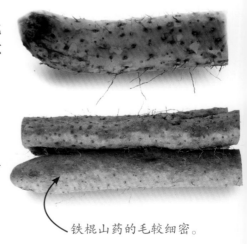

铁棍山药的毛较细密。

白萝卜

营养：白萝卜含有丰富的芥子油、淀粉酶和膳食纤维，有促消化、增食欲的作用，而白萝卜的某些活性物质能提高巨噬细胞的活力，起到防癌、抗癌的作用。此外，白萝卜中还含有丰富的钙、钾等矿物质，以及多种酶，可补钙、降血脂、软化血管、改善血糖、防治便秘。

优质白萝卜表皮有光泽，大小均匀，没有疤痕和蛀斑，用手指弹一下，声音相对沉重，口感爽脆多汁。储存前先将萝卜的叶子去掉，然后用纸包好码放在阴凉处即可。

《本草纲目》记载，白萝卜味甘、辛，性凉，入肺、脾经，有清热生津、凉血止血的功效。

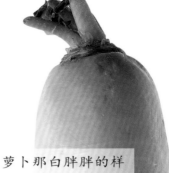

白萝卜那白胖胖的样子十分惹人喜爱。白萝卜还具有健脾润燥的功效，润甜多汁，有滋阴养燥的功效，还是减肥人士的"轻食"美物。

营养成分表（100g白萝卜）

热量(kJ): 94	维生素 E(mg): 0.92
碳水化合物(g): 5	钙(mg): 36
蛋白质(g):0.9	磷(mg): 26
脂肪(g): 0.1	钾(mg): 173
膳食纤维(g): 1	钠(mg): 61.8
维生素 A(μg): 3	镁(mg): 16
维生素 B$_1$(mg): 0.02	铁(mg): 0.5
维生素 B$_2$(mg): 10.03	锌(mg): 0.3
维生素 C(mg): 21	硒(μg): 0.16

左老师饮食笔记

白萝卜可助消化、增强食欲。因白萝卜性凉，脾胃虚寒而积食不化者不宜食用。由于白萝卜有"下气降逆"的作用，气血两虚的人多吃白萝卜容易感到乏力，所以吃白萝卜时应多配以补益食品。如在炖羊肉、猪肉、鸡肉时加入萝卜，可减少滋腻，并助消化。服用人参及滋补药品期间忌食白萝卜。

很多人吃萝卜时习惯削皮，其实这萝卜皮含钙丰富，入膳最好不削皮。

胡萝卜

营养: 胡萝卜有红色、黄色之分,味道与白萝卜很像,但带点蒿气,可生吃、凉拌或用来炒肉,也常常被用作装饰配菜。胡萝卜含有降糖物质,其中的槲皮素能增加冠状动脉血流量,降低血脂,是高血压、冠心病患者的食疗佳品。胡萝卜含有丰富的膳食纤维,可加强肠道蠕动,缓解便秘。另外,β-胡萝卜素是人体中重要的维生素A的来源,有补肝明目的功效。保存时将整棵胡萝卜用纸包着放在冰箱冷藏,也可以把洗净的胡萝卜切成块冷冻。

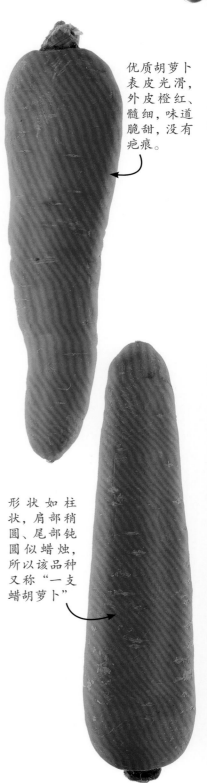

优质胡萝卜表皮光滑,外皮橙红、髓细,味道脆甜,没有疤痕。

形状如柱状,肩部稍圆、尾部钝圆似蜡烛,所以该品种又称"一支蜡胡萝卜"

营养成分表（100g胡萝卜）	
热量(kJ): 191	钙(mg): 32
碳水化合物(g): 10.2	磷(mg): 16
蛋白质(g):1.4	钾(mg): 193
脂肪(g): 0.2	钠(mg): 25.1
膳食纤维(g): 1.3	镁(mg): 7
维生素A(μg): 668	铁(mg): 0.5
维生素B$_1$(mg): 0.04	锌(mg): 0.14
维生素B$_2$(mg): 0.4	硒(μg): 2.8
维生素C(mg): 16	

左老师饮食笔记

胡萝卜味甘,性温,老少皆宜,经常食用可滋润皮肤,消除色素沉着,减少脸部皱纹,降低血糖,防治癌症。胡萝卜搭配狗肉食用,能温补脾胃、益肾助阳。胡萝卜搭配黄豆食用,有利于骨骼的发育,尤其适合处于生长发育阶段的儿童。胡萝卜不宜与醋同食,因为醋会破坏胡萝卜素,导致维生素A的流失。

莲藕

营养：莲藕又称藕、藕节，既可食用，又可滋补入药，可炒食、凉拌、涮火锅，也可生食。莲藕制成粉，能消食止泻、开胃清热、滋补养性。莲藕含有丰富的铁、钙、植物蛋白质、维生素以及淀粉，有补益气血、增强人体免疫力的作用。莲藕有一种独特清香，生吃鲜藕能清热解烦、解渴止呕，如将鲜藕压榨取汁，其功效更甚。煮熟的藕由寒转温，能健脾开胃、益血补心，故主补五脏，有消食、止渴、生津的功效。

《陆川本草》记载，莲藕味甘，性凉，入心、脾、肺经，生品有清热生津、凉血止血之功效，熟藕有补脾胃、益血生肌的作用。

一般鲜藕的外皮上都会沾着湿泥。为了防止莲藕腐烂，还是应尽早食用，整节莲藕可以用保鲜膜包好放进冰箱，一般也能保存3天左右。

营养成分表（100g莲藕）

热量(kJ): 304	维生素 E(mg): 0.73
碳水化合物(g): 16.9	钙(mg): 39
蛋白质(g):1.9	磷(mg): 58
脂肪(g): 0.2	钾(mg): 243
膳食纤维(g): 1.2	钠(mg): 44.2
维生素 A(μg): 3	镁(mg): 19
维生素 B$_1$(mg): 0.09	铁(mg): 1.4
维生素 B$_2$(mg): 0.03	锌(mg): 0.23
维生素 C(mg): 44	硒(μg): 0.39

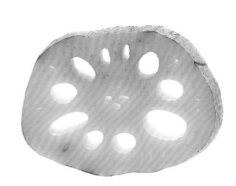

藕以"出淤泥而不染"示人，净白脆嫩，空洞里常有几缕褐色的时光印痕。切成藕片，又有藕断丝连的恩义。缀上绿色的青椒丝或小葱花，即是一份小荷才露尖尖角的初夏时光。

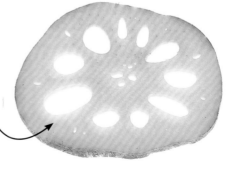

藕身肥大，外皮呈黄褐色，没有烂斑的藕品质良好，味甜而脆。

茭白

营养：茭白呈纺锤形，肉质白嫩，爽脆鲜美，可生食、酱制、腌制，烹调后味道鲜美、营养丰富，有"水中参"之美誉。茭白含有丰富的维生素，有补虚健体、祛热生津的作用。嫩茭白含有丰富的有机氮素，并以氨基酸状态存在，能为身体高效提供氮元素，更容易被人体吸收。茭白茎上有黑点不宜买。保存茭白时，宜先用干净的纸包住，再用保鲜膜包裹，放入冰箱保存。

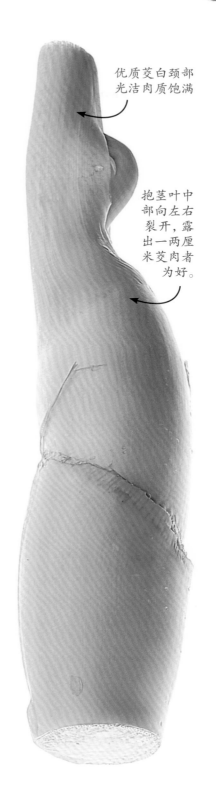

优质茭白颈部光洁肉质饱满

抱茎叶中部向左右裂开，露出一两厘米茭肉者为好。

营养成分表（100g 茭白）

热量(kJ)：110	维生素E(mg)：0.99
碳水化合物(g)：5.9	钙(mg)：4
蛋白质(g)：1.2	磷(mg)：36
脂肪(g)：0.2	钾(mg)：209
膳食纤维(g)：1.9	钠(mg)：5.8
维生素A(μg)5	镁(mg)：8
维生素B$_1$(mg)：0.02	铁(mg)：0.4
维生素B$_2$(mg)：0.03	锌(mg)：0.33
维生素C(mg)：5	硒(μg)：0.45

《中华本草》记载，茭白味甘、淡，性凉，入肝、脾经，有清热止渴、利尿除湿的功效。尤其适合高血压、产后乳汁不畅、宿醉的人。脾虚胃寒、腹泻的人不宜食用。茭白含有一定量的草酸，有结石病史的人不宜食用。

左老师饮食笔记

茭白水中鲜，一般老的外皮需要削掉，嫩的就不用削，越靠根部皮越老，可以用刀削去一点。茭白比较"吃油"，伴以肥瘦适中的猪肉小炒最美味。无需太多调料，出锅之前加盐就行，可以适量淋一勺芝麻油增香，炒制时放点虾米可以提鲜，营养也会更全面。

菌菇

选购：优质香菇一般肉质鲜嫩肥厚，菌盖完整、表面平滑稍带一点绒毛，肉质较脆。菌伞边缘不是翻开的，而是向内卷曲的，闻起来还有一股木质清香而没有刺鼻气味。

保存：新鲜的菇类食物应尽早食用，袋装的干品开封后应扎紧口袋放在阴凉干燥处保存。

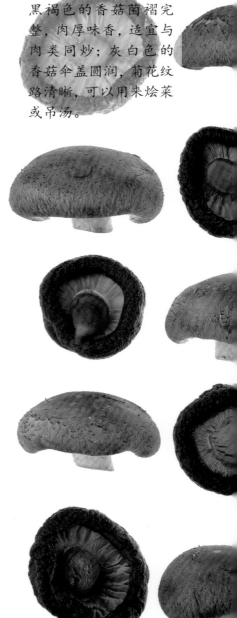

黑褐色的香菇菌褶完整，肉厚味香，适宜与肉类同炒；灰白色的香菇伞盖圆润，菊花纹路清晰，可以用来烩菜或吊汤。

香菇

营养：香菇又称香蕈、冬菇，是一种生长在木材上的真菌，有"植物皇后"之称。香菇表面呈菱色、浅褐色、深褐色至深肉桂色，中部有深色鳞片，伞盖边缘常有污白色毛状或絮状鳞片。香菇肉白色，稍厚或厚，细密，味道鲜美，香气沁人。香菇除了含有大多数蘑菇都具有的营养物质外，还有香菇多糖等成分，有抑制肿瘤、降低血脂的功效。香菇不但营养丰富，具有低脂肪、高蛋白，富含多种维生素、多种氨基酸的特点，还具有较高的药用价值。

营养成分表（100g香菇）

热量(kJ)：108	钙(mg)：2
碳水化合物(g)：5.2	磷(mg)：53
蛋白质(g)：2.2	钾(mg)：20
脂肪(g)：0.3	钠(mg)：1.4
膳食纤维(g)：3.3	镁(mg)：11
维生素A(μg)：0.6	铁(mg)：0.3
维生素B$_2$(mg)：0.08	锌(mg)：0.66
维生素C(mg)：1	硒(μg)：2.58

《中华本草》记载，香菇味甘，性平，入脾、胃经，有扶正补虚、健脾开胃、祛风透疹、化痰理气、解毒的功效。

平菇

营养：平菇富含各种氨基酸，以及丰富的钙、磷、钾等物质，而且脂肪较少，可滋补强身，作为体弱病人的营养滋补品。平菇还含有抗肿瘤细胞的硒、多糖体等物质，对肿瘤细胞有很强的抑制作用。菌朵颜色可分为浅色、乳白色等，但营养成分类似。

《中华本草》记载，平菇味辛、甘，性温，入肝、肾经，有祛风散寒、舒筋活络、补肾壮阳的功效。一般人均可食用，尤其适合体弱者，有消化系统疾病、心血管疾病的人食用。

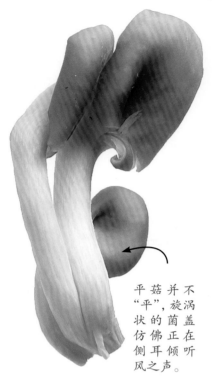

平菇并不"平"，旋涡状的菌盖仿佛正在侧耳倾听风之声。

杏鲍菇

营养：杏鲍菇有降胆固醇、降血脂、促进胃肠消化、增强机体免疫能力等功效。杏鲍菇如其名，吃起来有杏仁香味和鲍鱼般的口感。

杏鲍菇又称刺芹侧耳，有棍棒形、保龄球形、鼓槌状形、菇盖灰黑色形及短柄形五大类。杏鲍菇菌肉肥厚，组织致密、结实，颜色乳白，质地脆嫩，有"干贝菇"之称。

左老师饮食笔记

优质杏鲍菇究竟怎么挑呢？

1.挑选杏鲍菇先看菌盖是否光滑、平整有光泽，菌盖如果裂开了，营养价值会有所下降；

2.菌盖的直径一般以3厘米左右，菌柄长度为10厘米左右者成熟度适宜，口感较好；

3.菌盖上的菌褶排列密集，颜色呈乳白色，边缘及两侧平滑者为佳；

4.看菌柄表面纤维的粗嫩程度，过粗代表太老，过细则说明太嫩没有嚼劲。

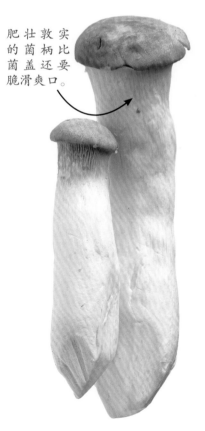

肥壮敦实的菌柄比菌盖还要脆滑爽口。

鸡腿菇

营养：鸡腿菇菇体洁白、美观，肉质细腻，可炒、炖、煲汤，口感滑嫩，清香味美。

鸡腿菇味甘、滑，性平，有益脾胃、清心安神、治痔等功效。经常食用可助消化、增加食欲。

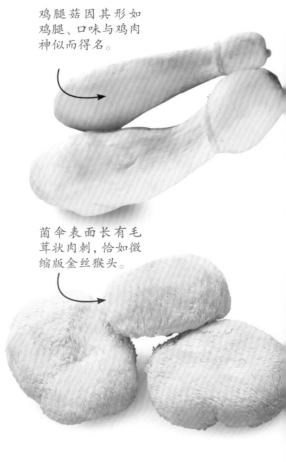

鸡腿菇因其形如鸡腿、口味与鸡肉神似而得名。

猴头菇

营养：猴头菇又称刺猬菌，新鲜的猴头菇为白色，生长于栎树、胡桃木的枯干之上，野生猴头菇多生长于深山密林中。

干品猴头菇有浅黄色、浅褐色之分，烹制前可浸于清水中，烹制后菌肉鲜嫩，香醇可口。猴头菇性平味甘，有利五脏、助消化、滋补身体等功效。

菌伞表面长有毛茸状肉刺，恰如微缩版金丝猴头。

草菇

营养：草菇是一种生长在腐烂禾草上的野生食用菌。新鲜的草菇肉质肥嫩，营养丰富，风味鲜美，有促进人体代谢、提高机体免疫力、促进体内毒素排出等作用。

草菇还含有一种异种蛋白物质，可抑制癌细胞生长，具有抗癌、防癌的作用。

左老师饮食笔记

"鲜艳的蘑菇有毒""有毒蘑菇黏液特别丰富""只要高温烹煮，野蘑菇就能去除毒素"……这些饮食谣言千万不能信。辨别野生蘑菇是否可以食用必须依从专业的知识，很多民间传说都不靠谱。没有专业人士在场时，如果凭自己或他人的经验不能确定某种野生蘑菇可食，唯一正确的方法：绝对不要吃野生的蘑菇。

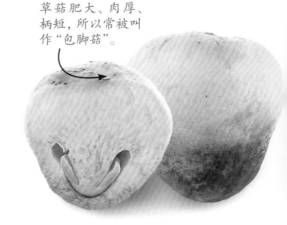

草菇肥大、肉厚、柄短，所以常被叫作"包脚菇"。

金针菇

营养：金针菇又称冬菇、金菇等，因其菌柄细长，似金针菜而得名，可凉拌和涮火锅。金针菇不含叶绿素，不能制造碳水化合物，其所含的营养物质皆从腐殖土中来。它易生于白杨树、榆树等阔叶树的枯树干及树桩上，金针菇性寒，并非人人适合，脾胃虚寒、慢性腹泻的人应少吃。

左老师饮食笔记

金针菇还被叫作"益智菇"，因为其中富含赖氨酸和锌元素，可以促进孩子的智力发育，并增强人体免疫力。又细又长的金针菇里面都是好东西，全身的蛋白质含量很高，而且富含人体必需的8种氨基酸。其中的精氨酸有利于防治肝脏疾病和胃溃疡。金针菇的吃法一般有凉拌、炒食或者涮火锅，金针菇炖汤也不错。因为金针菇比较容易熟，所以我就会用去了油的骨头汤烧开后下金针菇，这样做成的汤很鲜，金针菇也会很有嚼头，小孩特别喜欢。因为金针菇钾高钠低，对预防高血压有好处，所以老人不妨常食用金针菇。

新鲜的金针菇不易保存，所以也会有人购买罐头金针菇，罐头制品加了一些添加剂，这会增加人体的肝肾负担。买回来的金针菇最好用水多冲洗几遍，食用更为安全。

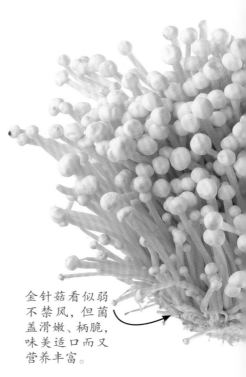

金针菇看似弱不禁风，但菌盖滑嫩、柄脆，味美适口而又营养丰富。

茶树菇

营养：茶树菇又称茶薪菇，高蛋白、低脂肪、低糖，吃起来盖嫩柄脆，口感极佳，可烹制成各种美味佳肴。

　　它富含人体所需的天门冬氨酸、谷氨酸等17种氨基酸和多种矿物质微量元素，有益气开胃、健脾止泻、补肾滋阴的功效。经常食用可抗衰老、养颜美容。

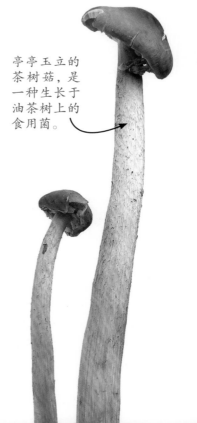

亭亭玉立的茶树菇，是一种生长于油茶树上的食用菌。

菌藻

黑木耳

营养：黑木耳又称木菌，呈圆耳形，色泽黑褐，质地柔软，口感劲道爽滑，可炒食、凉拌。黑木耳可生于各种木质，品质优劣由木性决定。黑木耳含有丰富的膳食纤维，有促进胃肠蠕动、降低脂肪吸收的作用。它含有的丰富铁质，可养颜美容、预防贫血，而其中丰富的胶质则能滋阴润肤。它还含有丰富的维生素K，有助于维持体内凝血因子的正常水平。另外，黑木耳含有的抗肿瘤活性物质，能增强机体免疫力，可防癌抗癌。优质的黑木耳表体完整，形状看起来像耳朵，用手触摸，感觉干燥、平滑，皮呈黑色且有光泽，背面呈灰色，黑木耳一般使用干品较多，泡发后应尽早食用。

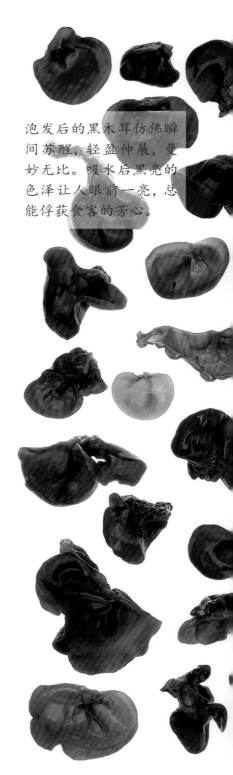

泡发后的黑木耳仿佛瞬间苏醒，轻盈伸展，曼妙无比。吸水后黑亮的色泽让人眼前一亮，总能俘获食客的芳心。

营养成分表（100g黑木耳）	
热量(kJ): 1107	钙(mg): 247
碳水化合物(g): 65.6	磷(mg): 292
蛋白质(g):12.1	钾(mg): 757
脂肪(g): 1.5	钠(mg): 48.5
膳食纤维(g): 29.9	镁(mg): 152
维生素A(μg): 17	铁(mg): 97.4
维生素B$_1$(mg): 0.17	锌(mg): 3.18
维生素B$_2$(mg): 0.44	硒(μg): 3.72

《神农本草经》记载，黑木耳味辛，性平，入胃、大肠经，可益气不饥、轻身强体。老少皆宜，尤其适合消化不良者、脑血栓患者和肿瘤患者食用。脾虚消化不良、腹泻者、出血性疾病患者不宜食用；孕妇也不宜多吃。黑木耳与豆腐搭配食用，可降低人体内的胆固醇，预防高脂血症，选择黑木耳宜选用朵小而厚的，这样的黑木耳质量最佳。

银耳

营养： 银耳含有丰富的胶原蛋白、碳水化合物及钙、铁、锌等多种营养素，具有补肾强精、润肠通便、滋阴润肺等功效，对于肺燥咳嗽等症状有一定的辅助治疗效果。

银耳还能提高人体的免疫力，干品银耳应放在塑料袋中密封保存，银耳泡发后应尽早食用。

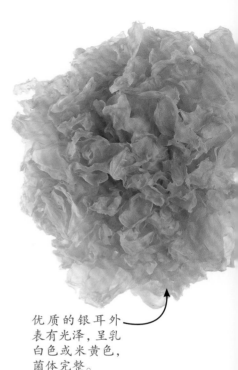

优质的银耳外表有光泽，呈乳白色或米黄色，菌体完整。

营养成分表（100g银耳）	
热量(kJ)：1092	钙(mg)：36
碳水化合物(g)：67.3	磷(mg)：369
蛋白质(g)：10	钾(mg)：1588
脂肪(g)：1.4	钠(mg)：82.1
膳食纤维(g)：30.4	镁(mg)：54
维生素A(μg)：8	铁(mg)：4.1
维生素B$_1$(mg)：0.05	锌(mg)：3.03
维生素B$_2$(mg)：0.25	硒(μg)：2.95

左老师饮食笔记

银耳常用来做成各种各样的汤，做甜品的时候比较多，银耳不仅能滋阴养颜，还有润肺等功效。女性常吃一些银耳非常有好处。秋季天气干燥，是吃银耳的最佳季节。我有时候一早上可能要接待好几十位患者，我自己都不知道自己说了多少话。一到中午饭的时候，嗓子就明显不舒服，特别是夏末秋初这段时间，就是"秋燥"来袭的时候，一天喝几杯水都不管用，口干舌燥，吃饭都没心情。这个时候，我就想到了银耳，我常做的两款"银耳系美食"是银耳雪梨小米粥和排骨芸豆银耳汤，不但滋阴润燥，也可以缓解雾霾天气给呼吸道带来的各种不适症状，预防"尘肺"。

泡发后肉质肥厚有韧性。

海带

营养：海带又叫作昆布，一般薄海带用于凉拌，而厚海带用来煲汤。海带是一种含碘极高的海藻，而且钙和铁的含量都远远超出同类食材。常吃海带有助于预防缺碘性甲状腺肿，以及降血压、提高免疫力和抗癌等作用。

　　海带含有大量消肿利尿的甘露醇，所含的褐藻酸钠盐可预防白血病和骨痛病，对动脉出血也有抑制作用；所含的膳食纤维可清除附着在血管壁上的胆固醇，调顺肠胃，促进胆固醇的排出。新鲜的海带呈橄榄褐色，长带状，一般长2~6米，宽20~30厘米，肉厚，表面黏滑，含碘量高。

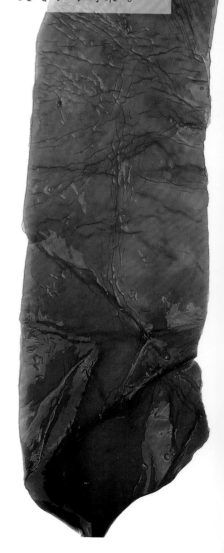

海带被海水洗刷、抚送，表面肥厚光滑，富有黏性。经过泡发，晒干的盐霜又褪去，肥厚的海带片莹莹泛光，光滑和黏湿又会重现。齐整的海带丝，玲珑的海带结，都是沾着水之灵气的"长寿菜"。

营养成分表（100g海带）

热量(kJ): 55	磷(mg): 22
蛋白质(g):1.2	钾(mg):246
脂肪(g): 0.1	钠(mg): 8.6
维生素B$_1$(mg): 0.02	镁(mg): 25
维生素B$_2$(mg): 0.15	铁(mg): 0.9
维生素E(mg): 1.85	锌(mg): 0.16
钙(mg): 46	硒(μg): 9.54

左老师饮食笔记

海带应呈褐绿色或土黄色，市面上有些绿得鲜艳欲滴的海带很有可能是通过添加色素浸泡而成的。而墨绿色的海带一般是经过加工后，专门做凉拌菜用的。干海带上一般还带有一层白色的粉末，这是好海带的重要标志，如果没有或很少白色粉末，甚至带了小空洞，虫蛀甚至霉变的可能性就很高了。经过漂染处理的海带，海鲜味会变淡，甚至出现其他异味，新鲜的海带会有非常浓厚的海鲜味。褐绿色的海带摸上去会有一种黏湿的感觉，而墨绿色海带经过烫煮、冷却、盐渍、脱水等工序以后，表面几乎都没有黏着感了，如果经过化学物质浸泡的海带，几乎没有韧性。

紫菜

营养：紫菜又称索菜、紫英、子菜，是海中互生藻类的统称。新鲜紫菜由盘状固着器、柄和叶片组成。紫菜种类颇多，福建、浙南沿海多地均产。紫菜含有丰富的硒，能增强机体免疫功能，提高人体抗辐射的能力，保护人体健康。紫菜富含钙、铁以及胆碱，能增强记忆，促进骨骼生长。它含有的多糖，可增强细胞免疫和体液免疫功能，促进淋巴细胞转化，提高机体的免疫力，并能降低血清胆固醇的总含量。

《食物疗法》记载，紫菜味甘、咸，性寒，入肝、肺、胃、肾经，有化痰、散结、清热、利尿之功效，能消瘿瘤、治脚气、水肿、尿痛等症。适合有水肿、甲状腺肿大、咳嗽、慢性支气管炎症状的人食用。脾胃虚寒、消化功能不好或身体虚弱的人宜少吃，即使食用，也宜搭配肉类食物，来降低寒性。紫菜还含有一定量的甘露醇，可缓解水肿症状。

烹制紫菜前，用清水浸泡15分钟，并换一两次水，可去除紫菜中的污染物和毒素。

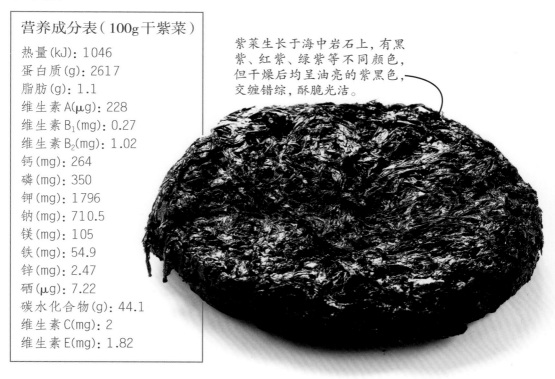

紫菜生长于海中岩石上，有黑紫、红紫、绿紫等不同颜色，但干燥后均呈油亮的紫黑色，交缠错综，酥脆光洁。

营养成分表（100g干紫菜）

热量(kJ): 1046
蛋白质(g): 2617
脂肪(g): 1.1
维生素A(μg): 228
维生素B$_1$(mg): 0.27
维生素B$_2$(mg): 1.02
钙(mg): 264
磷(mg): 350
钾(mg): 1796
钠(mg): 710.5
镁(mg): 105
铁(mg): 54.9
锌(mg): 2.47
硒(μg): 7.22
碳水化合物(g): 44.1
维生素C(mg): 2
维生素E(mg): 1.82

苹果

选购：选择苹果时应挑选果皮光洁、色泽自然鲜艳、气味芳香，没有虫眼的，那样的苹果一般肉质细密。

保存：将苹果擦干水分后，装入保鲜袋，放入冰箱可以保存一周左右，但品种不用的苹果保存期限略有差异。

左老师说营养：苹果呈圆形，味甜或略酸，颜色有绿、红、黄色，营养丰富。苹果的品种非常多，根据其功用可分为酒用、烹调以及生食三大类。不同品种的颜色、大小、香味均有差别。苹果含有丰富的钾，可以促进人体内钠的排出，从而降低血压，有效保护血管。

左老师饮食笔记

有些老年人问我，如果自己有糖尿病，能不能常吃苹果呢？我一般会向他们推荐国光苹果，因为国光苹果含有铬，能提高糖尿病患者对胰岛素的敏感性。苹果酸可稳定血糖，预防老年糖尿病。

营养成分表（100g苹果）

热量(kJ)：227
碳水化合物(g)：13.5
蛋白质(g)：0.2
脂肪(g)：0.2
膳食纤维(g)：1.2
维生素A(μg)：3
维生素B_1(mg)：0.06
维生素B_2(mg)：0.02
维生素C(mg)：4
钙(mg)：4
磷(mg)：12

钾(mg)：119
钠(mg)：1.6
镁(mg)：4
铁(mg)：0.6
锌(mg)：0.19
硒(μg)：0.12

红富士苹果

营养：红富士苹果是以国光苹果为母本，元帅苹果为父本杂交而得的品种，有个头大、质优、味美的特点，像白水富士、洛川富士就是优良品种。

红富士苹果的含糖量在10%左右，是心脏病患者的健康水果。但红富士苹果含糖丰富，糖尿病患者切忌勿多食，每次建议不超过1/4个。

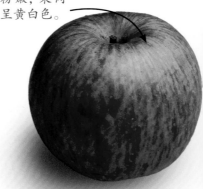

红富士颜色粉嫩，果肉呈黄白色。

青苹果

营养：含有丰富的钾，有助于保护心血管。

青苹果含有较多的果酸，口感松脆，果粉含量较多，口感酸甜。

黄元帅苹果

营养：黄元帅又称黄香蕉苹果。果肉黄白色，口感绵软，肉质细密，富含钾钙镁等营养素。

黄元帅苹果具有生津开胃，消痰止咳，安眠养神，润肺悦心，和脾益气，润肠止泻，帮助消化等功效。

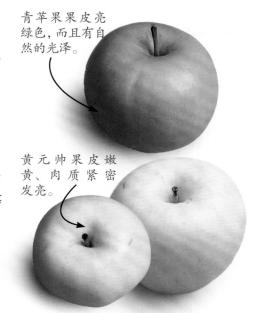

青苹果果皮亮绿色，而且有自然的光泽。

黄元帅果皮嫩黄、肉质紧密发亮。

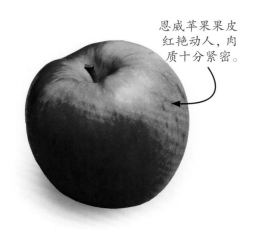

恩威苹果果皮红艳动人，肉质十分紧密。

恩威苹果

营养：恩威苹果口味十分香甜，几乎没有一丝酸味，富含各种维生素和糖分这种苹果切开后放于空气中，长时间都不会氧化变红。

恩威苹果一般产于新西兰和美国等地，产量相对较少。

蛇果

营养：蛇果香甜多汁，有浓郁的芳香，品质上等。具有生津开胃，消痰止咳，退热解毒，补脑养血，安眠养神，润肺悦心，帮助消化等功效。

原产于美国的加利福尼亚州，又名红元帅，为红香蕉（元帅）的变种。中国蛇果产地多为山东、陕西铜川、甘肃天水等地。蛇果其实与蛇一点关系都没有，只因它被音译为"红地厘蛇果"。

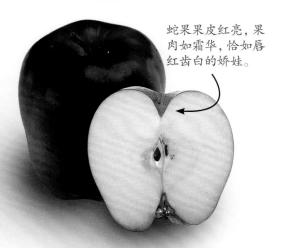

蛇果果皮红亮，果肉如霜华，恰如唇红齿白的娇娃。

桃

选购： 应选购外皮颜色分布均匀，无碰伤的，不要挑选顶部已出现红色但果蒂处还是绿色的桃子，果蒂稍带点黄色的桃子味道最佳。

保存： 桃不耐冻，在低温下长期贮存，口味会变淡，所以尽量现买现吃，如果要保存两天就用保鲜袋密封好放入冰箱。

左老师说营养： 桃的果实多汁，口味清甜，可生食，或制桃脯、罐头等，味道鲜美。桃肉具有养阴、生津、润燥、活血的功效，古人说："桃为肺之果"，适量吃桃子可缓解慢性支气管炎、支气管扩张等引起的干咳、咯血、盗汗，可起到养阴生津、补气润肺的保健作用。

左老师饮食笔记

给小朋友吃桃子的时候，家长很怕桃子上的那层毛会导致过敏。将桃子泡在盐水里2分钟左右，然后搅动几下，再用水冲洗几遍，或者用盐搓洗，桃子的毛很快就自动脱落了。

营养成分表（100g桃）

热量(kJ)：212
碳水化合物(G)：12.2
蛋白质(g)：0.9
脂肪(g)：0.1
膳食纤维(g)：1.3
维生素A(μg)：3
维生素B$_1$(mg)：0.01
维生素C(mg)：7

钙(mg)：6
钾(mg)：166
钠(mg)：5.7
镁(mg)：7
铁(mg)：0.8
锌(mg)：0.34

水蜜桃

营养： 水蜜桃有美肤、清胃、润肺、祛痰等功能。它的蛋白质、铁等营养元素比苹果、葡萄、梨都要高。

无锡阳山水蜜桃素以鲜甜甘美而著称。一撕开皮，汁水就会流出，所以又被称作"玉露蜜桃"。它又分为白凤桃、白花桃等。

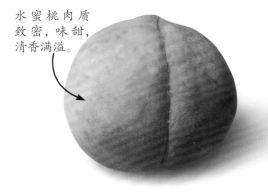

水蜜桃肉质致密，味甜，清香满溢。

久保桃

营养： 久保桃也是水蜜桃的一种。味甜、香味浓，含有丰富的维生素等营养物质。

一般在七月底成熟，久保桃的果实近圆形，果皮鲜红，果面光滑美观。

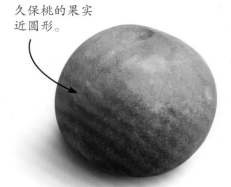

久保桃的果实近圆形。

黄桃

营养： 黄桃又称黄肉桃，因肉为黄色而得名。黄桃含有丰富的胡萝卜素、膳食纤维、铁、钙及多种微量元素。

黄桃食时软中带硬，甜香适口，适量食用有通便、降血糖等作用，还能促进食欲，堪称保健水果、养生之桃。

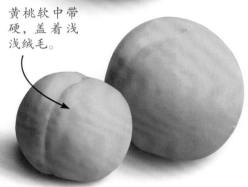

黄桃软中带硬，盖着浅浅绒毛。

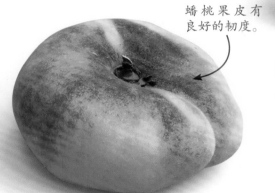

蟠桃果皮有良好的韧度。

蟠桃

营养： 果皮有良好的韧度，果肉柔嫩多汁，富含蛋白质、维生素、钙、铁等多种营养物质。

蟠桃外表为扁圆形，顶部凹陷呈一个小窝。

油桃

营养： 油桃果皮无毛，富含碳水化合物及钾等矿物质，风味浓甜，香味浓郁，清香可口，肉质细脆，十分爽口。

和其他那些毛茸茸的桃相比，油桃表面光滑如油，果色鲜红迷人。

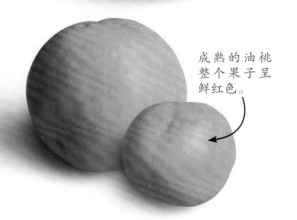

成熟的油桃整个果子呈鲜红色。

梨

选购：选择大小适中、果皮薄细、光泽鲜艳，无虫眼、无损伤的梨。

保存：用纸包好后放在阴凉干燥处保存，一般保存时间不宜超过1周。

左老师说营养：梨是常见的水果之一，果实有圆形、椭圆形或葫芦形，果皮有绿、白、黄、褐色。果肉白嫩、多汁，口感脆爽，酸甜可口，有"百果之宗"的美誉。可直接食用，也可加工制作成梨干、梨脯、梨膏、梨汁、梨罐头等，还可用来酿酒、制醋。

《滇南本草》记载，梨味甘、酸，性凉，入肺、胃经，可清心润肺、降火生津、解疮毒，适用于暑热烦渴、肺燥咳嗽等症状。梨有促进大肠代谢的生理作用，所以不用担心食用后会囤积能量。

左老师饮食笔记

梨鲜美汁多，秋燥多吃梨，这是人们都熟知的。但是很多糖尿病患者问我，梨吃多了会不会导致血糖升高。还有体态较肥胖的人，担心梨吃多了会发胖。梨的含水量在水果中属于佼佼者，高达89.3%，所含果糖不易导致血糖升高，是一种天然优质的"饮料"。你完全可以安心食用。

营养成分表（100g梨）

热量(kJ)：211
碳水化合物(g)：13.3
蛋白质(g)：0.4
脂肪(g)：0.2
膳食纤维(g)：3.1
维生素A(μg)：6
维生素B_1(mg)：0.03
维生素B_2(mg)：0.06
维生素C(mg)：6
维生素E(mg)：1.34
钙(mg)：9
磷(mg)：14

钾(mg)：92
钠(mg)：2.1
镁(mg)：8
铁(mg)：0.5
锌(mg)：0.06
硒(μg)：1.14

皇冠梨

营养：果实椭圆形，果皮黄色，果面光洁，无锈斑，富含多种维生素和膳食纤维。

质优的皇冠梨果心小，果肉洁白，质细腻，残渣少，松脆多汁。

丰水梨

营养：丰水梨的果肉细嫩多汁，味浓甜。

存放时间较短，室温下只能放10天左右。

贡梨

营养：贡梨含有一定量的蛋白质、脂肪、胡萝卜素和B族维生素。

砀山贡梨果实硕大，皮薄多汁，生吃可清六腑之热，熟吃可滋养五脏之阴。

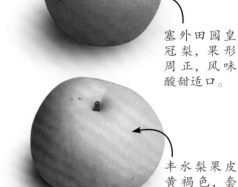

塞外田园皇冠梨，果形周正，风味酸甜适口。

丰水梨果皮黄褐色，套袋后呈金黄色。

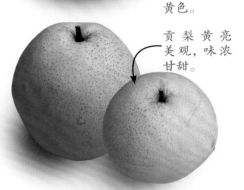

贡梨黄亮美观，味浓甘甜。

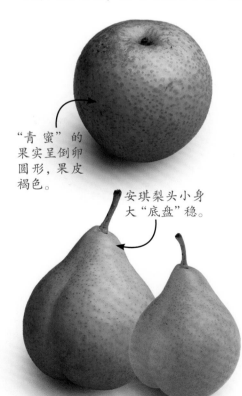

"青蜜"的果实呈倒卵圆形，果皮褐色。

安琪梨头小身大"底盘"稳。

西安青蜜梨

营养：青蜜梨的肉质细脆，能为人体补充维生素及钙、钾、钠、镁等多种营养素。

西安青蜜梨汁多，口感酸甜。有利于促进食欲。

美国安琪梨

营养：安琪梨味道清甜，并含有大量膳食纤维和天然果糖。

美国安琪梨盛产于美国西岸，梨内所含果糖较大多数的水果要多，热量却很低，深受减肥人士的欢迎。

其他核果

李子

营养: 李子与杏长得很像,果呈球形、卵球形、心脏形或近圆锥形,颜色有红、黄、绿、紫等,果皮油质。果实可鲜食,也可制成罐头、果脯。李子酸甜可口,可促进胃酸和胃消化酶的分泌,有促进消化的作用。它含有丰富的苦杏仁苷,有利水降压的作用,并可改善便秘。李子中的矿物质可改善造血功能,强化肝脏、肾脏功能,而其所含的多种氨基酸,可平衡人体营养,对肝脏也有较好的保养作用。

《医林纂要》记载,李子味甘、酸,性凉,入肝、胃经,有养肝护肝的作用。一般人均可食用,尤其是爱美人士和贫血患者。因为李子有促血红蛋白再生的作用,对缓解贫血症状有益处。脾胃虚弱者不宜多吃李子,因为李子中含有大量果酸,过量食用可能会引起肠胃不适。

美国黑布林

营养: 香、甜、肉鲜软,新鲜浆果类的水果吃起来会感觉非常爽口。黑布林含有大量的游离氨基酸、蛋白质、膳食纤维素,有助于活血生津、润肠通便。

杏

营养: 杏肉含有丰富的 β- 胡萝卜素、黄酮苷、苦内酯,对高血压、冠心病、动脉硬化等病有特殊的辅助治疗效果。

杏肉中的胡萝卜素能有效转化为维生素A,起到明眼护目的作用,而且它所含的儿茶酚也有一定的防癌抗癌作用。

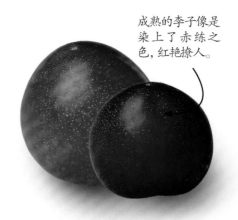

成熟的李子像是染上了赤练之色,红艳撩人。

李子的果皮光滑细腻,富有弹性。

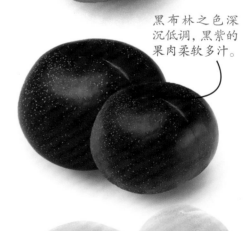

黑布林之色深沉低调,黑紫的果肉柔软多汁。

成熟的杏黄里泛红,微微有果毛。

红枣

营养：红枣果肉脆、汁液多，味甜或酸甜。鲜枣营养价值极高，富含人体所必需的有机酸、胡萝卜素、蛋白质，红枣还含有丰富的皂苷、钙、铁、镁、钾等多种营养素，而且红枣的维生素C、维生素P的含量很高，两种营养素能协同作用，防治维生素C缺乏症。

有人称红枣为"天然维生素丸"。 因此世人流传一句名言："一日吃三枣，终生不显老。"存放时间较长的红枣表皮会出现锈条，浇过水的红枣，表皮过湿，还会有烂斑，不宜购买。新鲜红枣不宜久藏，尽量现买现吃。

《本草纲目》记载，枣味甘、性温，能补中益气、养血生津，用于治疗"脾虚弱、食少便溏、气血亏虚"等疾病。尤其适宜脾虚食少、乏力便溏、阴虚血亏的女性食用。枣不宜与葱同食，以免引起身体不适。

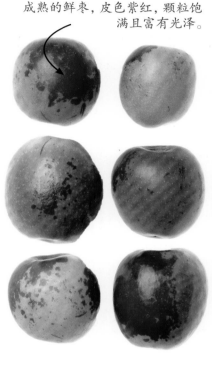

成熟的鲜枣，皮色紫红，颗粒饱满且富有光泽。

樱桃

营养：樱桃又称樱，果肉鲜美多汁，酸甜可口，常被用来当作糕点、饮品的配饰。樱桃含有的类黄酮，可清理血管，降低心血管疾病的发生率，其所含的维生素P有利尿、降低血压的功效。樱桃所含的铁可促进血红蛋白再生，防治缺铁性贫血。购买时以鲜红光亮、粒大均匀、无熟软、无裂皮的樱桃为佳。

《名医别录》记载，樱桃味甘、酸，性温，入脾、肝经，有益气、祛风湿的功效。一般人均可食用，尤其适合爱美人士和儿童食用。有便秘症状的人不宜食用。樱桃性温，会加重便秘症状。

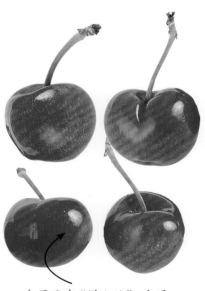

车厘子有"洋血统"，色泽鲜艳丰富，红如玛瑙，有凝脂般光泽。

橘子

选购：购买时，留意一下橘子的脐，如果脐是一个凸起的圆点，橘子就会香甜，如果脐比较尖，就说明橘子很酸。

保存：用纸包好橘子，存放在阴凉通风处，可以使橘子保持一定的水分。

左老师说营养：橘子色彩鲜艳，果实外皮肥厚，内藏瓤瓣，瓤瓣内果肉呈粒状，肉嫩汁多，酸甜可口。橘子全身是宝，肉、皮、络、核、叶都可入药，而果肉含有丰富的维生素C，可促进皮肤微循环，美白肌肤，使皮肤光滑细腻有弹性。橘络含有芸香苷，能使血管保持正常弹性和密度，减少血管壁的脆性和渗透性，对预防心脑血管疾病有一定的功效。橘子中丰富的果胶能促进脂类及胆固醇代谢，并减少外源性胆固醇的吸收，有降低血脂的作用。

营养成分表（100g橘子）

成分	含量
热量(kJ)	215
碳水化合物(g)	11.9
蛋白质(g)	0.7
脂肪(g)	0.2
膳食纤维(g)	0.4
维生素A(μg)	148
维生素B$_1$(mg)	0.08
维生素B$_2$(mg)	0.04
维生素C(mg)	28
钙(mg)	35
磷(mg)	18
钾(mg)	154
钠(mg)	1.4
镁(mg)	11
铁(mg)	0.2
锌(mg)	0.08
硒(μg)	0.3

《本草纲目》记载，橘味甘、酸，性凉，入肺、肝、胃经，有润肺生津、理气和胃的功效。妊娠反应较重的女性，以及有心脑血管疾病的老年人可以适量食用。胃酸过多者不宜多食。橘子与姜同食，可改善胃寒。橘子与蜂蜜同食，可辅助治疗支气管炎。橘子不宜与豆浆同食，因为橘子中的果酸会与豆浆中蛋白质可能会发生反应，影响人体对蛋白质的消化吸收。

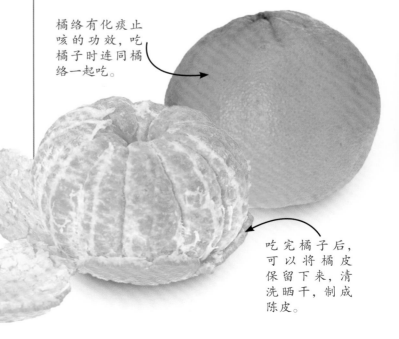

橘络有化痰止咳的功效，吃橘子时连同橘络一起吃。

吃完橘子后，可以将橘皮保留下来，清洗晒干，制成陈皮。

砂糖橘

营养：砂糖橘又称十月橘，因其味甜如砂糖而得名。它含有丰富的果糖以及其他营养物质，有润肺清肠、理气化痰、补血健脾的功效。

果皮橙中带红，果肉甘甜、汁多，吃时沁心润喉，令人回味无穷。

金橘

营养：金橘又称金柑，有光泽，皮脆肉甜果皮上有许多腺点，富含维生素A。

部分品种可食用，可生食，也可制成蜜饯。整株金橘常被当作春节期间的观赏植物，寓意吉利。

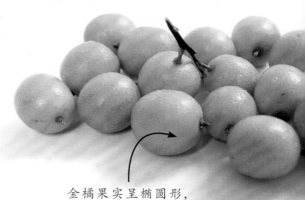

金橘果实呈椭圆形，大小如栗子，金黄色。

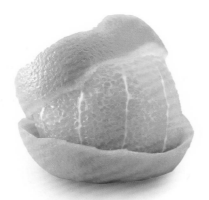

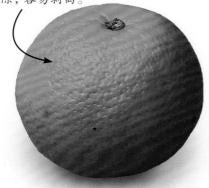

柑果实比橘子大，果皮较厚，果皮与果肉之间有空隙，容易剥离。

柑

营养：柑味甘，性寒，无毒，能清除肠胃热毒，有助于保持小便通利。

柑与橘子无论是果实、果皮颜色，还是口味都非常相似，但食用不易上火。

左老师饮食笔记

橘络：橘络是指橘皮内层的网状筋络，味甘、苦，性平，与橘肉同食，有行气通络、化痰止咳的功效。因此食用前不要将橘络摘得过于干净。

陈皮：陈皮又称橘皮，是成熟橘子的果皮经晒干或低温干燥后获得的，有辛散通温、理气、健脾的功效。常与木香、枳壳等配伍使用。

绿橘皮：绿橘皮是指橘子未成熟的果皮，因色绿而得名。绿橘皮味苦、辛，性温，有疏肝破气、散结消痰的功效。常用于缓解肝郁气滞所致的胸胁胀满、胃脘胀闷。

其他柑橘类

橙

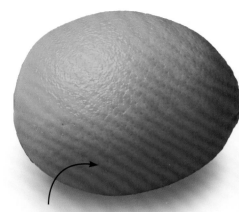

营养： 橙子又称金环、黄果、香橙，因其艳丽的黄色，清甜的口味，深得大家的喜爱。橙子中含有丰富的、碳水化合物、膳食纤维、维生素C、维生素A、B族维生素、柠檬酸、苹果酸、钙、磷、钾，可生津止渴、帮助消化、和胃止痛，一般人均可食用。通常生食，或者榨汁饮用。身形较长的橙子比较甜。

相同大小的橙子，较重的橙子汁液较多。

　　吃橙子前后1小时内不要喝牛奶，也不要将橘子和牛奶一同榨汁，因为牛奶中的蛋白质遇到果酸凝固，会影响消化吸收。吃完橙子应及时刷牙漱口，以免对口腔和牙齿造成损害。

营养成分表（100g橙）

热量(kJ)：202
碳水化合物(g)：11.1
蛋白质(g)：0.8
脂肪(g)：0.2
膳食纤维(g)：0.6
维生素A(μg)：27
维生素B$_1$(mg)：0.05
维生素B$_2$(mg)：0.04
维生素C(mg)：33
钙(mg)：20
磷(mg)：22
钾(mg)：159
钠(mg)：1.2

镁(mg)：14
铁(mg)：0.4
锌(mg)：0.14
硒(μg)：0.31

左老师饮食笔记

用纸巾使劲擦一下橙子表皮，如果没有橙色印痕，则不是打蜡的橙子。将橙子用纸包好再装进保鲜袋中，放进冰箱里，一般情况下可以贮存1周左右。

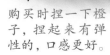

购买时捏一下橙子，捏起来有弹性的，口感更好。

柚

营养： 柚子又称为文旦、雪柚等，其果实硕大，皮厚肉多，柚子与其他柑橘类水果一样，属于高钾低钠食品，能降低血液中的胆固醇、血糖，保护血管，因此适合心脑血管疾病及肾炎患者食用。此外，柚子还能加速复原受伤的皮肤组织。柚子去皮、去核后，切成片，再加点蜂蜜泡水喝，有助于化痰止咳。

大小体积相同的柚子，分量越重的水分越多，味道也更甜。擦干表面的水分后，用纸包好，放在阴凉干燥处贮存。

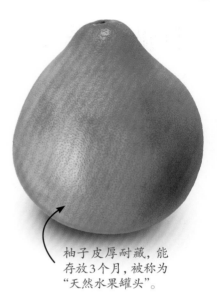

柚子皮厚耐藏，能存放3个月，被称为"天然水果罐头"。

沙田柚其果实呈扁球形，果皮多为淡黄或绿色。

西施柚翡翠绿衣包裹着粉红蜜瓣，味道清雅。

营养成分表（100g柚）

热量(kJ)：177		钙(mg)：4	
碳水化合物(g)：9.5		磷(mg)：24	
蛋白质(g)：0.8		钾(mg)：119	
脂肪(g)：0.2		钠(mg)：3	
膳食纤维(g)：0.4		镁(mg)：4	
维生素A(μg)：2		铁(mg)：0.3	
维生素B$_2$(mg)：0.03		锌(mg)：0.4	
维生素C(mg)：23		硒(μg)：0.7	

沙田柚

营养： 沙田柚富含维生素C以及各种矿物质，还含有植物化学物—苷类化合物，有一定的降低血液黏稠度的作用，因此对高脂血症患者来讲也是一种比较理想的水果。

西施柚

营养： 又名西施蜜柚，绒层为粉红色，果肉为淡粉色或粉红色。成熟期一般在10~12月。由于西施柚的绒层为粉红色，犹如女人脸色红润之感，故用美人西施比喻。

葡萄

选购：新鲜的葡萄果梗清鲜，果皮上有白色果霜，皮色光亮没有瘢痕，用手提起后果粒掉落稀少。

保存：成熟的葡萄宜现买现吃，若要保存1~2天，就用塑料袋包好存放在冰箱里。

左老师说营养：葡萄呈圆形或椭圆形，口味酸甜，味美汁多。颗粒大小、果皮情况以及口感、味道因品种而略有差异。葡萄可生食，也可制成葡萄汁、葡萄干和葡萄酒。葡萄含糖量高达10%~30%，以葡萄糖为主。

《神农本草经》记载，葡萄味甘、酸，性平，入肺、脾、肾经，有补肝肾、益气血、开胃生津、利小便之功效。

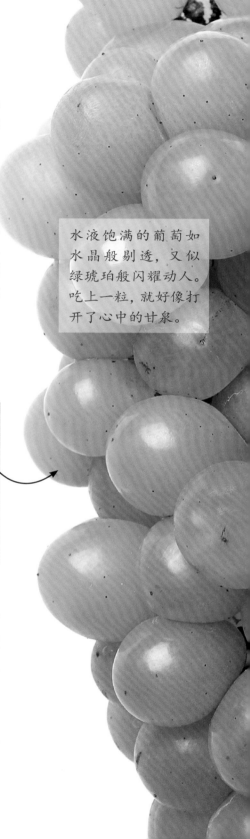

水液饱满的葡萄如水晶般剔透，又似绿琥珀般闪耀动人。吃上一粒，就好像打开了心中的甘泉。

营养成分表（100g葡萄）

热量(kJ)：185	维生素 B_2(mg)：0.02
碳水化合物(g)：10.3	维生素 C(mg)：25
蛋白质(g)：0.5	钙(mg)：5
脂肪(g)：0.2	磷(mg)：13
膳食纤维(g)：0.4	钾(mg)：104
维生素 A(μg)：8	钠(mg)：1.3
维生素 B_1(mg)：0.04	镁(mg)：8

马奶葡萄

营养：马奶葡萄含糖量为10%~25%，高者可达30%左右，常被科学家誉为"植物奶"。在葡萄所含的较多的糖分中，大部分是容易被人体直接吸收的葡萄糖，所以葡萄成为消化能力较弱者的理想果品。

马奶葡萄原产西亚，品种很多，因其形状如马奶子头而得名马奶葡萄或马乳葡萄。入口沁人心脾，果汁如蜂蜜般甜香。

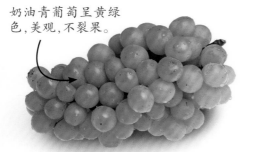

奶油青葡萄呈黄绿色,美观,不裂果。

奶油青葡萄

营养:果肉脆甜,略有玫瑰香味,含糖量16%。富含多种氨基酸,对神经系统和心血管的正常活动大有裨益。

酸度低,口感浓郁,品质上佳。

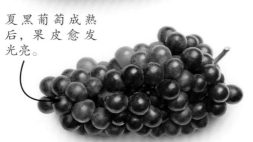

夏黑葡萄成熟后,果皮愈发光亮。

夏黑葡萄

营养:香甜可口,微微发酸,皮紧沾果肉,洗净后可不吐皮,整颗食用。

吃夏黑葡萄连皮一起吃,其葡萄皮中白藜芦醇含量很高,对身体有益。

红提

营养:红提含糖量高,并且含有多种果酸、维生素和矿物质。

味甘、酸,性平,补气血,强筋骨,适量食用,有养颜、止咳的功效。

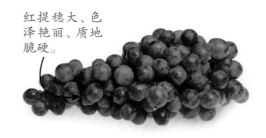

红提穗大、色泽艳丽、质地脆硬。

巨峰葡萄

营养:果肉较软,味甜、多汁,有草莓般的香味,含有丰富的花青素,这种生物素有很强的抗氧化功能。

皮、肉和种子易分离,含糖量约为16%。

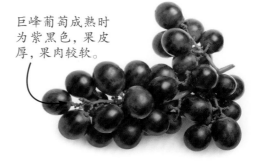

巨峰葡萄成熟时为紫黑色,果皮厚,果肉较软。

美人指

营养:美人指的近根部呈黄色至浅粉红色,美人指的含糖量为18%~19%,果汁清爽带甜,肉质极佳。

美人指果肉脆甜,还能补肝益肾,生津利尿。

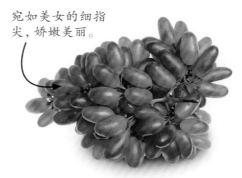

宛如美女的细指尖,娇嫩美丽。

其他浆果

草莓

营养：草莓又称红莓、洋莓、地莓，外皮红色，呈心形，果肉红中有白，多汁，口感鲜美，有特别浓郁的水果香，可生食或制果酒、果酱，也可作为布丁、松饼、蛋糕等糕点上的装饰。草莓含多种有机酸和果胶类物质，能帮助消化，促进肠胃蠕动，有排毒作用。它所含的鞣酸，可阻止机体对致癌物质的吸收。其中的维生素C有强抗氧化性，亦有抗癌作用。

女性常吃草莓，对皮肤、头发均有保健作用。尽量避免购买有畸形凸起的草莓，这样的草莓咬开后中间有空心，很有可能是被使用了激素。优质草莓个头适中，洁净、富有光泽，有自然的芳香。

营养成分表（100g草莓）	
热量(kJ)：134	维生素E(mg)：0.71
碳水化合物(g)：7.1	钙(mg)：18
蛋白质(g)：1	磷(mg)：27
脂肪(g)：0.2	钾(mg)：131
膳食纤维(g)：1.1	钠(mg)：4.2
维生素A(μg)：5	镁(mg)：12
维生素B$_1$(mg)：0.02	铁(mg)：1.8
维生素B$_2$(mg)：0.03	锌(mg)：0.14
维生素C(mg)：47	硒(μg)：0.7

猕猴桃

营养：猕猴桃因外形、颜色像猕猴而得名。猕猴桃含有丰富的维生素C和膳食纤维。猕猴桃所含的精氨酸，可改善血液循环，缓解抑郁情绪。

成熟的猕猴桃质地较软，而且全身浑圆没有凹陷。如果要催熟未成熟的猕猴桃，可以将其与苹果、香蕉一起放进保鲜袋，2天左右即可成熟。

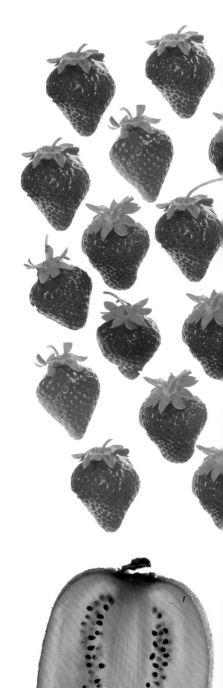

石榴

营养： 石榴算得上是一种珍奇的浆果，它的维生素C比苹果、梨高出1~2倍。石榴含有多种氨基酸和微量元素，有助消化、抗胃溃疡、软化血管和降低血糖等作用，所以老人可以在秋季适量吃些石榴，有助于强身健体。

石榴原产中国西域地区，汉代传入了中原。石榴成熟后，全身都可用，果皮可入药，果实可食用或压汁。石榴也具有良好的抑菌作用，可以治疗痢疾、腹泻、便血等疾病。

云南蒙自石榴

营养： 蒙自石榴的营养特别丰富，含有多种人体所需的营养成分，果实中含有维生素C及B族维生素、有机酸、糖类、蛋白质、脂肪，以及钙、磷、钾等矿物质。

红石榴中富含矿物质，并具有两大抗氧化成分。红石榴中含有的钙、镁、锌等矿物质萃取精华，能迅速补充肌肤所失水分，令肤质更为明亮柔润。

会理石榴

营养： 会理石榴青皮软子果大、皮薄、色鲜、汁多，营养价值高，子粒晶莹剔透，果味浓甜似蜂蜜。

原产地会理，当地日照时数多，蒸发旺盛，雨量集中，干湿季分明。得天独厚的自然环境造就了会理石榴果大皮薄、色泽艳丽、粒大子软、味甜汁多的品质。

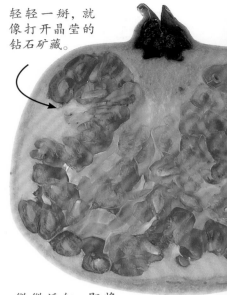

轻轻一掰，就像打开晶莹的钻石矿藏。

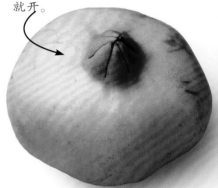

微微泛红，即将咧嘴，轻轻一掰就开。

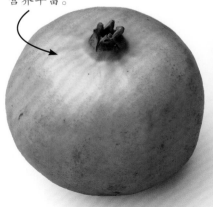

富含石榴多酚、花青素和叶酸，营养丰富。

西瓜

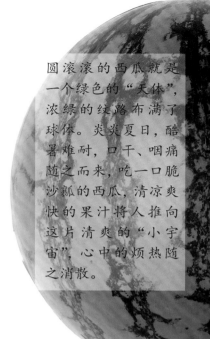

选购：瓜皮颜色深绿，光滑透亮、花纹清晰、瓜脐圆而平或微微凹陷的是好瓜。一手托瓜，另一手轻弹，如果听到"嘭嘭"的声音，那就是好瓜，如果是"当当"声，则瓜比较生，如果是"噗噗"声，则说明西瓜熟过头了。另外如果托瓜的手能感觉到因为敲弹西瓜带来的余震，就是好瓜。个头相等的情况下，成熟的瓜相对轻一些，但若过轻又说明西瓜过熟了。

保存：整个西瓜可以在阴凉干燥处保存3天左右，如果是切开后的西瓜，要用保鲜膜包好，放进冰箱冷藏，并尽早食用。

左老师说营养：西瓜又称寒瓜，瓜呈圆形或椭圆形，外皮光滑，有浓绿、青绿、白绿色，有花纹，果瓤常见为红色或黄色，味甘多汁，清爽解渴，是夏季常见解暑水果。西瓜的瓜瓤可以用来制作饮品、甜品，也可加点酸奶拌成沙拉；瓜皮凉拌，可清热、利尿，降低血糖，还能加点水淀粉做成果冻。

圆滚滚的西瓜就是一个绿色的"天体"，浓绿的纹路布满了球体。炎炎夏日，酷暑难耐，口干、咽痛随之而来，吃一口脆沙瓤的西瓜，清凉爽快的果汁将人推向这片清爽的"小宇宙"，心中的烦热随之消散。

炎炎夏日，酷暑难耐，口干、咽痛随之而来，吃上一口脆沙瓤的西瓜，人会感觉到清爽凉快，心中的烦热也会消散。但由于西瓜属甘寒之品，患有慢性肠炎、胃炎及十二指肠溃疡病、脾胃虚寒的人不宜多食。

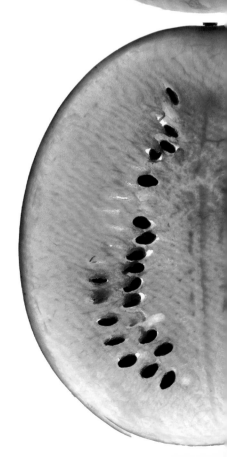

营养成分表（100g西瓜）

热量(kJ): 108	钙(mg): 8
碳水化合物(g): 5.8	磷(mg): 9
蛋白质(g):0.6	钾(mg): 87
脂肪(g): 0.1	钠(mg): 3.2
膳食纤维(g): 0.3	镁(mg): 8
维生素A(μg): 75	铁(mg): 0.3
维生素B$_1$(mg): 0.02	锌(mg): 0.1
维生素B$_2$(mg): 0.03	硒(μg): 0.17
维生素C(mg): 6	

黑美人西瓜

营养: 黑美人西瓜是常见的西瓜品种之一, 为椭圆形, 瓜皮是纯黑色的, 果皮薄而坚韧, 口味鲜爽, 肉嫩多汁。

选择两端对称性较好的西瓜, 外形不对称的黑美人西瓜, 不是不甜就是非自然成熟。

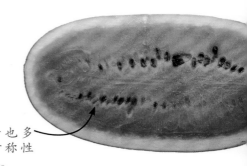

瓜子也多量对称性分布。

南汇8424西瓜

营养: 这是常见的早熟品种西瓜, 果实圆形, 绿皮上覆墨绿窄条带, 外形美观, 红瓤, 质脆口感极佳。

8424西瓜而且果汁丰富, 夏季口渴汗多、烦躁时, 吃上一块又甜又沙, 水分十足, 令人感觉心旷神怡。

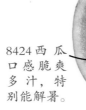

8424西瓜口感脆爽多汁, 特别能解暑。

特小凤西瓜

营养: 特小凤西瓜特小凤西瓜瓜形娇小, 浅绿条纹。肉质细腻脆甜多汁, 比起别的西瓜, 更感到清脆爽口。

优质特小凤西瓜果实呈球形, 比起老品种的金兰、小凤等黄肉西瓜, 特小凤西瓜果皮上的绿色条斑一般要浅一点。比起红肉西瓜, 特小凤西瓜等黄肉西瓜不耐储存。

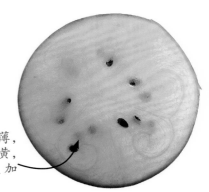

果皮薄, 肉色晶黄, 口感更加细腻。

无籽西瓜

营养: 无籽西瓜的果皮很坚韧, 果肉鲜红色, 颜色艳丽均匀, 果肉致密爽口。

无籽西瓜的培植过程使施用了植物激素"秋水仙素", 实现了"去籽", 帮人们消除了一边吃一边吐籽的麻烦。

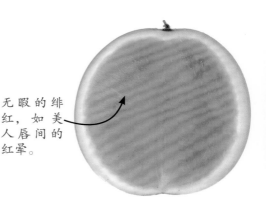

无暇的绯红, 如美人唇间的红晕。

甜瓜

选购： 果实底部圆圈越大的甜瓜一般味道越好，好的甜瓜纹路均匀，用手指敲，有清脆的声音。

保存： 完整的甜瓜放在干燥阴凉处保存1周左右。

左老师说营养： 甜瓜中含有丰富的维生素C、蛋白质及多种果酸，甜瓜中所含的葫芦素能减轻慢性肝损伤，从而能够很好地阻止肝细胞变性及抑制肝部纤维增生。甜瓜中含有的酶有助于将不溶性蛋白转变成可溶性蛋白，对肾病患者的营养有益。甜瓜主要分为洋香瓜和东方甜瓜，洋香瓜包含网状洋香瓜、光皮洋香瓜、哈密瓜三大类。东方甜瓜又包含黄香瓜和白皮梨瓜。

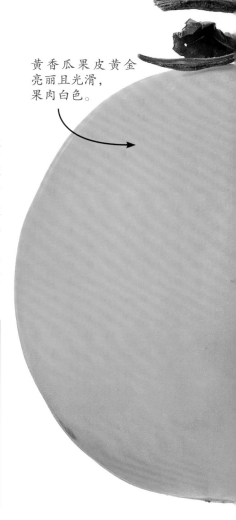

黄香瓜果皮黄金亮丽且光滑，果肉白色。

营养成分表（100g甜瓜）	
热量(kJ)：111	维生素E(mg)：0.47
碳水化合物(g)：6.2	钙(mg)：14
蛋白质(g)：0.4	磷(mg)：17
脂肪(g)：0.1	钾(mg)：139
维生素A(μg)：5	钠(mg)：8.8
维生素B$_1$(mg)：0.02	镁(mg)：11
维生素B$_2$(mg)：0.03	铁(mg)：0.7
维生素C(mg)：15	锌(mg)：0.09

哈密瓜

营养： 哈密瓜富含碳水化合物、膳食纤维及多种维生素。哈密瓜有清凉消暑，除烦热、生津止渴的作用，哈密瓜还富含铁元素，有助于改善人体造血机能。

　　整个哈密瓜可以放在阴凉干燥处保存，切开后的哈密瓜要用保鲜膜包好，放在冰箱保存，并尽早食用。

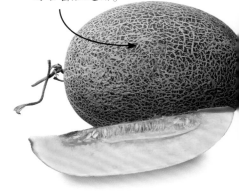

挑选先看瓜皮上面有没有疤痕，疤痕越老的哈密瓜越甜。

木瓜

营养：木瓜果皮光滑美观，果肉厚实细致，香气浓郁、汁水丰多、甜美可口、营养丰富，是岭南四大名果之一，素有"万寿果"之称，顾名思义，多吃可延年益寿。木瓜富含17种以上氨基酸及钙、铁等，还含有木瓜蛋白酶、番木瓜碱等。保存时，用纸包好后放在阴凉干燥处保存，成熟木瓜宜尽早食用。

　　木瓜的果实不仅可以作水果、蔬菜，还有多种药用价值。未成熟木瓜的乳汁，可提取番木瓜素，是一种制造化妆品的上乘原料，具有美容增白的功效。

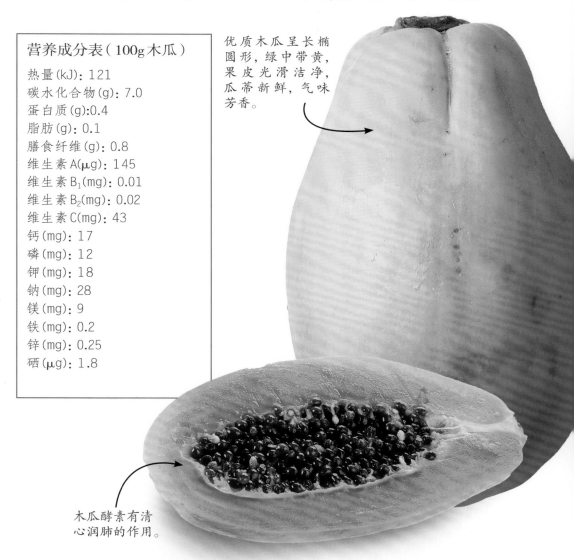

营养成分表（100g木瓜）

热量(kJ)：121

碳水化合物(g)：7.0

蛋白质(g)：0.4

脂肪(g)：0.1

膳食纤维(g)：0.8

维生素A(μg)：145

维生素B_1(mg)：0.01

维生素B_2(mg)：0.02

维生素C(mg)：43

钙(mg)：17

磷(mg)：12

钾(mg)：18

钠(mg)：28

镁(mg)：9

铁(mg)：0.2

锌(mg)：0.25

硒(μg)：1.8

优质木瓜呈长椭圆形，绿中带黄，果皮光滑洁净，瓜蒂新鲜，气味芳香。

木瓜酵素有清心润肺的作用。

香蕉

选购：果皮有金黄色光泽且完好无损，略有弹性，香蕉柄黄中带绿，不脱落。

保存：成熟的香蕉不宜保存，尽量现买现吃。

左老师说营养：香蕉采摘时果皮呈青绿色，成熟后果皮呈鲜黄色，果肉甜滑，口感醇香、绵软，香蕉富含多种维生素，且所含钠、胆固醇较低，经常食用能有效防治动脉硬化，降低胆固醇，防治高血压和高血脂。

果肉呈鹅黄色，香甜可口，芬芳扑鼻。

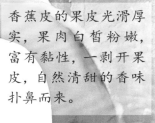

香蕉皮的果皮光滑厚实，果肉白皙粉嫩，富有黏性，一剥开果皮，自然清甜的香味扑鼻而来。

营养成分表（100g香蕉）

热量(kJ): 389	维生素C(mg): 8
碳水化合物(g): 22	磷(mg): 28
蛋白质(g):14	钾(mg): 256
脂肪(g): 0.2	钠(mg): 0.8
膳食纤维(g): 1.2	镁(mg): 43
维生素A(μg): 145	铁(mg): 0.4
维生素B$_1$(mg): 0.01	锌(mg): 0.18
维生素B$_2$(mg): 0.02	硒(μg): 0.87
钙(mg): 7	

香蕉中的维生素B$_2$、柠檬酸有助于消除身体疲劳。香蕉中丰富的钾能排出体内多余钠，有助于新陈代谢，预防心血管疾病。香蕉所含的黏液物质还能保护胃黏膜，有养胃、理胃的功效。

左老师饮食笔记

很多人都会因为生活不规律、工作压力大而导致习惯性便秘。不妨下班后在家调一杯清鲜爽口的香蕉玉米汁。香蕉含丰富的可溶性纤维素，可助消化，调整肠胃机能。玉米含丰富的钙、硒和卵磷脂、维生素E等，具有降低血清胆固醇的作用。将新鲜玉米粒和香蕉段适量配比，用果汁机搅打成汁，能起润肠通便的功效。香蕉所含的营养物质还有安抚神经的效果，休息时来一杯香蕉玉米汁，可改善心情，镇静安神。

海南香蕉

营养：香蕉果肉有微量元素硼，运动后吃香蕉可以消除疲劳。香蕉含有能预防胃溃疡的化学物质，因此能缓解胃酸对胃黏膜的刺激，是胃病患者理想的食疗佳果。

吃香蕉可以润肠减肥，而且吃后就有饱足感，所以很多人用香蕉来当减肥的食物，不过减肥时不能光吃香蕉，还要搭配其他低热量的食物，免得营养不均衡。

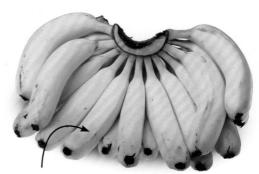

海南香蕉果串上的果实饱满而直，果皮呈淡黄色。

芝麻蕉

营养：芝麻蕉多产自海南和云南，果形略小，果形肥满，果长一般不超过15厘米，果肉黄白色，比一般香蕉更香甜润滑。

有人误把一般香蕉上的黑斑当成是芝麻蕉的标志。真正的芝麻蕉上面的麻点儿是浅褐色的，而假冒的芝麻蕉的黑斑有的是一大块的，有的稍小，还会随着储存时间增加而变深、变大。

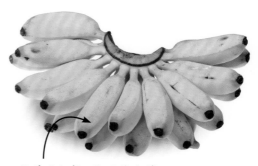

长着"小雀斑"的芝麻蕉，口感更加香甜。

芭蕉

营养：香蕉弯曲呈月牙状，果柄短，果皮上有5~6个棱；而芭蕉两端较细，中间较粗，一面略平，另一面略弯，呈"圆缺状"。香蕉味道浓甜，而芭蕉果肉细致油滑，略带一些酸涩。

芭蕉也属于高钾食物，镁的含量也很丰富，同时富含膳食纤维，润肠通便的功效显著，因此芭蕉更适合胃寒的人以及老年人食用。

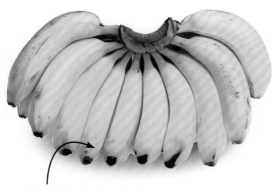

芭蕉果柄较长，果皮上有3个棱。

其他热带水果

荔枝

营养：荔枝又称丹荔，与香蕉、菠萝、龙眼被称为"南国四大果品"。荔枝中的糖含量较高，能有效补充能量、增加营养、提高免疫力，剥开后果肉呈半透明凝脂状，质嫩多汁，口感甘甜。它含有丰富的维生素，能促进微细血管的血液循环，令皮肤更加光滑有弹性。荔枝对大脑组织也有很好的补养作用，能明显改善失眠、健忘、力倦神疲等症状。荔枝中维生素C含量较高，有助于增强机体免疫力，促进血液循环，保持肌肤光泽。将过长的荔枝枝梗剪掉后，装进保鲜袋内放进冰箱保存。

营养成分表（100g荔枝）

热量(kJ): 296
碳水化合物(g): 16.6
蛋白质(g): 0.9
脂肪(g): 0.2
膳食纤维(g): 0.5
维生素A(μg): 2
维生素B$_1$(mg): 0.1
维生素B$_2$(mg): 0.04
维生素C(mg): 41
钙(mg): 2
磷(mg): 24
钾(mg): 151
钠(mg): 1.7
镁(mg): 12
铁(mg): 0.4
锌(mg): 0.17
硒(μg): 0.14

《本草纲目》记载，荔枝味甘、酸，性温，入脾、肝经，有生津止渴、补脾益血的功效。特别适合爱美人士、老年人食用。荔枝中丰富的维生素、果胶，可促进微细血管的血液循环，具有开胃益脾的的作用。但实热体质的人，以及爱上火的人不宜多食。

优质荔枝果壳薄，色泽鲜紫、鲜红，有鳞斑状突起，摸起来感觉扎手。

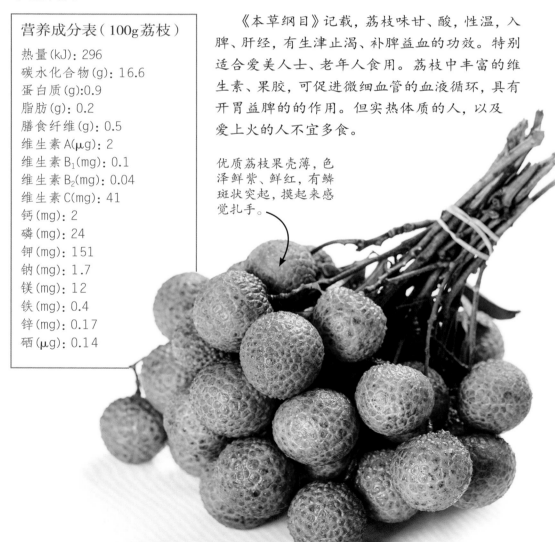

桂圆

营养：桂圆又称龙眼，桂圆含有丰富的蛋白质、脂肪和矿物质，尤其适合气血两虚、劳心之人食用。桂圆含有丰富的铁质，是女性补血的首选食品。它还含有丰富的维生素、葡萄糖，对心脾虚损、气血不足所致的健忘、惊悸、眩晕等症有很好的作用。鲜桂圆中含有大量的抗氧化物质，常食有一定的抗癌作用，对老年人腰腿酸痛也有很好的缓解作用。剥开后果肉晶莹剔透，呈乳白色或淡黄色，隐约可见果肉中红黑色的果核。新鲜桂圆肉质鲜嫩，汁多甜蜜，可鲜食，也可晒干后直接食用，或烹调食用。桂圆果蒂部位不宜沾水，否则容易腐坏，用水冲洗过的桂圆均不能久存。桂圆宜用保鲜袋密封后放入冰箱保存。

营养成分表（100g桂圆）

热量(kJ)：298
碳水化合物(g)：16.6
蛋白质(g)：1.2
脂肪(g)：0.1
膳食纤维(g)：0.4
维生素 A(μg)：3
维生素 B$_1$(mg)：0.01
维生素 B$_2$(mg)：0.14
维生素 C(mg)：43
钙(mg)：6
磷(mg)：30
钾(mg)：248
钠(mg)：3.9
镁(mg)：10
铁(mg)：0.2
锌(mg)：0.4
硒(μg)：0.83

《中药辞典》记载，桂圆味甘，性平、温，入心、脾、胃经，有益气血、补心脾、健脾胃、养肌肉的作用。体弱者、妇女最适宜食用，失眠者、贫血者、记忆力减退者、中老年人以及更年期女性均可食用。孕妇、咳嗽者、痰湿型眩晕者，以及上火、发炎者要谨慎食用。桂圆与红枣搭配食用，有养血安神、补血养血的功效，对女性闭经有一定疗效。桂圆与鸡蛋同食，具有补气血、益心气、安神美容的功效。

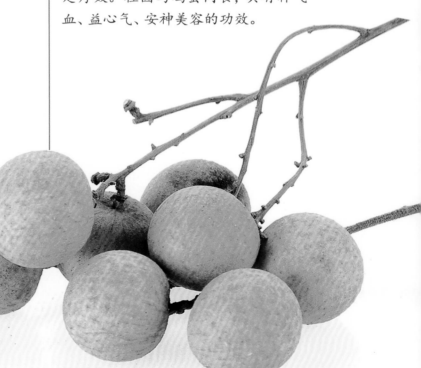

优质桂圆果粒大，外形滚圆，壳色黄亮。

芒果

营养：芒果味道甜糯醇厚，香气浓郁。芒果能清热生津，解渴利尿，益胃止呕。产自海南的小腰芒、台芒都是非常受欢迎的水果。果皮呈纯正的黄色，软硬适度的芒果最好吃。芒果富含碳水化合物、蛋白质及钙、铁等多种营养素，又能养胃安神，对晕车的人来说也是止呕的法宝。

成熟的芒果不宜放进冰箱低温保存，可以将其埋进大米堆中，在常温下保存10天左右。彩芒水分较高，所以不易储存，要尽快食用。

左老师饮食笔记

吃完芒果嘴巴发麻怎么办？除了那些对芒果过敏的人，正常体质者在吃完芒果后可以用淡盐水漱漱口，这种感觉会很快消失。

营养成分表（100g芒果）

热量(kJ): 146	磷(mg): 11
碳水化合物(g): 8.3	钾(mg): 138
蛋白质(g):0.6	钠(mg): 2.8
脂肪(g): 0.2	镁(mg): 14
膳食纤维(g): 1.3	铁(mg): 0.2
维生素A(µg): 150	锌(mg): 0.09
维生素B$_1$(mg): 0.01	硒(µg): 1.44
维生素B$_2$(mg): 0.04	
维生素C(mg): 23	

海南苹果芒

营养：苹果芒的果皮很光滑，有像苹果一样的果点，外形也近似苹果，所以被称为苹果芒。苹果芒肉质坚实、润滑，果核小，口感也更加细腻。

凯特芒果

营养：凯特芒果外层果肉十分香甜，在近核部分稍微有点酸涩，风味独特。它含有丰富的维生素A，有助于保护视力。

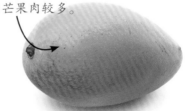

苹果芒果皮光滑黄亮，果形较长的芒果肉较多。

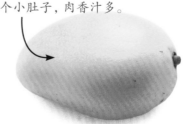

凯特芒果下围圈大像堆起一个小肚子，肉香汁多。

菠萝

营养：菠萝含有大量的果糖、维生素、磷、柠檬酸和蛋白酶，能加速溶解纤维蛋白和蛋白凝块，降低血液黏度，具有抗血栓的作用。菠萝中的维生素C能促进人体代谢，保持消化功能的正常运作。菠萝中的柠檬酸可以促进胃液分泌，帮助消化，促进营养吸收。

整个菠萝也可以在常温下保存，但不能放置太长时间，切开后的菠萝应尽早食用。

菠萝还含有一种叫"菠萝蛋白酶"的物质，可分解蛋白质，溶解阻塞于组织中的膳食纤维和血凝块，改善局部的血液循环。

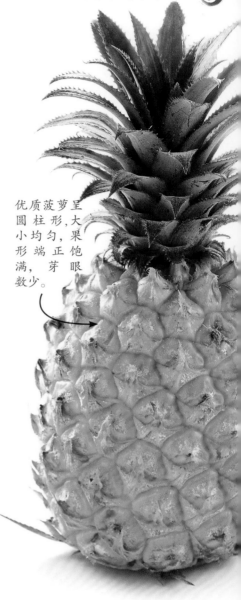

优质菠萝呈圆柱形，大小均匀，果形端正饱满，芽眼数少。

营养成分表（100g菠萝）	
热量(kJ): 182	钙(mg): 12
碳水化合物(g): 10.8	磷(mg): 9
蛋白质(g):0.5	钾(mg): 113
脂肪(g): 0.1	钠(mg): 0.8
膳食纤维(g): 1.3	镁(mg): 8
维生素A(μg): 3	铁(mg): 0.6
维生素B$_1$(mg): 0.04	锌(mg): 0.14
维生素B$_2$(mg): 0.02	硒(μg): 0.24
维生素C(mg): 18	

菠萝蜜

营养：菠萝蜜是热带水果，一般重5~20千克，最重的会超过60千克。果肉可鲜食或加工成罐头、果脯、果汁，口感则如同口香糖。

现在市面上的菠萝蜜一般都是去壳后用保鲜盒装好的。在挑选菠萝蜜的时候，判断菠萝蜜的果肉是否新鲜，可以将保鲜盒侧翻，看看是不是有汁水流出，如果菠萝蜜不新鲜，就会流出很多水，而新鲜的看起来就很饱满，而且不会有汁水流出。

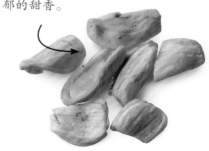

成熟后会散发出馥郁的甜香。

山竹

营养：山竹味道清香甜润，大家都非常喜欢，它具有降燥、清凉解热的作用。时常上火的人可以适当吃点山竹。

在泰国，榴莲和山竹被称为"夫妻果"，两者经常搭配着食用。如果吃榴莲上火了，剥几个山竹吃就能润燥。如果外壳发红则说明山竹还不够成熟；如果紫中带黑，则说明已不够新鲜；捏一下山竹，如果觉得外壳发软，里面的果实有可能变坏了。

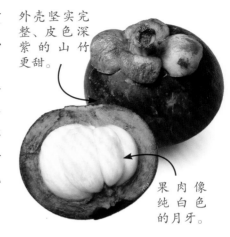

外壳坚实完整、皮色深紫的山竹更甜。

果肉像纯白色的月牙。

榴莲

营养：榴莲的性质温热一点，可以先洗净，用水煮后剥去硬壳，吃里面的果仁，口感又粉又糯，像栗子的味道，还可以拿来煲鸡汤，十分滋补。

成熟度好的榴莲，才能又甜又糯；如果不小心买到不成熟的榴莲，它的果肉往往又硬又涩，无法下口。成熟的榴莲壳上紧贴着的那层瓤用刀刮下来可以炖排骨或鸡，味道也会十分鲜美。

左老师饮食笔记

榴莲又名韶子、麝香猫果，这种可爱的水果原产于马来西亚等地，后来又传入菲律宾、泰国和缅甸等国。很多人对榴莲钟情到狂热，榴莲也就有了"热带果王"的美称，而有些人一闻到榴莲的"独特"气味就掩鼻而跑，又爱又恨。那怎样挑选一个好的榴莲呢？外壳上的锥形尖刺较平缓、底面较大，证明榴莲果肉较多，或者外壳上鼓起来的"小山"越多，果肉就越多。

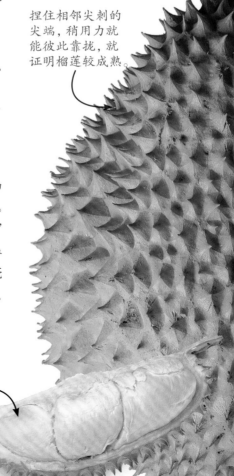

捏住相邻尖刺的尖端，稍用力就能彼此靠拢，就证明榴莲较成熟。

狼牙棒一样的外壳包裹着甜糯诱人的果实。

牛油果

营养：牛油果也叫鳄梨或油梨，它的果皮很硬，外表疙疙瘩瘩，形状有点像梨子，有绿色的，也有深棕色的。在削掉外皮后，淡黄色的果肉就显现出来了。果肉油润、细腻，它没有水果清香，却弥漫着奶酪和蛋黄香味，所以也被称为酪梨。牛油果含多种维生素、丰富的脂肪和蛋白质，钠、钾、镁、钙等含量也高，除作生果食用外也可作菜肴和罐头；果仁含脂肪油，为非干性油，有温和的香气，去皮后也可食用。不要购买颜色太青的牛油果，轻捏一下，果皮有弹性的质量较好。果皮全黑的是熟透了的牛油果，应尽快食用，吃了一半的牛油果，可以在果肉上浇点柠檬汁，用保鲜袋密封后放进冰箱保存。

左老师饮食笔记

我有个朋友第一次吃牛油果时，跟我说，这个不是水果吧，完全是块奶油！

牛油果那种油润、细腻的口感主要归功于其内的脂质，一般100克的水果脂肪含量在0.1~0.2千克，但牛油果可达到15克以上，被誉为"森林黄油"。但不要担心，牛油果中的脂肪以单不饱和脂肪酸为主，而且不含胆固醇，可以降低"坏胆固醇"（低密度脂蛋白胆固醇）的浓度，使血液中胆固醇向好的方向调节。另外，牛油果的维生素E含量在水果中首屈一指，维生素E可提供脑细胞活动必需的氧，可醒脑益智，很适合脑力工作的人食用，不喜欢吃鱼的可以用牛油果摄取维生素E。

牛油果还是一种含糖量相对较低的水果，非常适合糖尿病患者食用。而用其果皮泡水饮用，对糖尿病有缓解作用。对血糖、血脂高的人来说，还可以充当"奶酪面包"解馋。牛油果肉膳食纤维含量比其他水果和蔬菜多，它也是一种对预防便秘和大肠癌等疾病非常有效的水果。

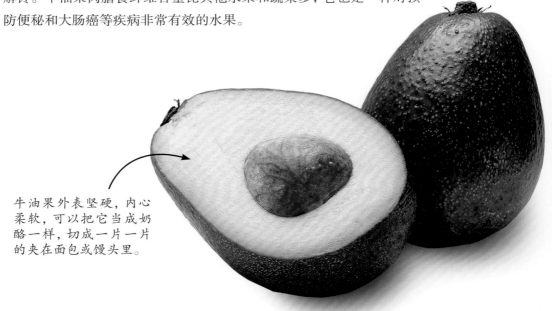

牛油果外表坚硬，内心柔软，可以把它当成奶酪一样，切成一片一片的夹在面包或馒头里。

果干

红枣

营养：红枣在晒制过程中会丢失鲜枣的水分，也会少了一部分溶于水的维生素C，但干枣中还是保留了很多营养物质。

红枣的维生素、铁的含量要高于苹果等水果。而且干枣容易保存，适合煮粥、煲汤，对女性来说是养颜佳品。

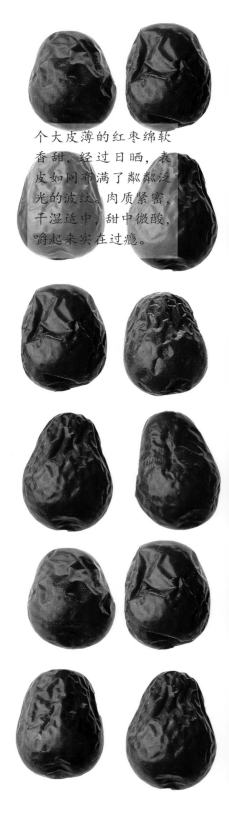

个大皮薄的红枣绵软香甜，经过日晒，表皮如同布满了粼粼泛光的波纹。肉质紧密，干湿适中，甜中微酸，嚼起来实在过瘾。

营养成分表（100g红枣）

热量(kJ): 1328	磷(mg): 51
碳水化合物(g):81.1	钾(mg): 524
蛋白质(g):2.1	钠(mg): 6.2
脂肪(g): 0.4	镁(mg): 36
膳食纤维(g): 9.5	铁(mg): 2.3
维生素C(mg): 14	锌(mg): 0.65
维生素E(mg): 3.04	硒(μg): 1.02
钙(mg): 64	

左老师饮食笔记

红枣晒干后还能制成干果。新鲜红枣含有丰富的维生素C和钾等营养成分，每100克鲜枣中维生素C含量为243毫克，铁为1.2毫克。而每100克红枣（干）含维生素C14毫克，铁2.3毫克。且红枣含有的铁的吸收率不高，纯粹依赖红枣补铁是不够的，不能指望吃几颗红枣达到补铁的作用。但红枣可以作为饮食的组成部分，用来煮粥、煲汤，能起到一定的补铁养颜功效。

怎样挑选优质的红枣呢？"一看二摸"是很好的办法：优质红枣整体很饱满，裂纹的地方也较少，挑选的时候多选外皮光滑，没有伤痕的；再用手捏一下红枣，如果感觉外皮很柔软，而里面的果肉却很饱满，那么就是好红枣了。

葡萄干

营养：葡萄干内含大量葡萄糖，铁和钙含量也十分丰富，是体弱贫血者的滋补佳品。此外，葡萄干还含有多种矿物质和维生素、氨基酸，适量食用对神经衰弱和过度疲劳者有较好的补益作用。

葡萄干中的膳食纤维能防止果糖在血液中转化成甘油三酯，从而降低罹患心脏病的风险。常见的葡萄干有红马奶葡萄干、绿香妃葡萄干和黑加仑葡萄干等。红马奶葡萄干颜色深褐色，略偏红，一般有籽；绿香妃葡萄干由绿马奶葡萄制成，颜色稍稍偏黄，颗粒大，口感爽利，无籽，甜香。黑加仑葡萄干有一股醇香味，无籽，甜腻，价格较高。

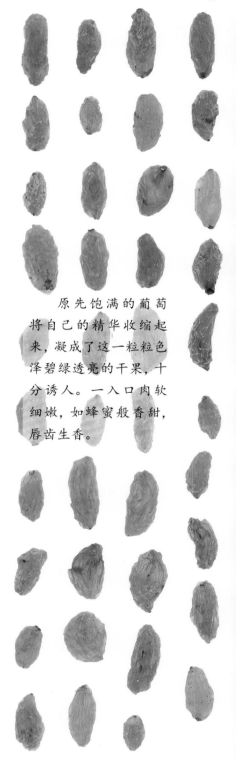

原先饱满的葡萄将自己的精华收缩起来，凝成了这一粒粒色泽碧绿透亮的干果，十分诱人。一入口肉软细嫩，如蜂蜜般香甜，唇齿生香。

营养成分表（100g 葡萄干）

热量(kJ): 1439	磷(mg): 90
碳水化合物(g): 83.4	钾(mg): 995
蛋白质(g): 2.5	钠(mg): 19.1
脂肪(g): 0.4	镁(mg): 45
膳食纤维(g): 1.6	铁(mg): 9.1
维生素C(mg): 5	锌(mg): 0.18
钙(mg): 52	硒(μg): 2.74

左老师饮食笔记

水果晒干制成果干，水分会有一定的流失，但是其所含的维生素、β-胡萝卜素及膳食纤维等多种营养成分却得到了浓缩。红枣、葡萄干等天然果干还能为人体补充钾、铁等。其他蜜饯，保证安全制作的前提下，适量食用，也能为人体补充营养。

糖尿病患者能不能吃葡萄干呢？葡萄干是葡萄经过风干制成的，其内的葡萄糖含量更高了，果糖的含量高达60%。对于糖尿病患者而言，如果血糖控制情况比较好，可以每天吃几粒新鲜葡萄，因为葡萄皮、葡萄子里含有清血管、降血脂的物质，对心血管有好处，但不建议糖尿病患者长期食用葡萄干。

甜心蜜饯

左老师饮食笔记

吹弹可破、鲜艳欲滴的鲜果先进行晒制，就变成了香酥可口的果干，而人们将这些果干进行糖渍或盐腌后，又或蒸或煮或晒，百转千回制成了各种颜色的蜜饯。

原先的鲜艳欲滴渐变为深层的色泽，常见的有棕色、金黄色或琥珀色，鲜明透亮，手指触及，稍稍有黏性，当作小零食是随手即得的美味，做烘焙，打扮糕点，又是锦上添花的佳肴。但很多蜜饯在制作过程中添加了一些甜味剂等物质，所以我们在食用时一定要注意：美味不可辜负，健康更是要紧，尤其是肥胖或高血糖患者更要限量食用。

我有一个非常要好的朋友，可以用"嗜甜如命"来形容，每天除了甜饮料、甜点以外，还随身携带各种蜜饯。用她自己的话说："别人爱用口香糖，我爱用蜜饯来慰劳我的味蕾。"虽然她体形没有发胖，但是在近两年的体检中，医生频频提醒她："血糖升得太快了！"虽然吃甜食或蜜饯不一定会导致糖尿病，但是过度食用蜜饯等食物，很可能会诱发血糖升高，给身体脏器造成一定的负担。如果你的身边有这样的朋友，一定要告诉他（她）：甜蜜的生活，也要有节制地吃甜。

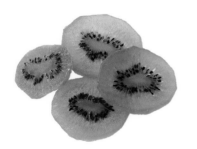
黄心猕猴桃片

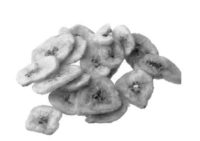
香蕉片

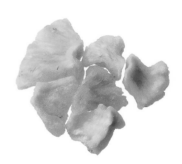
菠萝圈

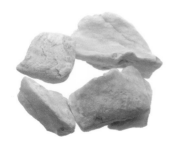
榴莲干

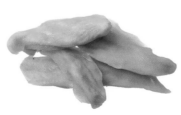
芒果干

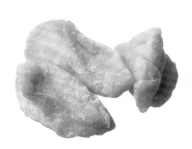
蜂蜜杨梅

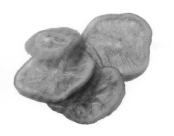

香橙片

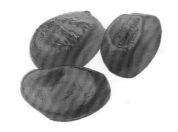

清香金橘

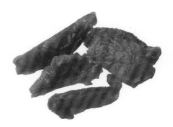

冰糖雪梨干

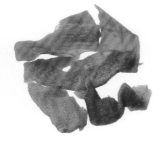

木瓜干

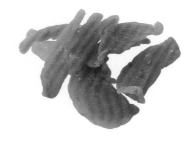

黄桃果干

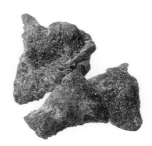

盐津桃肉

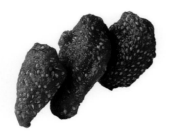

草莓果

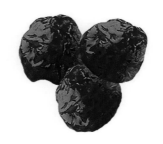

清香樱桃

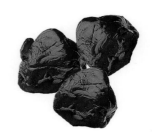

桂花加应子

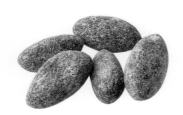

盐渍橄榄

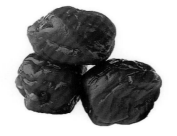

铁观音茶梅

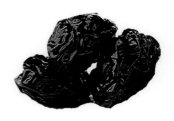

加州西梅

坚果

左老师说营养：研究人员对杏仁、腰果、榛子、夏威夷果、胡桃、花生、开心果、核桃8种坚果进行比较，膳食纤维含量最高的是榛子、开心果、杏仁，腰果、夏威夷果、核桃纤维含量偏低。所有坚果维生素E含量都很高，其中核桃的维生素E含量居首。

坚果类所含的脂肪酸中以亚油酸和油酸等不饱和脂肪酸为主，温带所产坚果的不饱和脂肪酸含量普遍高于热带所产坚果，通常达80%以上，核桃的亚油酸、亚麻酸含量最高。

核桃

营养：核桃中的ω-3脂肪酸含量远远高于其他坚果，可滋养脑细胞，增强脑功能，而且含有丰富的精氨酸、油酸、抗氧化物质，可保护心血管，对预防冠心病、中风等疾病大有裨益。

核桃所含的大量维生素E能促进血液循环，经常食用还能润肌肤、乌须发。核桃含有铬，能促使葡萄糖转化为能量并被消耗掉，对糖尿病患者非常有利，有"长寿果"之称。

营养成分表（100g核桃）

热量(kJ): 2704	维生素E(mg): 43.21
碳水化合物(g): 19.1	钙(mg): 56
蛋白质(g):14.9	磷(mg): 294
脂肪(g): 58.8	钾(mg): 385
膳食纤维(g): 9.5	钠(mg): 6.4
维生素A(μg): 5	镁(mg): 131
维生素B_1(mg): 0.15	铁(mg): 2.7
维生素B_2(mg): 0.14	锌(mg): 2.17
维生素C(mg): 1	硒(μg): 4.62

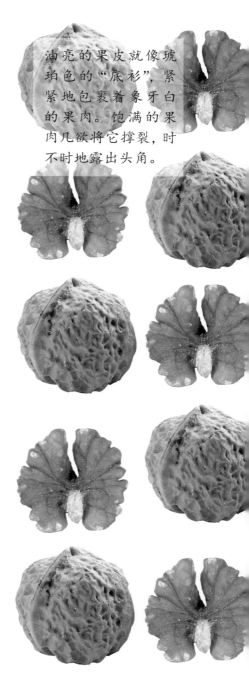

油亮的果皮就像琥珀色的"底衫"，紧紧地包裹着象牙白的果肉。饱满的果肉几欲将它撑裂，时不时地露出头角。

葵花子

营养：葵花子含有丰富的不饱和脂肪酸和矿物质，有助于降低人体血液中的胆固醇水平，有益于保护心血管健康。它含有丰富的维生素E，具有较强的抗氧化作用，经常食用可延缓细胞衰老，使情绪安定。葵花子含有的矿物质比例非常适合人体的需要，经常食用可增强记忆力，改善失眠，对心脑血管疾病和神经衰弱有很好的作用，但切忌一次吃太多炒葵花子，以免上火。

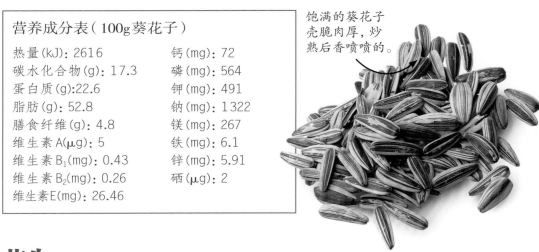

饱满的葵花子壳脆肉厚，炒熟后香喷喷的。

营养成分表（100g葵花子）	
热量(kJ): 2616	钙(mg): 72
碳水化合物(g): 17.3	磷(mg): 564
蛋白质(g):22.6	钾(mg): 491
脂肪(g): 52.8	钠(mg): 1322
膳食纤维(g): 4.8	镁(mg): 267
维生素A(μg): 5	铁(mg): 6.1
维生素B$_1$(mg): 0.43	锌(mg): 5.91
维生素B$_2$(mg): 0.26	硒(μg): 2
维生素E(mg): 26.46	

花生

营养：花生被人们誉为"植物肉"，它含有丰富的维生素K，每100克花生就含有100微克的维生素K。维生素K有很好的止血作用，对多种出血性疾病和因出血引起的贫血有很好的疗效。花生所含的维生素E和锌，能增强记忆，抵抗衰老，对维持大脑功能有很好的作用。它所含的叶酸和大量不饱和脂肪酸，有助于"坏胆固醇"的排出，对缓解高脂血症很有帮助。

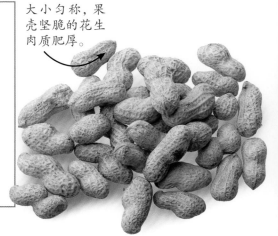

大小匀称，果壳坚脆的花生肉质肥厚。

营养成分表（100g花生仁）	
热量(kJ): 2400	维生素E(mg): 18.09
碳水化合物(g): 21.7	钙(mg): 39
蛋白质(g):24.8	磷(mg): 324
脂肪(g): 44.3	钾(mg): 587
膳食纤维(g): 5.5	钠(mg): 3.6
维生素A(μg): 5	镁(mg): 178
维生素B$_1$(mg): 0.72	铁(mg): 2.1
维生素B$_2$(mg): 0.13	锌(mg): 2.5
维生素C(mg): 2	硒(μg): 3.94

栗子

营养：栗子含有丰富的淀粉、蛋白质、脂肪以及B族维生素，可补益营养、增强体力，具有益气健脾、厚补胃肠的作用。它含丰富的维生素B_2，对日久难愈的小儿口舌生疮和成人口腔溃疡有益。

营养成分表（100g栗子）	
热量(kJ): 789	维生素E(mg): 4.56
碳水化合物(g): 42.2	钙(mg): 17
蛋白质(g):4.2	磷(mg): 89
脂肪(g): 0.7	钾(mg): 442
膳食纤维(g): 1.7	钠(mg): 13.9
维生素A(μg): 32	镁(mg): 50
维生素B_1(mg): 0.14	铁(mg): 1.1
维生素B_2(mg): 0.17	锌(mg): 0.57
维生素C(mg): 24	硒(μg): 1.13

栗子常被称为"木本粮食"，能为人体提供较多热能，肾虚的老年人，小便频多、内寒泄泻的人宜食。婴幼儿、脾胃虚弱者、糖尿病患者不宜多食。

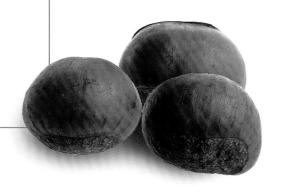

松子

营养：松子是红松、白皮松、华山松等多种松的果实，又称海松子、罗松子、红松果、松仁等。松子富含不饱和脂肪酸，能降低血脂，预防心血管疾病。松子中所含的大量矿物质如钙、铁、磷、钾等，能强壮筋骨、益智健脑。松子中维生素E含量丰富，有很好的软化血管、延缓衰老的作用。中医认为，松子有补肾益气、养血润肠、滋补健身的作用，常食松子，可以强身健体。对老年人体弱、腰痛、便秘等有一定的疗效。

营养成分表（100g松子）	
热量(kJ): 2782	维生素E(mg): 34.48
碳水化合物(g): 19	钙(mg): 3
蛋白质(g):12.6	磷(mg): 620
脂肪(g): 62.6	钾(mg): 184
膳食纤维(g): 12.4	镁(mg): 567
维生素A(μg): 7	铁(mg): 5.9
维生素B_1(mg): 0.41	锌(mg): 9.02
维生素B_2(mg): 0.09	硒(μg): 0.63

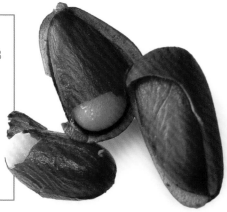

莲子

营养: 莲子又称为莲米，白色，球形，中有绿色莲心。莲心味苦，莲子去心后称为通心莲。莲子含有大量的淀粉和棉子糖，还含有丰富的维生素C。

营养成分表（100g莲子）	
热量(kJ): 1463	钙(mg): 97
碳水化合物(g): 67.2	磷(mg): 550
蛋白质(g):17.2	钾(mg): 846
脂肪(g): 2	钠(mg): 5.1
膳食纤维(g): 3	镁(mg): 242
维生素B₁(mg): 0.16	铁(mg): 3.6
维生素B₂(mg): 0.08	锌(mg): 2.78
维生素C(mg): 5	硒(μg): 3.36
维生素E(mg): 2.71	

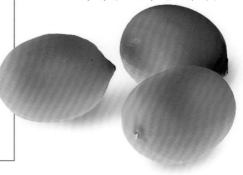

"莲子心中，自有深深意"，嫩绿的果肉莹润透亮，轻轻一咬，清香四溢，莲心养神。

腰果

营养: 腰果富含蛋白质、脂肪、维生素、矿物质以及多种微量元素，具有抗氧化、防衰老、防治肿瘤和抗心血疾管病的作用。

营养成分表（100g腰果）	
热量(kJ): 2338	钙(mg): 26
碳水化合物(g): 41.6	磷(mg): 395
蛋白质(g): 17.3	钾(mg): 503
脂肪(g): 36.7	钠(mg): 251.3
膳食纤维(g): 3.6	镁(mg): 153
维生素A: 8	铁(mg): 4.8
维生素B₁(mg): 0.27	锌(mg): 4.3
维生素B₂(mg): 0.13	硒(μg): 34
维生素E(mg): 3.17	

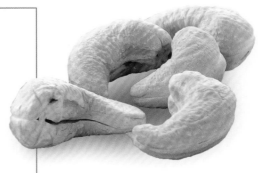

巴旦木仁

营养: 巴旦木仁其实就是扁桃仁，香脆可口，含有丰富的维生素E，除了加工成美味的零食，它还可以作为很好的烘焙食材。

猪肉

选购：挑选猪肉时，要先看猪肉皮和肉的颜色，好的猪肉皮表面呈乳白色，表皮下的脂肪洁白、有光泽，脂肪层的厚度适宜。正常的猪肉呈淡红或者鲜红色，如果肉的颜色呈深红色、紫红色，往往是有问题的。好的猪肉表面微干或稍微潮湿，可以用手指按压，弹性好、不黏手的猪肉为佳。如果是冻猪肉，表面会有少量冰晶，也可以用手捏一下，手感微弹为佳；若是摸起来像一块冰，则很可能是注水肉，这样的猪肉最好不要购买。

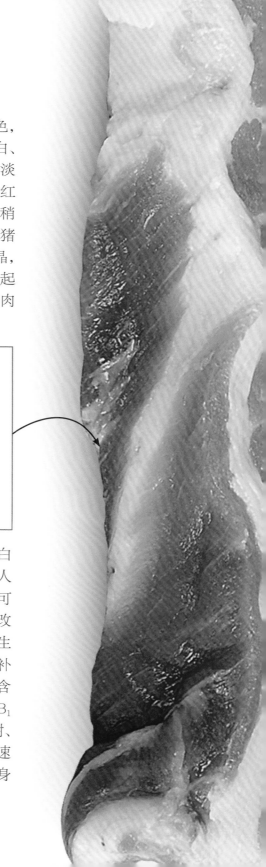

营养成分表（100g猪肉）	
热量(kJ)：1653	钙(mg)：6
碳水化合物(g)：37	磷(mg)：162
蛋白质(g)：13.2	钾(mg)：204
脂肪(g)：37	钠(mg)：59.4
维生素A(mg)：18	镁(mg)：16
维生素B$_1$(mg)：0.22	铁(mg)：1.6
维生素B$_2$(mg)：0.16	锌(mg)：2.06
维生素E(mg)：0.35	硒(μg)：11.97

左老师说营养：相比于羊肉和牛肉，猪肉的蛋白质含量比较低，脂肪含量却相对较高，能提供人体必需的氨基酸。猪肉味甘咸，滋阴润燥，可以提供促进血红素和铁吸收的半胱氨酸，能改善缺铁性贫血。猪肉中的蛋白质能满足人体生长发育的需要，尤其是精瘦猪肉的蛋白质可补充豆类蛋白质中必需氨基酸的不足。猪肉所含的脂肪可提供人体所需要的热量，而维生素B$_1$的含量居肉类之冠，它能促进人体新陈代谢、预防末梢性神经炎。吃了猪肉之后，人能迅速恢复精力。重体力劳动者宜吃猪肉，可以强身健体。

前排肉

营养：前排肉是指背部靠近脖子的一块肉，有肥有瘦，肉质较嫩，适合炖食或制作米粉蒸肉。

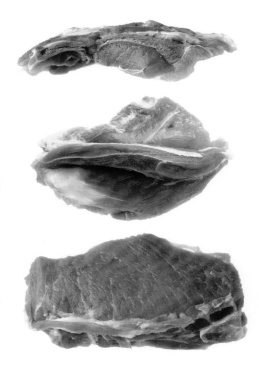

前臀尖

营养：前臀尖是指猪的上肩肉，肉质稍嫩，其中的梅花肉价格最为昂贵。臀尖肉肥瘦适宜，适合做肉馅、丸子等。

里脊肉

营养：里脊肉是脊骨下面一条与大排骨相连的瘦肉，是最嫩的猪肉，产量较少，常被用来炒、熘和烤食。

排骨

营养：排骨是指剔肉后剩下的肋骨和脊椎骨，上面还附有少量的肉，吃起来鲜美不油腻，红烧或者煲汤都很好。

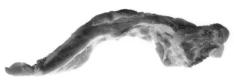

五花肉

营养：五花肉是指肋骨部分至肘部的肉，通常为一层肥肉、一层瘦肉夹层排列，最多的排列有五层，适合红烧、炖和粉蒸肉。香烤五花肉条，口感香酥柔韧，味道浓郁回甜。

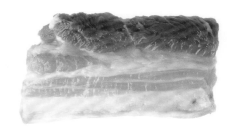

后臀尖

营养：后臀尖位于臀部上面的瘦肉，肉质与里脊肉非常相似，常被用来代替里脊肉，可用于炒、炸、熘。后臀肉还包括后腿上方、臀尖下方部位的肉，但是这个部位的肉常常有较长的纤维，多用来制作白切肉和回锅肉。

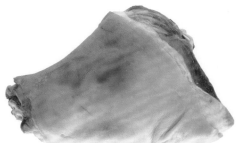

牛肉

左老师说营养：牛肉有黄牛肉、水牛肉之分，肉色鲜红，味道鲜美，有"肉中骄子"的美称，所含的蛋白质、氨基酸能提高机体抗病能力，更适合病人补血养血、修复组织。其所含的锌可减少胆固醇的蓄积，防治动脉硬化，所含的镁能维护心血管的健康。

营养成分表（100g牛肉）	
热量(kJ): 523	磷(mg): 168
碳水化合物(g): 2	钾(mg): 216
蛋白质(g):19.9	钠(mg): 84.2
脂肪(g): 4.2	镁(mg): 20
维生素 B_1(mg): 0.04	铁(mg): 3.3
维生素 B_2(mg): 0.14	锌(mg): 4.73
维生素E(mg): 0.65	硒(μg): 6.05
钙(mg): 23	

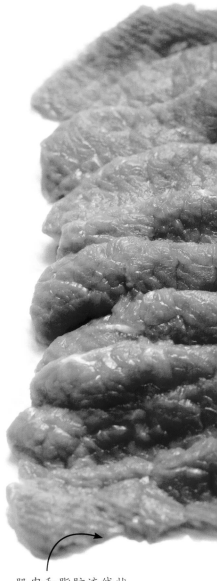

《本草纲目》记载，牛肉味甘，性平，入脾、胃经，有安中益气、养脾胃、补虚健体、强筋骨、消水肿、除湿气的功效，尤其适合贫血、血虚的人食用，不仅能补气还能补血。

牛排

营养：牛排有多种分类，但所有牛排都富含蛋白质、氨基酸等营养，煎制得当，鲜香味美。

菲力牛排

营养："菲力"指的是牛里脊肉（通常牛有13根肋骨，其中前7根所在部位的肉为牛里脊），是牛脊上最嫩的肉，几乎没有肥肉，口感非常柔软。

菲力牛排瘦与嫩兼得，颇得人们的青睐。顶级菲力牛排只需用海盐和黑胡椒腌制一下，再烤制即可，用过多的酱汁反而掩盖了鲜嫩的原汁原味。

肌肉和脂肪流线状分布，清晰、漂亮的条纹，汁肉饱满，却毫无肥腻之感。

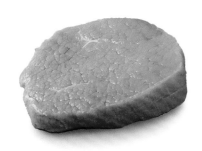

T骨牛排

营养： T骨牛排由脊骨组成，因同时包含牛里脊和牛外脊的肉，因此可以同时尝到菲力牛排的鲜嫩多汁和西冷牛排的坚韧劲道。

　　自制T骨牛排要保留一点脂肪增加香味，然后按规定的厚度和重量切开外脊肉和里脊肉，最后用锯将脊骨锯断成厚片状即可。

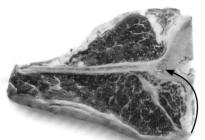

T骨位于牛脊骨的地段，贯穿脊骨的内外，随其上的肉质被裁切、分离。

肉眼牛排

营养： 肋排上的肉，肥瘦兼有。肉眼牛排可切成薄片煎炒，亦可切成牛排烧烤。

　　肉眼牛排一般指取自牛身中间的无骨部分，由于这个部分的肌肉不会经常活动，所以肉质十分柔软、多汁，并且均匀地布满雪花纹脂肪。煎制时，可以将肉块立起来，将周围的脂肪圈层煎制得酥嫩香脆。

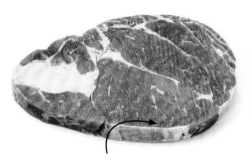

"眼"是指肌肉突起的圆形横切面。

战斧牛排

营养： 来自最后两根肋骨部分的肉，是牛肋骨肉一种特定的切法，通常分量较大，肉骨合体，味道独特。

　　战斧烤制成的牛排分量很足，肉的厚度一般在5厘米左右，一块战斧牛排一般可以供2~3人共享。

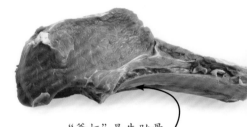

"斧柄"是牛肋骨。
"斧头"是牛肋眼。

牛胸肉

营养： 牛胸肉有筋有皮，肥瘦相间，肉味浓郁，适合炖煮。

　　牛胸部位是牛呼吸、进食时经常涉及的运动部位，肌肉得到锻炼，十分肥壮，蛋白质含量多，肌肉纤维多，脂肪含量低。中医认为，牛胸肉有补益精血、温经通脉的作用。

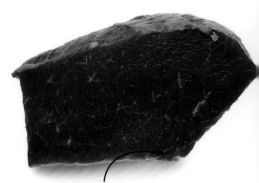

肉色鲜艳，纤维密实。

牛腱

营养：牛腱位于牛的肩膀到前腿的部位，这是牛运动时的活动部位，所以脂肪相对较少，而蛋白质含量很高，烤制后吃进嘴里，嚼劲十足，又仿佛带有软绵绵的栗子般口感，那种大快朵颐之感最令人满足。

左老师饮食笔记

牛腱肉的脂肪比腓力牛排还要少。牛腱肉的做法很多，四川达县的传统名食"灯影牛肉"，粤菜中的"淮杞炖牛腿肉"都是以腱子肉为主要原料做成的。"灯影牛肉"的肉片薄如纸，色红亮，味麻辣鲜脆，细嚼之，回味无穷。"淮杞炖牛腿肉"是冬令炖品，肉软烂，山药香，汤清鲜，富有营养。牛腱肉的脂肪含量较少，略显干燥，若自己动手做腱子肉，可以先将牛肉放入红酒或醋中浸泡一会，在增加香味的同时，可以使肉质更加软嫩。

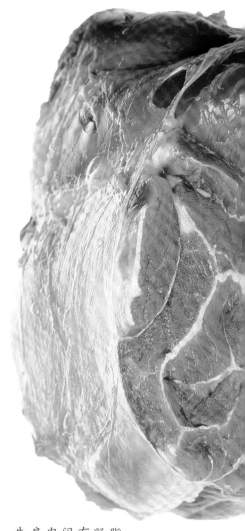

牛肩肉

营养：牛上肩肉是肩胛肉中最接近头部的肉，肉厚而软，肌理细腻。

　　牛肩肉的间隙脂肪含量较多，分布均匀，肉质鲜嫩，口感醇厚。

牛肩肉间有凝脂，仿佛是在红肉之间铺了一层霜。

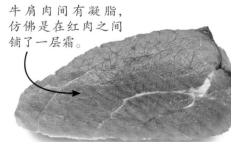

牛腩

营养：牛腩是腹五花肉下方的肉，一般市售牛腩是取自肋骨间的去骨条状肉，牛腩中的瘦肉较多，脂肪较少，肉中富含各类氨基酸。

　　牛腩的口感粗中有细，煮熟后肉质松紧适口，很有层次感。

牛腩肌理相对粗糙，肉味更加浓郁。

牛脊骨

营养：牛脊骨中富含维生素及钙、钾、磷等多种矿物质，而且有大量的优质蛋白质，用牛骨头熬汤，慢熬细炖后，其中所含的营养成分就能溶出。

牛骨上适量保存些牛肉一起炖煮，炖到肉能脱骨，牛肉酥烂时再加入其他食材一起烹制，汤浓味美。

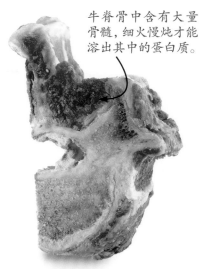

牛脊骨中含有大量骨髓，细火慢炖才能溶出其中的蛋白质。

牛肋排

营养：牛肋排肉质滑嫩，其中富含蛋白质、铁、锌等多种营养素，病后贫血、营养不良、筋骨酸软的人可以适量食用。

牛肋排是胸腔的片状排骨。肉层比较薄，肉质比较瘦，口感比较嫩，但是因为有一侧连接背脊，所以骨头比较粗。

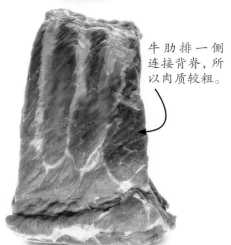

牛肋排一侧连接背脊，所以肉质较粗。

牛霖

营养：牛霖肉的纤维组织较粗，结缔组织又较多，应横切，将长纤维切断，不能顺着纤维组织切，否则不仅没法入味，还嚼不烂。

牛后腿部位的肉，经精细修割干净，剔除筋油，不带肥脂，其外观呈长圆柱形状，每块平均重量为3~4千克。肉质鲜红，感观新鲜细腻，几乎是纯瘦肉。

左老师饮食笔记

如何鉴别牛肉是否新鲜？新鲜牛肉的肌肉有光泽，红色均匀，脂肪洁白或淡黄色。变质肉的肌肉色暗，无光泽，脂肪呈黄绿色。变质肉的外表粘手或极度干燥，新切面发黏，指压后凹陷不能恢复，留有明显压痕。新鲜肉具有鲜肉味儿；变质肉有异味甚至臭味。

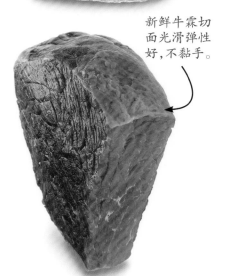

新鲜牛霖切面光滑弹性好，不黏手。

其他肉类

羊肉

营养：羊肉同猪肉、牛肉相比，脂肪、胆固醇含量较少，它对人体的"副作用"相对更低。羊肉含有丰富的蛋白质、脂肪、矿物质，可为人体提供热量，促进血液循环，有御寒暖身的作用。常吃羊肉可以提高身体素质，增强抗疾病能力。羊肉含维生素B_1、维生素B_2、维生素E和铁，可预防贫血，改善手脚冰冷等症状。

《本草纲目》记载，羊肉味甘，性温，入脾、肾经，能暖中补虚、补中益气、开胃健身、养胆明目、益肾气，可治虚劳寒冷、五劳七伤。羊肉可缓解老年人耳鸣眼花、腰膝无力症状，还有助元阳、补精血的功效。发热患者不宜多食，因为羊肉性热，会加重发热。

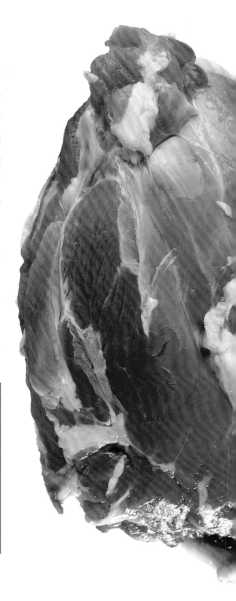

营养成分表（100g羊肉）	
热量(kJ)：849	磷(mg)：146
蛋白质(g)：19	钾(mg)：232
脂肪(g)：14.1	钠(mg)：80.6
维生素B_1(mg)：0.05	镁(mg)：20
维生素B_2(mg)：0.14	铁(mg)：2.3
维生素E(mg)：0.26	锌(mg)：3.22
钙(mg)：6	硒(μg)：32.2

羊肉有山羊肉、绵羊肉之分。羊肉肉质与牛肉相似，比猪肉肉质细嫩，但肉膻味较浓。常被用来炒食、烤食、炖食和涮火锅。

左老师饮食笔记

"鱼羊"为鲜，鲜美柔嫩的肉质让羊肉和鱼肉齐名，很多人虽对羊肉垂涎万分，但无法接受羊肉较浓的肉膻味。其实炖羊肉的时候，不妨在锅里加入切成小块的甘蔗，一方面能去除羊肉的膻味，另外也能代替糖的作用，提升鲜甜的味道。

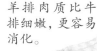

羊排肉质比牛排细嫩，更容易消化。

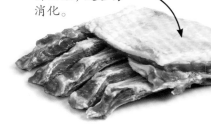

鸭肉

营养：鸭肉富含不饱和脂肪酸和短链脂肪酸，有助于降低胆固醇，保护心脑血管。鸭肉含有丰富的烟酸，对心肌梗死等心脏疾病患有保护作用。鸭肉含B族维生素，对人体新陈代谢、神经系统和消化系统的维护都有良好的作用，还能抵抗多种炎症。所含维生素E可清理血液，维护血管健康，还有抗衰老的作用。

新鲜的鸭肉外皮呈淡黄色而且富有光泽，肉质红嫩细腻，无异味，不粘手，有弹性，用手按一下能够立刻恢复原状。

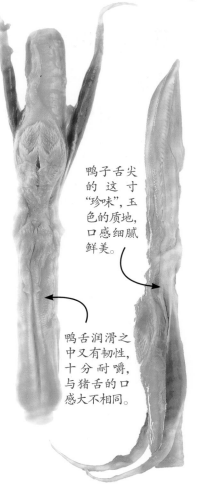

鸭子舌尖的这寸"珍味"，玉色的质地，口感细腻鲜美。

鸭舌润滑之中又有韧性，十分耐嚼，与猪舌的口感大不相同。

营养成分表（100g鸭肉）	
热量(kJ): 1044	磷(mg): 122
碳水化合物(g): 0.2	钾(mg): 191
蛋白质(g):15.5	钠(mg): 69
脂肪(g): 19.7	镁(mg): 14
维生素B$_1$(mg): 0.08	铁(mg): 2.2
维生素B$_2$(mg): 0.22	锌(mg): 1.33
维生素E(mg): 0.27	硒(μg): 12.25
钙(mg): 6	

鸭舌

营养：鸭舌是餐桌上的"美食尖货"。鸭舌蛋白质含量较高，还含有磷脂，对神经系统和身体发育有重要作用，也有助于智力发育。

鸭掌

营养：鸭掌筋多，皮厚，无肉。筋多则有嚼劲，皮厚则含汤汁，肉少则易入味。

鸭肠

营养：鸭肠富含蛋白质、B族维生素、维生素C、维生素A和钙、铁等微量元素。对人体新陈代谢、神经、心脏、消化和视觉的维护都有良好的作用。

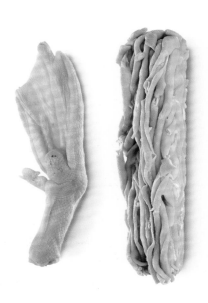

鸡肉

营养：鸡肉是餐桌上最常见的禽肉之一，肉质细嫩，脂肪含量少，滋味鲜美，可炒、炖、凉拌和煲汤。鸡的品种很多，不同的品种其味道和功效也有差异。

禽流感爆发后市场上不再出售活鸡，对于冷冻优质鸡肉的挑选首先要观皮色，颜色粉白或微黄者为佳，如果鸡皮褶皱僵硬，颜色清灰，则不宜购买。

鸡肉中的蛋白质容易被人体吸收，脂肪和磷脂含量也很丰富，有增强体力、强壮身体的作用。鸡肉的脂肪含量少于一般的红肉，须限制热量摄入的糖尿病患者可以适量食用。

营养成分表（100g鸡肉）

热量(kJ)：699
碳水化合物(g)：1.3
蛋白质(g)：19.3
脂肪(g)：9.4
维生素B_1(mg)：0.05
维生素B_2(mg)：0.09
维生素E(mg)：0.67
钙(mg)：9
磷(mg)：156
钾(mg)：251
钠(mg)：63.3

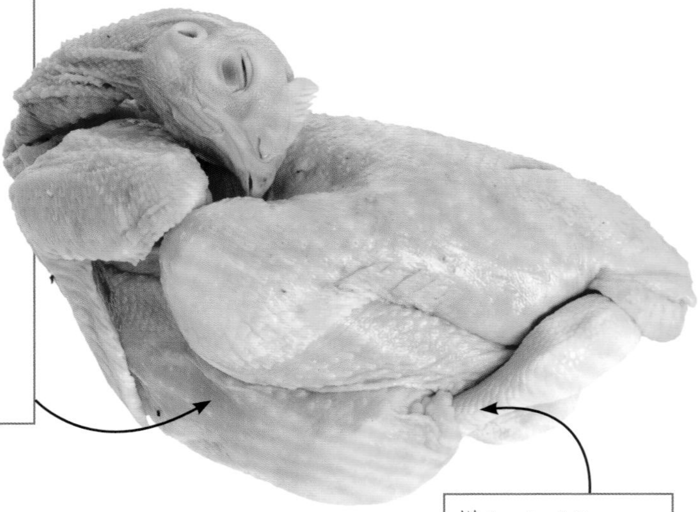

镁(mg)：19
铁(mg)：1.4
锌(mg)：1.09
硒(μg)：11.75

《本草纲目》记载，鸡的种类很多，各地均有，大小、形色各异。丹雄鸡肉味甘，性微温，可治女性崩中漏下；白雄鸡肉味酸，性微温，有下气、疗狂邪、安五脏、伤中消渴的作用；黑雌鸡肉味甘、酸，性温、平，可治风寒湿痹、五缓六急，有安胎作用。

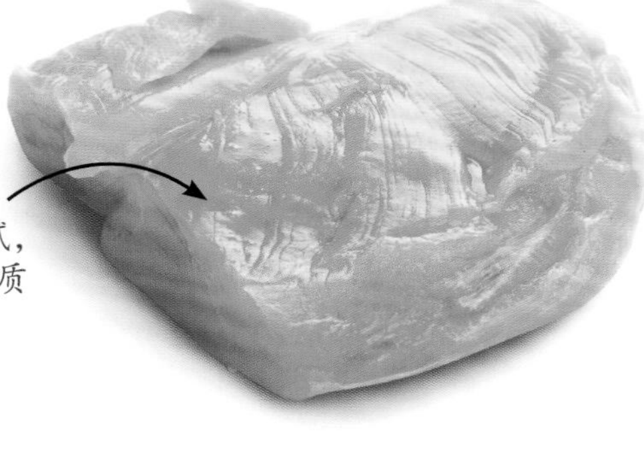

鸡胸肉纤维细腻，脂肪含量少，肉质嫩滑。

鸡翅根

营养：鸡翅根口感近似鸡胸脯肉，但鸡翅根所含油脂更多，肉汁更加丰富，口感更好。

鸡翅根是连接鸡体至鸡翅的第一关节处，肉较鸡翅尖要多，肉质润滑细腻。

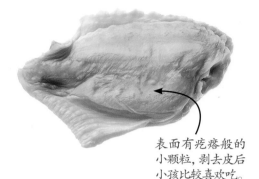

表面有疙瘩般的小颗粒，剥去皮后小孩比较喜欢吃。

琵琶腿

营养：琵琶腿是鸡腿上链接鸡爪与大腿之间的部分，因切开后状如琵琶，所以叫作"琵琶腿"，又称"鸡小腿"。

琵琶腿柔软嫩滑感，又有嚼劲。

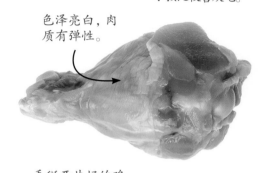

色泽亮白，肉质有弹性。

鸡肝

营养：鸡肝富含维生素和铁等营养素。

将鸡肝烤制后，香味浓郁，口感软中带有弹性。

手掰开片好的鸡心，洗净瘀血再烹调。

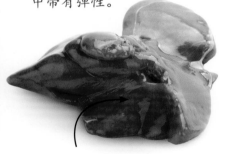

鸡肝中富含容易吸收的维生素A。

鸡心

营养：鸡心吃起来有着清脆的嚼劲，而且比鸡胗要柔软，入口清爽香甜。

要把鸡心里面比较明显的血块挑出来，然后放在清水里反复揉搓干净。

鸡肾

营养：鸡肾的营养物质大部分为蛋白质和脂肪，缺乏维生素，不宜长期食用。

鸡肾拌酱汁烤制后吃起来很有嚼劲，味道甘甜鲜美。

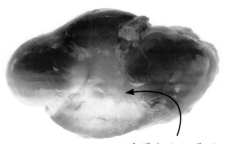

鸡胃大小如栗子，色泽如猪肝。

鸡蛋

选购：优质的鸡蛋蛋壳完整、坚硬，表面摸起来有发涩的感觉，轻轻摇晃没有声音，也可以迎着光线看一下蛋，不散黄的蛋看起来是透光的。

保存：宜放入冰箱保存。

营养：鸡蛋所含DHA和卵磷脂对神经系统和身体发育有很大的作用，能健脑益智，改善记忆力。鸡蛋含有丰富的优质蛋白质，其蛋白质品质仅次于母乳，另外还含有大量的维生素和矿物质，白皮鸡蛋和红皮鸡蛋的营养基本相同。

《本草纲目》记载，鸡蛋味甘、咸，性平，入心、胃、肾经。蛋白有清热的作用，可治疗目赤咽痛，蛋黄则有补血作用。

优质鸡蛋蛋壳干净，壳上有一层白霜，色泽鲜明，气孔明显。用嘴向蛋壳上轻轻哈一口热气，轻嗅一下，鲜蛋壳有轻微的生石灰味。

营养成分表（100g 鸡蛋）

热量(kJ)：602	钙(mg)：56
碳水化合物(g)：2.8	磷(mg)：130
蛋白质(g)：13.3	钾(mg)：154
脂肪(g)：8.8	钠(mg)：131.5
胆固醇(mg)：585	镁(mg)：10
维生素A(μg)：234	铁(mg)：2
维生素B$_1$(mg)：0.11	锌(mg)：1.1
维生素B$_2$(mg)：0.27	硒(μg)：14.34
维生素E(mg)：1.84	

左老师饮食笔记

蒸鸡蛋怎样蒸得更平整？很多妈妈都会给孩子蒸个瘦肉鸡蛋羹，或者直接蒸鸡蛋。但是有时候蒸出的蛋羹表面总会出现塌陷，要让蛋羹表面平整，是有妙招的。首先，可以将四分之三的蛋液蒸熟，大约4分钟以后，再将剩下的四分之一的蛋液铺上去再蒸3分钟，这样蒸出来的蛋羹就会平整很多，可避免表面出现坑。

鸡蛋的脂肪大多集中在蛋黄中，以不饱和脂肪酸为多。

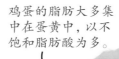

柴鸡蛋

营养：柴鸡蛋是散养鸡下的鸡蛋。很多人都认为散养的母鸡"吃喝"均比养鸡场的母鸡优越，所以柴鸡蛋的营养也会高于普通鸡蛋。实际上，柴鸡蛋的维生素E与饱和脂肪酸含量要高于普通鸡蛋，但是维生素A和B族维生素的含量则不如普通鸡蛋。

科学家对普通鸡蛋和柴鸡蛋的17种氨基酸含量进行分析后发现，两者之间的营养成分并没有明显差异。

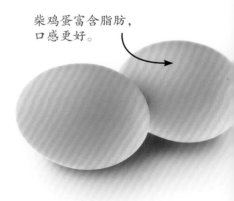

柴鸡蛋富含脂肪，口感更好。

山鸡蛋

营养：山鸡蛋含有丰富的蛋白质、脂肪和维生素以及铁、钙等多种矿物质。

山鸡蛋是野生山鸡所下的蛋，不过现在市场上很难买到真正的山鸡蛋。

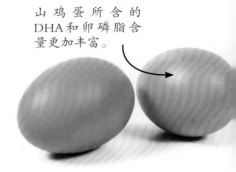

山鸡蛋所含的DHA和卵磷脂含量更加丰富。

乌鸡蛋

营养：乌鸡蛋分为绿皮乌鸡蛋和白皮乌鸡蛋，和普通鸡蛋相比，乌鸡蛋的蛋黄要更大，蛋清会更浓稠一些。

乌鸡蛋的脂肪和胆固醇含量则相对较低，更加适合老人和小孩食用。

左老师饮食笔记

很多人认为，红壳鸡蛋比白壳鸡蛋营养价值高，国内外有关专家对此做了研究之后，已经否定了这种看法，在营养价值方面，红壳鸡蛋和白壳鸡蛋相差无几，可以说是一样的。

1.蛋白质：白壳鸡蛋比红壳鸡蛋高0.75%左右。

2.维生素：白壳鸡蛋的维生素A、维生素B_1、维生素B_2都略高于红壳蛋。

3.脂肪：红壳鸡蛋比白壳鸡蛋高1.4%左右。

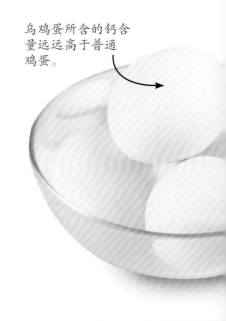

乌鸡蛋所含的钙含量远远高于普通鸡蛋。

其他蛋

鸭蛋

营养： 鸭蛋吃起来比鸡蛋要细腻一些，如果直接煮熟后，鸭蛋蛋白微微发蓝，蛋黄比起鸡蛋蛋黄还要偏黄一些，白水鸭蛋的腥味会比较重一些。鸭蛋中各种矿物质的总量超过鸡蛋。

左老师饮食笔记

如何延长鸭蛋的保存时间？鸡蛋或鸭蛋都要大头朝上竖着放，因为蛋清浓稠，能有效固定蛋黄的位置，但若存放时间较长，蛋白所含的的黏液会在蛋白酶的作用下慢慢稀释，失去固定蛋黄的作用。如果横放，蛋黄就会上浮靠近蛋壳变成贴壳蛋。蛋头有一个气壳，如果把大头朝上竖立放着，里面的气体自然隔开了蛋黄和蛋壳，保存时间就能长一点了。

鸭蛋比起鸡蛋显得更莹润光滑。两个鸭蛋放在一起磕碰，清脆的就是好鸭蛋，比较沙哑的，或者声音发闷的可能是有裂缝的蛋。

营养成分表（100g鸭蛋）	
热量(kJ)：753	钙(mg)：62
碳水化合物(g)：3.1	磷(mg)：226
蛋白质(g)：12.6	钾(mg)：135
脂肪(g)：13	钠(mg)：106
胆固醇(mg)：565	镁(mg)：13
维生素A(μg)：261	铁(mg)：2.9
维生素B$_1$(mg)：0.17	锌(mg)：1.67
维生素B$_2$(mg)：0.35	硒(μg)：15.68
维生素E(mg)：4.98	

红心咸鸭蛋

营养： 散养的鸭子经常食用水生生物，体内积存了较多的矿物质，从而使蛋心呈现红色，味道特别醇香鲜美。

目前市场上有很多所谓的红心鸭蛋是人工喂养苏丹红形成的假"红心蛋"，这种添加剂对人体有害。选购咸鸭蛋的时候，一定要注意，不要以是否是红心蛋来判断咸鸭蛋品质优劣。

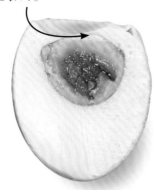

咸鸭蛋切开后，蛋黄流油飘香，十分美味，但一定要适量食用。

皮蛋

营养：皮蛋也叫松花蛋，是用鸭蛋制成的。生蛋经过腌渍以后，蛋白凝固了，所以俗语就说皮蛋是变老的蛋。

《随息居饮食谱》中说："皮蛋，味辛、涩、甘、咸，能泻热、醒酒、去大肠火。"松花蛋里面还含有铅，不宜长期食用。

强碱作用下，蛋白变成红褐色，蛋黄变成墨绿或橙红。

鸽子蛋

营养：蛋白质和脂肪含量虽然稍低于鸡蛋，但所含的钙和铁元素均高于鸡蛋，被称为"动物人参"。

鸽子蛋含有的蛋白质和维生素都很容易被吸收，是高蛋白低脂肪的优质食材。鸽子蛋的维生素B_2含量是鸡蛋的2.5倍。

鸽子蛋纯净透亮，蛋壳吹弹可破，指甲轻划都可能留下裂纹。

鹌鹑蛋

营养：鹌鹑蛋有"卵中佳品"之称，近圆形，个体较小，每个大约5克，蛋壳上有棕褐色斑点。鹌鹑蛋通常煮至全熟或半熟后去壳，用于沙拉中，也可以腌制、水煮或做胶冻食物。

《中国药膳》记载，鹌鹑蛋味甘，性平，入肝、肾经，可补气益血、强筋壮骨，对久病或病弱体衰、心悸失眠、头晕目眩有很好的缓解作用。

蛋壳外有保护层，生鹌鹑蛋常温下能存放1个月左右。

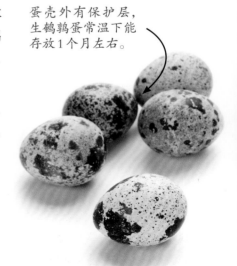

淡水鱼

选购：挑选淡水鱼的时候要选鳞片、鳍条完整的，鱼脊背的颜色呈青灰色，体形健壮，体表发亮的。目前市场上销售的淡水鱼大多都是养殖的，也有部分野生鱼。野生淡水鱼大小不齐，比与养殖的淡水鱼相比个头偏小，但口感会更鲜美。

左老师说营养：鱼肉中含有丰富的蛋白质和不饱和脂肪酸，既能为人体补充优质蛋白，又能降低血清胆固醇，保护肝脏。此外，鱼肉中也含有丰富的钙、铁、锌、锌等营养元素，营养平衡全面，老少皆宜。

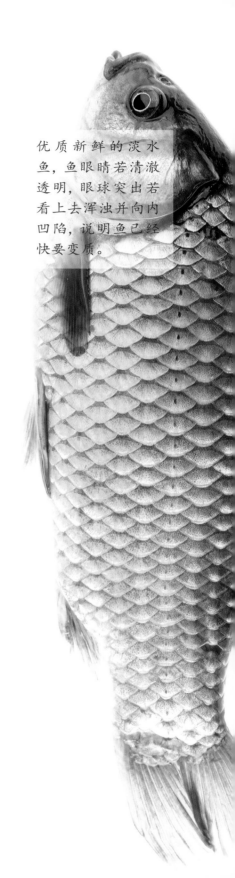

优质新鲜的淡水鱼，鱼眼睛若清澈透明，眼球突出若看上去浑浊并向内凹陷，说明鱼已经快要变质。

营养成分表（100g鲫鱼）

热量(kJ)：452	磷(mg)：193
蛋白质(g):17.1	钾(mg)：290
脂肪(g)：2.7	钠(mg)：41.2
维生素A(μg)：17	镁(mg)：41
维生素B$_1$(mg)：0.04	铁(mg)：1.3
维生素B$_2$(mg)：0.09	锌(mg)：1.94
维生素E(mg)：0.68	硒(μg)：14.31
钙(mg)：79	

鲫鱼

营养：鲫鱼肉质细嫩，可煲汤，也可煎食，肉甜味美。鲫鱼所含的蛋白质质优、完美，非常易于消化吸收，适合脾胃虚弱的人食用，可增加抗病能力。

《名医别录》记载，鲫鱼味甘，性平，入脾、胃、大肠经，有健脾和胃、利水消肿、通血脉的作用。感冒发热的人不宜多吃鲫鱼。鲫鱼搭配山药食用，有补虚益肾、利水消肿的功效。

鲤鱼

营养：鲤鱼含有丰富的优质蛋白质，吸收率可达96%，所含的脂肪多为不饱和脂肪酸，能很好地降低胆固醇，防治动脉硬化、冠心病。它含有丰富的钾离子，可防治低钾血症，增强肌肉强度，帮助高血压、高脂血症患者改善肌肉疲劳状况。

《神农本草经》记载，鲤鱼味甘，性平，入脾、肾经，有利水、消肿、下气、通乳的作用。鲤鱼含有的丰富矿物质、维生素及氨基酸，非常适合脾胃虚弱者。尤其适合孕妇以及肝病患者。鲤鱼有平肝补血的功效，可作为肝硬化、肝腹水患者的辅助食疗佳品。皮肤溃疡患者不宜多食。鲤鱼与白菜搭配食用营养更易被吸收。

新鲜鲤鱼肉质细嫩，黏液稠密。

草鱼

营养：草鱼又称鲩鱼，体色为浅茶黄色，背部青灰，腹部灰白，常居于江河湖泊中的中下层和近岸多水草区域。草鱼肉质肥嫩、少刺，可清蒸、糖醋，也可炖、煎，味道鲜美。草鱼含有丰富的蛋白质、维生素A、硒等营养元素，适量食用有解毒清热、明目降压的功效，草鱼还含有丰富的不饱和脂肪酸，可促进血液循环，保护心血管，是心血管病人的食疗佳品。

《医林纂要》记载，草鱼味甘，性温，入脾、肾经，有平肝、祛风、治痹、截疟的功效，可治虚劳及风虚头痛、截久疟。蒸食最佳，适合胃寒体质、久病虚弱、头痛、食少的人食用。草鱼肉是发物，痛疽、疔疮患者多食会加重病情。草鱼搭配豆腐食用，具有补中调胃、利水消肿的功效。草鱼不宜与咸菜同食，咸菜中的亚硝酸盐会与草鱼中的蛋白质发生反应，生成致癌物质亚硝胺。

草鱼体呈圆筒形，头部稍平扁，尾部侧扁，口呈弧形，无须。

鲈鱼

选购：优质鲈鱼头大、口大，两颌有绒毛状细齿。胸鳍特大而圆，呈扇形。尾鳍后缘稍圆。体深褐色，腹部灰白色，体侧有黑色条纹，头部和背鳍上有黑斑。

营养：鲈鱼的肉充满弹性，但质地却非常柔软，鱼肉含有丰富的蛋白质、维生素A、B族维生素、钙、镁、锌等元素，有补肝肾、益脾胃、温胃祛寒、化痰止咳、补气安神的作用。鲈鱼中的蛋白质很容易消化，而锌元素可维持神经系统正常功能，还可促进伤口愈合，有预防及淡化疤痕的作用。

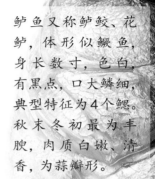

鲈鱼又称鲈鲛、花鲈，体形似鳜鱼，身长数寸，色白，有黑点，口大鳞细，典型特征为4个鳃。秋末冬初最为丰腴，肉质白嫩、清香，为蒜瓣形。

营养成分表（100g鲈鱼）	
热量(kJ)：439	磷(mg)：242
蛋白质(g)：18.6	钾(mg)：205
脂肪(g)：3.4	钠(mg)：144.1
维生素A(μg)：19	镁(mg)：37
维生素B$_1$(mg)：0.03	铁(mg)：2
维生素B$_2$(mg)：0.17	锌(mg)：2.83
维生素E(mg)：0.75	硒(μg)：33.06
钙(mg)：138	

　　《中华本草》记载，鲈鱼味甘，性平，入肝、脾、肾经，有益脾胃、补肝肾的功效，对脾虚泻痢、消化不良、百日咳、筋骨痿弱、水肿等症有辅助疗效，肝肾不足的人，可以适量食用。鲈鱼有通经下乳的功效，女性在产后恢复期间，适量吃点鲈鱼既能补身，又不会造成脂肪堆积，是健身补血、健脾益气和益体安康的佳品。鲈鱼宜清蒸以保持营养价值，红烧或炖汤味道也很鲜美。

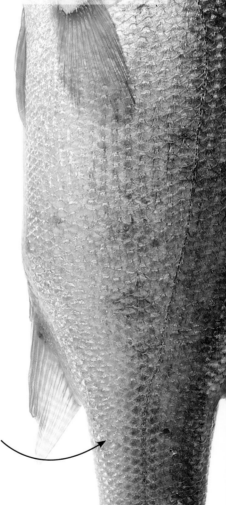

细密的银色鳞片，是这翩翩水中君子的衣衫。

鳊鱼

营养：鳊鱼肉嫩味鲜，可做粥、汤、菜、小吃等。尤其适合清蒸、熬汤。鳊鱼煮汤不但味香汤鲜，而且具有较强的滋补作用，非常适合中老年人和病后虚弱者食用，也特别适合产后女性食用。

《本草纲目》记载："鳊鱼，味美如牛羊，可调脾胃补五脏。"鳊鱼所含的蛋白质质优、齐全、易于消化吸收，是肝肾疾病、心脑血管疾病患者的良好蛋白质来源，常食可增强抗病能力。肝炎、肾炎、高血压、心脏病、慢性支气管炎等疾病患者可经常食用。

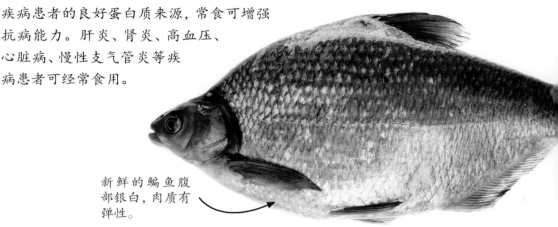

新鲜的鳊鱼腹部银白，肉质有弹性。

黑鱼

营养：野生黑鱼肚皮上的花纹发黄，脊背乌黑发亮，而鱼塘养的黑鱼肚皮花纹呈灰白色，脊背发暗。黑鱼富含优质蛋白质，其蛋白质含量高于鸡肉和牛肉，而且富含钙、铁、锌等多种营养素。能够辅助治疗急性肾炎、肺炎、咽喉炎等疾病。

《神农本草经》将黑鱼列为鱼中上品。云："疗五痔，治湿痹，面目水肿，下大水。"黑鱼适合手术后的患者食用，因为黑鱼有给伤口消炎的作用。黑鱼也适合产妇及身体虚弱、低蛋白血症、脾胃气虚、营养不良、贫血之人食用，民间常视黑鱼为珍贵补品，用以催乳、补血。小便不利、气血不足、闭经的女性也可以经常食用黑鱼来调理。

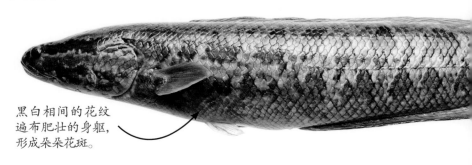

黑白相间的花纹遍布肥壮的身躯，形成朵朵花斑。

甲鱼

营养：甲鱼又称鳖、水鱼、团鱼、王八等，形状像龟，但比龟更扁平，背脊和四肢呈暗绿色或浅褐色，腹面白里透红，头颈和四肢可以伸缩，脸尖长，多栖息于稻田、河沟、池沼中。甲鱼常用来炖汤，肉鲜美，有"美食五味肉"的美称，甲壳可入药。

甲鱼含有多种维生素和微量元素，可增强身体抗病能力，调节人体内分泌。甲鱼肉及其提取物能有效抑制癌细胞，并可缓解因化疗、放疗而引起的贫血、虚弱、白细胞减少等症。用甲鱼壳熬制的胶，具有滋阴益肾、强健筋骨的功效，可以防治肾亏虚弱、头晕等症状。

营养成分表（100g甲鱼）

热量(kJ)：494
蛋白质(g)：17.8
脂肪(g)：4.3
维生素A(μg)：139
维生素B₁(mg)：0.07
维生素B₂(mg)：0.14
维生素E(mg)：1.88
钙(mg)：70
磷(mg)：114
钾(mg)：196
钠(mg)：96.9
镁(mg)：15
铁(mg)：2.8
锌(mg)：2.31
硒(μg)：15.19

左老师饮食笔记

甲鱼营养又滋补，可是很多人一看到背着重重"盔甲"的甲鱼就手足无措了，怎样处理甲鱼呢？购买甲鱼时可以先请店家代为宰杀，再将甲鱼买回家清洗干净。烹制前，先用大火煮开一锅沸水，熄火后放置片刻，待表面蒸汽散尽，放入洗净的甲鱼浸烫片刻，捞出后剥去甲鱼表面的黑膜，这样就可以将处理干净的甲鱼斩成大块。此时再重新烧开一锅清水，放入甲鱼块汆烫至水再次沸腾，捞出后清洗血沫备用。接下来，炖汤或熬粥、酱炒，任你自由发挥，煲一碗甲鱼汤是最经典的做法。小火慢炖后，丰富的营养就溢入汤中，水乳交融，香气扑鼻。

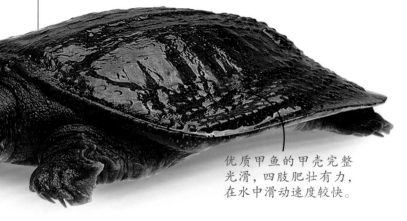

优质甲鱼的甲壳完整光滑，四肢肥壮有力，在水中滑动速度较快。

鳝鱼

营养：鳝鱼大多呈黄褐色、微黄或橙黄，有深灰色斑点，也有少许鳝鱼是白色的。鳝鱼含有丰富的卵磷脂，有补脑健身的功效，所含"鳝鱼素"可清热解毒、凉血止痛、润肠止血，并能降低血糖，对糖尿病患者有益。鳝鱼还含有丰富的维生素A，可保护视力。它含丰富的B族维生素，可有效维持心脏、神经系统功能，协调蛋白质、脂肪等能量物质的代谢。

《中华本草》记载，鳝鱼味甘，性温，入肝、脾、肾经，有益气血、补肝肾、强筋骨、祛风湿的功效。尤其适合病人、产妇以及眼疾患者、糖尿病患者食用。虚热者，瘙痒性皮肤病患者，支气管哮喘、淋巴结核、癌症、红斑狼疮患者应慎吃。鳝鱼宜与青椒搭配食用，有助于营养的吸收。鳝鱼不宜与狗肉同食，二者同食容易温热助火，耗气伤阴，不利于身体健康。

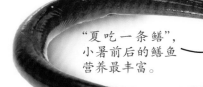

"夏吃一条鳝"，小暑前后的鳝鱼营养最丰富。

泥鳅

营养：泥鳅含有丰富的核苷酸，能提高身体抗病毒能力。它含有的磷酸葡萄糖脱氢酶能维护肝脏健康，可辅助治疗肝炎。泥鳅还含有优质蛋白质、维生素，以及丰富的不饱和脂肪酸，可帮助人体抵抗血管衰老，有助于缓解心脑血管疾病。烹制泥鳅时，一定要保证煮熟、炖透，否则可能会感染寄生虫。

《滇南本草》记载，泥鳅味甘，性平，入肝、肾经，有补中气、祛湿邪、治消渴的作用。一般人均可食用，特别适合身体虚弱、脾胃虚寒、营养不良、体虚盗汗的人食用。阴虚火盛的人不宜多食。泥鳅宜与豆腐搭配食用，泥鳅含有丰富的蛋白质、维生素，可润泽肌肤，而豆腐清热生津，有解毒降浊作用，二者搭配，可清热解毒、润泽肌肤。泥鳅不宜与蟹搭配食用，泥鳅药性平补，而蟹药性冷利，二者性味相反，不宜同食。

泥鳅体态丰腴，浑身滑溜溜，从指间脱逃轻而易举。

海鱼

选购：新鲜的海鱼颜色均匀、自然，略带金黄的光泽，鳞片整齐且完整，眼球饱满凸出，眼睛黑而光亮，轻按鱼肉有弹性，无异味。

左老师说营养：海鱼和淡水鱼一样富含优质蛋白质和不饱和脂肪酸，而海鱼中碘元素也会相对丰富一些。海鱼的肝油和体油中会含有淡水鱼缺少的DHA（脑黄金），这是大脑所必需的营养物质，对提高记忆力和思考能力十分重要。海鱼中的ω-3脂肪酸、牛磺酸含量对心脏和大脑具有保护作用。

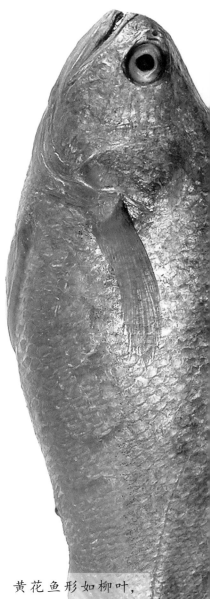

黄花鱼形如柳叶，鱼背呈银灰色，鱼腹泛出微微的金黄色，鱼鳍也多为黄色。通常黄色越明显，黄花鱼的品质就越好。用黄色染料染黄、以次充好的黄花鱼，无法复制如此光泽。

营养成分表（100g 大黄鱼）

热量(kJ)：406	磷(mg)：174
蛋白质(g)：17.7	钾(mg)：260
脂肪(g)：2.5	钠(mg)：120.3
维生素A(μg)：10	镁(mg)：39
维生素B$_1$(mg)：0.03	铁(mg)：0.7
维生素B$_2$(mg)：0.1	锌(mg)：0.58
维生素E(mg)：1.13	硒(μg)：42.57
钙(mg)：53	

黄鱼

营养：黄鱼又称石首鱼、黄花鱼，有大小黄花鱼之分，可清蒸、油炸、煎。黄鱼含有丰富的蛋白质、微量元素和维生素，对人体有很好的补益作用。它含有丰富的硒元素，能清除人体代谢产生的自由基，可延缓衰老，防治癌症。

黄鱼含有17种氨基酸，是癌症患者理想的蛋白质补充源，尤其是对大肠癌并伴有大便溏泻者有较好的缓解作用。

带鱼

营养：带鱼肉厚、刺多，寸宽，肉质紧实，味鲜，可煎食、炖食。带鱼中含有丰富的不饱和脂肪酸，具有降低胆固醇的作用。带鱼含有丰富的镁，对心血管系统有很好的保护作用，有利于预防高血压、心肌梗死等心血管疾病。带鱼含有大量的矿物质，是补充矿物质和蛋白质的优质食品，带鱼全身的白色油脂层中含有独特的抗癌物质。带鱼肉质细嫩肥厚，小刺很少，很适合孩子吃。新鲜的带鱼银亮有光泽，眼睛清澈透明，鱼肚子饱满不凹陷。

营养成分表（100g带鱼）

热量(kJ): 513	磷(mg): 191
蛋白质(g):17.7	钾(mg): 280
脂肪(g): 4.9	钠(mg): 150.1
维生素A(μg): 29	镁(mg): 43
维生素B₁(mg): 0.02	铁(mg): 1.2
维生素B₂(mg): 0.06	锌(mg): 0.7
维生素E(mg): 1.82	硒(μg): 36.57
钙(mg): 28	

　　《本草从新》记载，带鱼味甘，性温，入肝、脾经，有补五脏、祛风杀虫的作用。老少皆宜，尤其适合老年人、儿童、孕产妇、心脑血管病患者食用。患有湿疹等皮肤病或皮肤过敏的人应慎吃。

左老师饮食笔记

带鱼的腥味很重，所以可以选用白酒去腥，口感会比料酒烹制的带鱼要鲜美香酥。做红烧带鱼时，可以在红烧之前把鱼肉块下锅炸一下，焖的时候，要用小火，并且不要过多地去翻动。因为热胀冷缩的原因，煎好的鱼就会自然脱离锅面，不易粘锅，再用筷子翻面就很容易了。煎鱼前尽量控干或者擦干鱼表面的水，在带鱼表面略拍一些干淀粉再煎，也有防止粘锅的效果。这样做出来的带鱼就会相对完整。

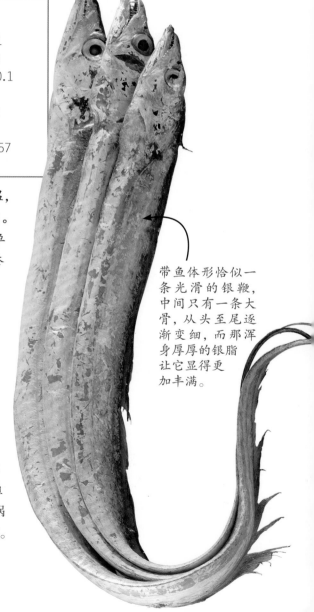

带鱼体形恰似一条光滑的银鞭，中间只有一条大骨，从头至尾逐渐变细，而那浑身厚厚的银脂让它显得更加丰满。

墨鱼

营养：墨鱼又称乌贼、墨斗鱼或花枝，因遇到强敌时会"喷墨"而得名。墨鱼是一种高蛋白、低脂肪滋补食品，其含有的牛磺酸，可以有效减少血管内壁的胆固醇，有降血压、强化肝脏功能及促进发育的功效。墨鱼富含维生素E，有延缓细胞老化及预防老年痴呆的作用。

《医林纂要》记载，墨鱼味咸，性平，入肝、肾经，有补心通脉、和血清肾、祛热保精的功效，作为食物可养血滋阴、明目去热。痛风、尿酸过高者，过敏体质、湿疹患者不宜多食。

左老师饮食笔记

沿海一带的人们炒制各类菜肴时，常会配点墨鱼干提鲜。挑选墨鱼干时，一要判断其软硬度。质量好的鱼干柔软、不生硬，体形完整坚实，肉肥厚。如果用手摸起来很干很硬，一般都是放置很久的，吃起来没有任何味道。二看色泽。优质鱼干微透红色，无霉点，嫩墨鱼色泽淡黄，透明、体薄，老墨鱼色泽紫红，体形大。需要注意的是，市场上很多纯白色的墨鱼干，很有可能被漂白过，这种白色看起来并不自然，这是厂家为了防腐或保持柔软度进行的处理，不宜食用。

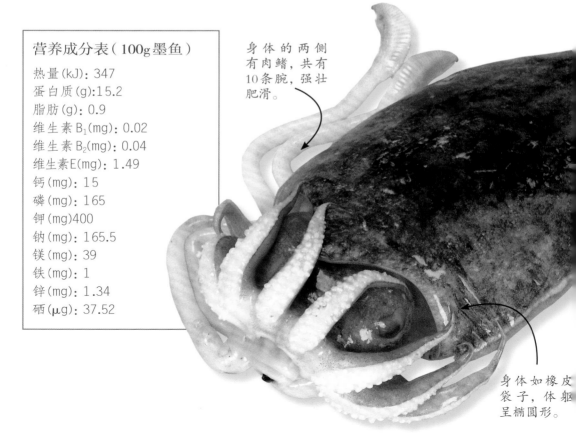

营养成分表（100g墨鱼）
热量(kJ): 347
蛋白质(g):15.2
脂肪(g): 0.9
维生素 B_1(mg): 0.02
维生素 B_2(mg): 0.04
维生素E(mg): 1.49
钙(mg): 15
磷(mg): 165
钾(mg)400
钠(mg): 165.5
镁(mg): 39
铁(mg): 1
锌(mg): 1.34
硒(μg): 37.52

身体的两侧有肉鳍，共有10条腕，强壮肥滑。

身体如橡皮袋子，体躯呈椭圆形。

鱿鱼

营养：鱿鱼营养丰富，富含蛋白质、钙、磷、铁以及碘、锰、铜等微量元素，能缓解疲劳，提高自身免疫力。它所含的牛磺酸，可降低血液中的胆固醇含量，而所含的多肽和硒等微量元素，则有抗病毒、抗辐射的作用，能调节血压、改善肝脏功能。

好的鱿鱼肉色接近透明，无异味，眼部清晰明亮的是新鲜的鱿鱼。鱿鱼是墨鱼的一种，常游弋于深约20米的海洋中。目前市场上看到的鱿鱼有身体肥大的"枪乌贼"，也有身体细长的"柔鱼"。鱿鱼肉质细嫩，可鲜食，也可制成鱿鱼干，口味独特。

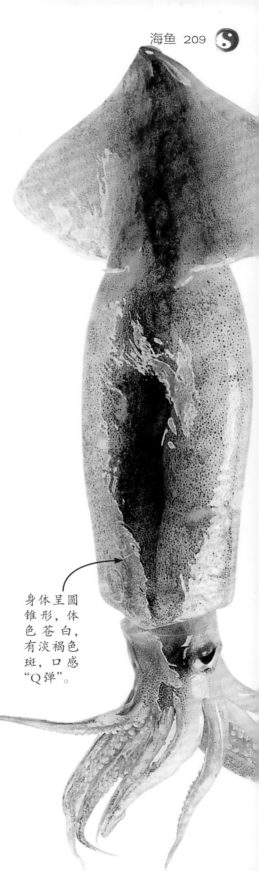

身体呈圆锥形，体色苍白，有淡褐色斑，口感"Q弹"。

营养成分表（100g鱿鱼）

热量(kJ): 314	钾(mg): 16
蛋白质(g):17	钠(mg): 134.7
脂肪(g): 0.8	镁(mg): 61
维生素B$_2$(mg): 0.03	铁(mg): 0.5
维生素E(mg): 0.94	锌(mg): 1.36
钙(mg): 43	硒(μg): 13.65
磷(mg): 60	

左老师饮食笔记

章鱼、墨鱼和鱿鱼在外形上的区别首先是外套膜。三者都属于头足纲，身体可分为头部、足部和胴部。其中胴部就是外套膜，有三种形态，章鱼是球形，墨鱼是袋形，而鱿鱼是锥形。我们吃的最多的是鱿鱼，也叫枪乌贼，主要是枪形目（或称管鱿目）枪乌贼科的种类，从这名字就可以想象出它的体型了。三者胴部上的肉鳍也各有不同，章鱼的肉鳍退化或具有中型鳍（如有鳍亚目的深海章鱼种类），鱿鱼具端鳍，墨鱼则是周型鳍或中型鳍。

虾

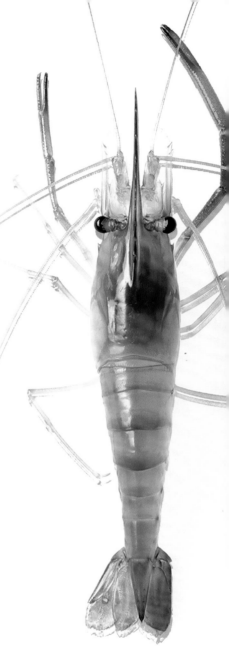

选购：新鲜的虾，虾壳清灰透亮，而且头部和身体紧挨在一起，若用手指一碰就会躲闪开。

左老师说营养：虾是一种生活在水中的节肢动物，种类很多，海洋、淡水湖泊、溪流中都可发现它的身影，味道鲜美，有小至几毫米者，也有大至数米者。虾壳含有大量的钙和甲壳素，常食虾的皮可预防骨质疏松症。

虾皮和虾肉含有丰富的钙、铁、磷等，可促进骨骼、牙齿生长发育，预防缺铁性贫血。虾肉含有丰富的镁元素，能很好地保护心血管系统，减少血液中胆固醇含量，防治动脉硬化，还能扩张冠状动脉，有利于预防高血压及心肌梗死。它所含的B族维生素，能消除疲劳、增强体力，而所含的虾青素，有抗氧化及预防肿瘤、心脑血管疾病的作用。

营养成分表（100g明虾）	
热量(kJ)：356	磷(mg)：189
蛋白质(g)：13.4	钾(mg)：238
脂肪(g)：1.8	钠(mg)：119
维生素B$_1$(mg)：0.01	镁(mg)：31
维生素B$_2$(mg)：0.04	铁(mg)：0.6
维生素E(mg)：1.55	锌(mg)：3.59
钙(mg)：75	硒(μg)：25.48

虾皮

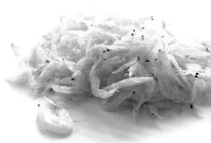

营养：虾皮是毛虾的干制品，有"钙库"之称。虾皮中还含有丰富的蛋白质和镁等营养素。

骨质疏松、身体虚弱及病后需要调养的人常食虾皮，对身体有益。挑选虾皮以肉质坚硬、色泽淡红的为佳。

龙虾

营养：味道鲜美，含有丰富的锌、碘、硒等微量元素，是名贵的海产品。

龙虾是虾类中最大的一类，体长20~40厘米，体重为500千克左右，最重者可达5千克。

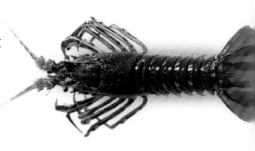

皮皮虾

营养：皮皮虾肉质鲜嫩、松软、易消化，常用来蒸食、烤食，味道鲜美可口，而且富含多种氨基酸。

皮皮虾最佳食用时间为每年的4~6月。色发红、身软、掉拖的虾不新鲜，尽量别吃。

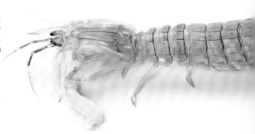

小龙虾

营养：小龙虾体内蛋白质含量较高，脂肪含量却非常低，虾肉内所含锌、碘、硒等微量元素较丰富。

小龙虾个头不大，但味道鲜美，常被用来制作麻辣小龙虾和口水虾。

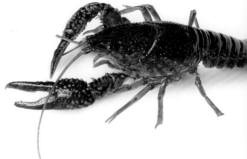

青虾

营养：青虾肉质细嫩，味道鲜美，常被用来炒食。青虾中含有大量虾青素，这种营养素有很强的抗氧化能力。

青虾体色青蓝、半透明，肥美鲜嫩，好的青虾外壳清晰鲜明，肌肉紧实有弹性。

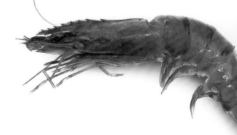

对虾

营养：对虾含有多种维生素及人体必需的微量元素，是高蛋白营养水产品。

雌虾体色灰青，雄虾体色发黄，比雌虾小。

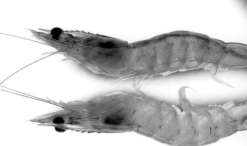

其他水产

螃蟹

营养： 大多数种类生活于近海区域，也有部分品种栖于淡水中。螃蟹肉质白嫩，味道鲜美，最好的吃蟹时节为每年的秋后，就是俗称的"蟹脚痒"，此时，蟹膏最为肥厚。螃蟹富含蛋白质、微量元素等营养成分，对身体有很好的滋补作用。它所含的钙可以强化骨骼和牙齿，所含B族维生素有助于人体消除疲劳。

挑选螃蟹时可用手触碰一下螃蟹的眼睛，如果螃蟹的反应很大，就说明它很有活力。

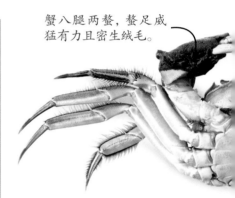

背光看一下蟹壳锯齿状的顶端，完全不透光的肉质比较肥满。

营养成分表（100g 河蟹）	
热量(kJ)：431	磷(mg)：182
蛋白质(g):17.5	钾(mg):181
脂肪(g)：2.6	钠(mg)：193.5
维生素A(μg):389	镁(mg)：23
维生素B$_1$(mg)：0.06	铁(mg)：2.9
维生素B$_2$(mg)：0.28	锌(mg)：3.68
维生素E(mg)：6.09	硒(μg)：56.72
钙(mg)：126	

蟹八腿两螯，螯足威猛有力且密生绒毛。

河蟹

营养： 河蟹富含蛋白质、碳水化合物及维生素A等营养元素，有保护视力的作用，还有助于清热解毒、活血祛瘀、滋阴养肝。

海蟹

营养： 常见的海蟹有白蟹、梭子蟹等，这些海里的"铠甲勇士"是高蛋白低脂肪的食物，能为人体提供丰富的氨基酸，此外硒元素还有降血脂、保护心血管的作用。但对海蟹过敏的人尽量避免食用，而且蟹性寒，在烹调时加点辛辣的姜片烹调，还有助于除腥。

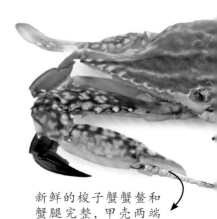

新鲜的梭子蟹蟹螯和蟹腿完整，甲壳两端壳尖无损伤。

扇贝

营养：扇贝又称海扇、带子，扇贝肉干制后即是"干贝"，被列入"海八珍"之一。扇贝含几种具有降低血清胆固醇作用的物质。扇贝还可以改善脾气虚弱、运化无力所致的脘腹胀满。

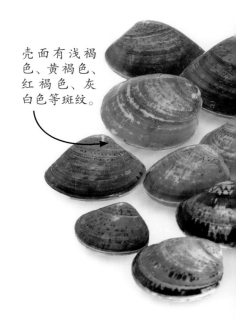

壳面有浅褐色、黄褐色、红褐色、灰白色等斑纹。

营养成分表（100g扇贝）

热量(kJ)：251	钾(mg)：122
蛋白质(g)：11.1	钠(mg)：339
脂肪(g)：0.6	镁(mg)：39
维生素B_2(mg)：0.1	铁(mg)：7.2
维生素E(mg)：11.85	锌(mg)：11.69
钙(mg)：142	硒(μg)：20.22
磷(mg)：132	

扇贝含有丰富的维生素E，能抑制皮肤衰老、防止色素沉着，驱除因皮肤过敏或是感染而引起的皮肤干燥和瘙痒等皮肤损伤。扇贝能有效预防癌症，降低癌变的发生率。延缓和抑制癌细胞生长、扩散，起到防癌抗癌的作用。

左老师饮食笔记

贝类食物属于高蛋白低脂肪的食物，吃贝类食物时，总会有清爽宜人的感觉，而且扇贝本身极富鲜味，烹制时千万不要再加味精，也不宜多放盐，以免鲜味反失。贝类中的泥肠不宜食用。

怎样挑选新鲜的扇贝？活扇贝常常是闭合的，偶尔会张开口，如果用手一触碰，它又会马上收紧。壳张开很大，用手触碰没有反应的自然就是死的扇贝，里面会有寄生虫以及其他有害物质，不宜食用。个大的扇贝一般肉质比较肥大，味道更好。

优质的干贝圆润饱满，摸起来非常干燥，肌肉纹理清晰，泡发以后又能恢复弹性，发好的干贝会变得糯软有鲜嫩。

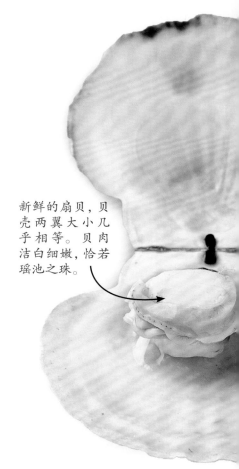

新鲜的扇贝，贝壳两翼大小几乎相等。贝肉洁白细嫩，恰若瑶池之珠。

牡蛎

营养：牡蛎又名生蚝，生活在浅海泥沙中，可生食、熟食、制罐头或熏制。牡蛎中含有18种人体必需氨基酸。牡蛎中还含有抑制胆固醇升高的物质。

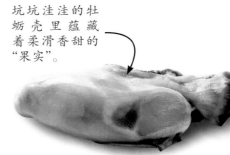

坑坑洼洼的牡蛎壳里蕴藏着柔滑香甜的"果实"。

　　牡蛎含有丰富的蛋白质、矿物质和微量元素，可预防中老年慢性疾病，可抑制"坏胆固醇"在体内合成。

蛤蜊

营养：蛤蜊中丰富的牛磺酸物质能提高神经传导和视觉功能，防治心血管病，改善内分泌状态，增强人体免疫力。

蛤蜊壳呈淡褐色，壳上有一圈圈的环带。

　　蛤蜊生活于浅海底、溪底，肉质鲜美无比，有花蛤、文蛤等种类，被誉为"天下第一鲜"。对淋巴结肿大、甲状腺肿大也有辅助疗效。

鲍鱼

营养：鲍鱼又称鳆鱼、鲍螺、明目鱼，是原始的深海海洋贝类，有半面外壳。鲍鱼壳坚硬，扁而宽肉质柔嫩细滑，味道极其鲜美。鲍鱼含有丰富的蛋白质、钙、铁、碘和维生素A等营养元素。鲍鱼所含的球蛋白，有养阴、平肝、固肾的功效。鲍鱼中的"鲍素"还有防癌抗癌的功效。

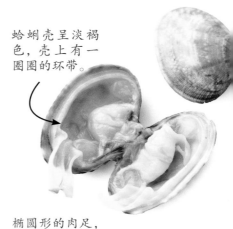

椭圆形的肉足，有点像人的耳朵，大者如茶碗，小的如铜钱。

　　《随息居饮食谱》记载，鲍鱼味甘、咸，性平，入肝、肺经，有补肝肾、益精、明目、开胃的作用，可治疗带浊、崩淋。鲍鱼尤其适合气虚哮喘、夜尿频、血压不稳、精神难以集中的人食用。痛风、尿酸高、感冒发烧或阴虚喉痛，有顽癣痼疾的人不宜食用。

　　鲍鱼宜与竹笋搭配食用，有清热利尿、滋阴益精的功效，适用于阴虚内热引起的体热。

海蜇

营养：海蜇味美，但必须经过加工处理才能食用。海蜇味甘、咸，性平，入肝经，有补心益肺、滋阴化痰、解渴醒酒、止咳除烦的功效。

海蜇体形呈半球状，分为伞部和口腕，伞部隆起呈馒头状，直径可达0.5~1米，口腕为8条，下有丝状物。未经盐矾处理的新鲜的海蜇以摸上去肉质厚、水分含量多，用手触之有软绵感，颜色鹅黄透亮、脆而有韧性者为佳。

营养成分表（100g海蜇）
热量(kJ)：138
蛋白质(g)：3.7
脂肪(g)：0.3
维生素B$_1$(mg)：0.03
维生素B$_2$(mg)：0.05
钙(mg)：150
磷(mg)：30
钠(mg)：325
镁(mg)：124
铁(mg)：4.8
锌(mg)：0.55
硒(μg)：15.54

海参

营养：海参与人参、鱼翅、燕窝齐名，是典型的高蛋白低脂肪食物。海参中微量元素钒的含量居各种食物之首。钒可参与血液中铁的输送，增强造血功能，预防贫血。

它所含的多糖类、蛋白质、海参素等多种营养素，有补肾益精、养血润燥、止血消炎、和胃止渴的作用。泡发海参时，一定不要让海参沾油，否则海参会自溶。

营养成分表（100g海参）
热量(kJ)：236
蛋白质(g)：16.5
脂肪(g)：0.2
维生素B$_1$(mg)：0.03
维生素B$_2$(mg)：0.04
钙(mg)：285
磷(mg)：28
钾(mg)：43
钠(mg)：502.9
镁(mg)：149
铁(mg)：13.2
锌(mg)：0.63
硒(μg)：63.93

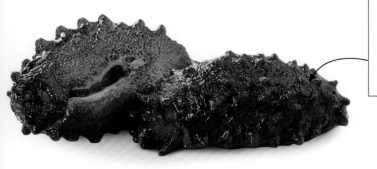

食用油

作为一个营养师，我在生活中总是会提醒身边的朋友、亲人以及门诊患者——吃油要换着吃。但是大家都有这种困惑：各种油的营养价值究竟有何差异？怎样换着食用才有意义呢？油脂的主要差别是脂肪酸种类和比例之间的差异。我们大体可以把常用油脂分成五个大类。

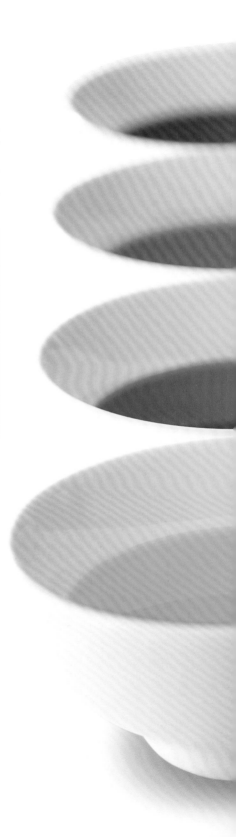

分类	特点	代表
1	多不饱和脂肪酸特别高，亚油酸特别丰富，难以凝固，耐热性较差。	大豆油、玉米油、葵花子油、小麦胚芽油
2	各类脂肪酸比较平衡，其中油酸最丰富，低温下会浑油，耐热性较好。	花生油、米糠油、芝麻油、菜籽油
3	单不饱和脂肪酸特别多，油酸特别丰富，冰箱里不凝固，耐热性较好。	橄榄油、茶籽油
4	饱和脂肪酸相当多，稍凉一点就会凝固，耐热性最好。	猪油、牛油、黄油等
5	坚果油和保健油，不经过精炼，而是直接压榨制取，保持了原料的香气和营养价值。	核桃油、杏仁油、榛子油

  不同油脂替换，最好是在上述1~3类的不同类别中替换，即用不同耐热性的油脂来做不同的菜肴。第4类油脂，不建议经常食用，因为吃肉类和奶类已经能够获得足够的饱和脂肪酸成分。第5类油脂则建议用在早餐，配合蔬菜沙拉或馒头片、面包片等食用。它一般适宜少量添加在婴幼儿辅食中，比如核桃油、杏仁油、榛子油、亚麻子油、紫苏子油等，这类油通常不经过精炼，而是直接压榨制取，保持了原料的香气和营养价值。

凡是植物油都有几个优点——很好消化，容易吸收，含有维生素E和其他抗氧化成分。但无论选哪一种，每日用量宜控制在25~30克。再健康的油，多吃都容易令人发胖。

大豆油

营养：经过精炼之后，大豆油当中丰富的磷脂和豆固醇已经被除掉，本来丰富的维生素E和维生素K也有一定损失。

玉米油

营养：玉米油是指从玉米胚芽中榨出的油脂，其不饱和脂肪酸含量达80%以上，极易被人体吸收，可用于煎、煮、炸和凉拌菜。

葵花子油

营养：葵花子油含有丰富的亚油酸、α-亚麻酸，压榨型葵花子油所含的亚油酸高于大豆油，可以用来做不大量冒油烟的炒菜。

花生油

营养：花生油中所含的饱和脂肪酸、单不饱和脂肪酸和多不饱和脂肪酸比例接近3：4：3。它富含维生素E，耐热性较高，适用于一般炒菜。

菜籽油

营养：菜籽油的饱和脂肪酸比例低于花生油，而单不饱和脂肪酸比例高于花生油，菜籽油适合用来炒菜，但不适合用于爆炒或油炸。

芝麻油

营养：好的芝麻油，金橙透亮，香味浓郁、油而不腻。如果掺进了花生油、豆油，就有豆腥味。芝麻油不能精炼，天然成分都原样保存在油里，因此保存了丰富的维生素E和抗氧化物质芝麻酚。

橄榄油

营养：橄榄油富含不饱和脂肪酸，有利于降低血脂，耐热性比大豆油更好，并非完全不能加热。当然，用初榨橄榄油来做凉拌菜更好，保留橄榄的清香可口，味道堪称绝妙。

调味品及茶

食盐

营养:"一盐调百味",食盐的主要成分为氯化钠。食盐色白、味咸,而食盐中的钠、氯是维持细胞外液渗透压的主要离子,影响着人体内的水平衡。

《名医别录》记载,盐味咸,性寒,无毒,有清火、凉血、解毒、杀虫、止痒的功效。

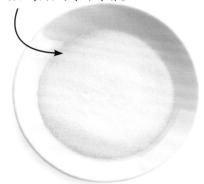

"咸中有味淡中香",小小一撮盐,却能调动出食物的原汁原香。

酱油

营养:酱油在古时被称为酱,是用麦、豆、麸皮酿造的液体调味品,色泽呈红褐色,有独特酱香,滋味鲜美。有生抽和老抽之分。酱油含有多种氨基酸、糖类、食盐,味道以咸味为主,也有鲜味、香味等,可促进食欲。

《食物疗法》记载,酱味咸,性寒,入胃、脾、肾经,可和脾胃、除热、解毒。酱油是发酵而成的,含有多种酵母菌、乳酸菌等,有促进消化、吸收的功效。丰富的异黄酮,可降低人体胆固醇及心血管疾病的发病率。

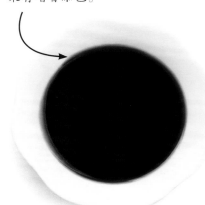

鲜美香浓,原汁酿造的酱油可以轻松地为菜肴增香添色。

醋

营养:醋多由谷物发酵而成。味道酸甜,色泽有棕红色,也有无色,而无色多为米醋,用来制作凉拌菜。醋中含有丰富的醋酸,可促进胃液分泌、增进食欲。

《名医别录》记载,醋味酸、甘,性温,入肝、胃经,有散瘀消积、止血、安蛔、解毒的功效。老陈醋泡花生或黄豆,有降脂、降压的功效,非常适合"三高"人群食用。

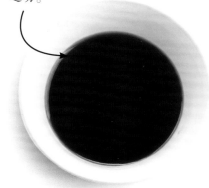

醋香浓郁,煲汤炖菜有"化骨"的神奇之功。

桂皮

营养：桂皮香中带辣，气味芳香，它含有丰富的维生素E、膳食纤维及丁香酚等挥发油，常做肉类菜肴的调味料。桂皮含有黄樟素，这种物质不利于人体健康，所以桂皮一次使用不宜超过5克。

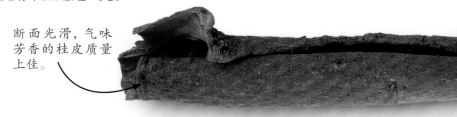

断面光滑，气味芳香的桂皮质量上佳。

肉桂

营养：肉桂又名官桂，俗名桂皮，但却有别于桂皮。油性足，香气浓，味甜而辛，桂皮则是皮薄质硬，干燥不油润，香气淡，味微酸涩。

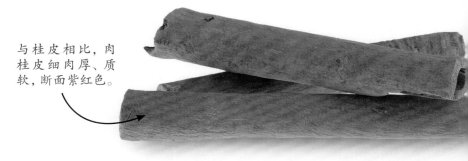

与桂皮相比，肉桂皮细肉厚、质软，断面紫红色。

八角

营养：八角又叫八角茴香，掬起一闻，就能闻到香甜之味。八角富含蛋白质、膳食纤维和茴香油，茴香油能促进消化液分泌，增加肠胃蠕动，还有养脾健胃的功效。

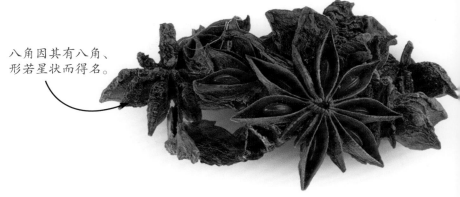

八角因其有八角、形若星状而得名。

陈皮

营养: 和新鲜的橘皮相比,陈皮的黄酮类化合物及挥发油含量大大提高。陈皮保留了胡萝卜素、维生素C等多种营养素,用它炖肉煮菜,有助于解腻开胃。

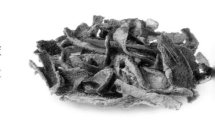

豆蔻

营养: 豆蔻有草豆蔻、白豆蔻、红豆蔻等几种。它们都可作为菜肴、肉制品及酱腌菜的调味料食用。气味芬香,性凉,味辛、微苦,烹调中可去异味、增辛香,常用于制作卤味食品以及火锅等。

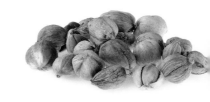

花椒

营养: 花椒麻辣爽口,富含维生素和膳食纤维,制成的花椒油,常是凉拌菜的提味剂。

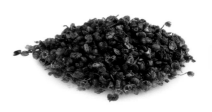

藤椒

营养: 藤椒常被制作成藤椒油,口味清爽,色泽亮丽,麻香浓郁,麻味绵长,比花椒油更有麻劲儿。

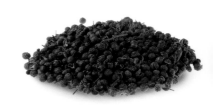

白芷

营养: 白芷气味芳香浓烈,味辛、微苦,卤肉、煲汤、炖鸡以及调制火锅时,适量加入白芷,有助于提鲜提味,还能祛湿散寒。

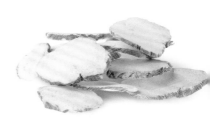

草果

营养: 草果具有特殊浓郁的辛辣香味,可去腥除膻,增进菜肴味道,烹制鱼类和肉类时,有了草果其味更佳。草果的香辛成分主要为挥发油、香叶醇和草果酮等。炖煮牛羊肉时,放点草果,既能使羊肉清香可口,还能驱避羊膻味,煲牛肉汤、腌制鸡肉时也能用草果增香。

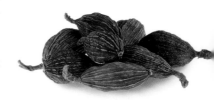

生姜粉

营养：生姜味辛，生姜粉由生姜片烘干后调制而成。熬汤、炒菜撒上点生姜粉，食物就会充满辛辣又清鲜的味道。生姜粉能祛风散寒、促进身体的血液循环。

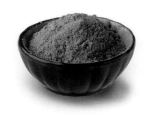

五香粉

营养：五香粉是混合调料，由5种香料研磨成粉状混合而成。常用原料为八角、花椒、肉桂、丁香、小茴香，有时还加入了干姜、甘草、胡椒、豆蔻、陈皮等。

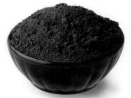

孜然粉

营养：孜然的主要成分是脂肪酸和挥发油。孜然粉所含的亚油酸能有效降低胆固醇。烤制牛肉、羊肉时撒点孜然粉，能去除膻腥味，使肉质更加美味。

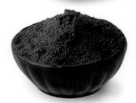

黑胡椒粉

营养：胡椒含有胡椒素、胡椒碱和芳香油，具有去腥、解油腻、助消化的作用。

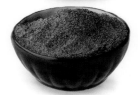

白胡椒粉

营养：白胡椒味辣，香味淡，烹制菜肴时，可选择性添加。白胡椒味道比黑胡椒味道更为辛辣，健胃、散寒功能也更强，因此常用于凉拌菜中。

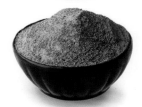

咖喱粉

营养：常见的咖喱粉是由姜黄、白胡椒、辣椒粉、茴香粉等调制而成，能促进食欲。使用咖喱粉时，先用洋葱、姜、蒜炝锅，再撒入咖喱粉炒香，炖肉更入味。

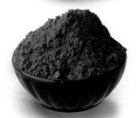

椒盐

营养：椒盐是只用花椒和盐调制而成的，花椒有芳香健胃、温中散寒、除腻解腥的功效。清炒、烤制肉类食物或者煎炸食物时，撒入点椒盐，鲜香又开胃。

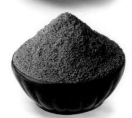

茶

营养：茶叶中含有钾、磷、钙、镁等40多种矿物质，大部分都易溶于热水中，对健康非常有益。茶的种类非常多，每种矿物质的含量，根据茶的不同种类而稍有差别，绿茶中磷和锌要比红茶高，而红茶中的钙、钠、铜含量要略高于绿茶。茶叶含有的茶多酚有抗氧化作用，可清除自由基，也能抗血凝，有防止血小板黏附和聚集的作用，并能提高人体免疫力。

按照茶叶加工时多酚类物质的氧化程度，我们一般将茶分为不发酵的绿茶（如西湖龙井）、微发酵的白茶（如白毫银针）、轻发酵的黄茶（如君山银针）、半发酵的青茶（如安溪铁观音）、全发酵的红茶（如祁门红茶）、后发酵的黑茶和普洱茶。

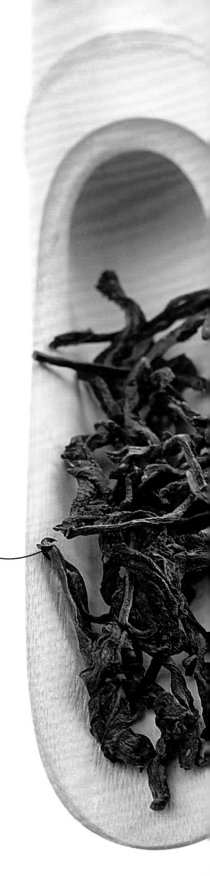

营养成分表（100g绿茶）

热量(kJ)：1370	磷(mg)：191
蛋白质(g)：34.2	钾(mg)：1661
脂肪(g)：2.3	钠(mg)：28.2
维生素A(μg)：967	镁(mg)：196
维生素B$_1$(mg)：0.02	铁(mg)：14.4
维生素B$_2$(mg)：0.35	锌(mg)：4.34
维生素E(mg)：9.57	硒(μg)：3.18
钙(mg)：325	

不同发酵工艺的茶叶所含的茶多酚含量也会有差别。茶叶独特的清香来自于萜类挥发油成分，可调节情绪。茶叶所含的黄酮类化合物，可防治心血管疾病。此外，茶叶含有丰富的维生素，可平衡人体中维生素不足，有亮泽肌肤，促进新陈代谢的功效。

左老师饮食笔记

喝茶能减肥吗？ 喝茶、品茶是享受生活，就算减不了肥，也能提提神吧？只要一打开白领女士的抽屉或者在写字楼的茶水间，总能看见各种各样的茶叶盒、茶叶袋。但靠过量饮茶来减肥自然有失健康之道。喝茶也是要因人而异。喝茶，本就为求一份心灵舒爽，而不是刻意而为，这反而会带来身体的负担。

绿茶红茶有别。 绿茶和红茶都具有较强的抗氧化作用，而经过发酵的普洱茶，茶叶原本所含的营养成分发生了进一步的变化，它已经不再含有红茶和绿茶的单体多酚、茶黄素等成分，而产生了它特有的多酚类物质。根据一些实验证明，这些物质都有一定的降低血糖和胆固醇的功能。

我的饮茶心得。 我自己比较喜欢普洱那种由苦涩转为甜柔的"沉淀之味"。那该怎么喝普洱茶呢？一般情况下，我会在吃完早餐后，喝一杯稍淡的普洱茶，下午3点左右，再喝一杯稍浓的普洱茶。我一直觉得这种喝茶的节奏既能在白天提神醒脑，也不会影响我睡眠，还精妙地控制了餐后血糖。

喝对茶才健康。 要想体态轻盈、工作效率高，完全靠喝茶一定是不行的，还是有赖于日常膳食的整体均衡。有些人一喝茶就拉肚子，这可能是肠胃虚弱，这时候硬灌下一杯茶水，就是在伤害自己，不建议这类人长期饮用绿茶，适当喝红茶或熟普有利于健康。

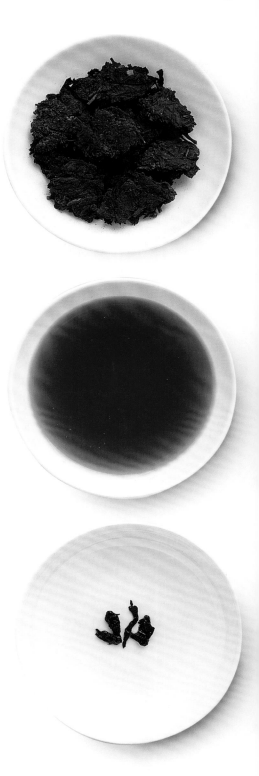

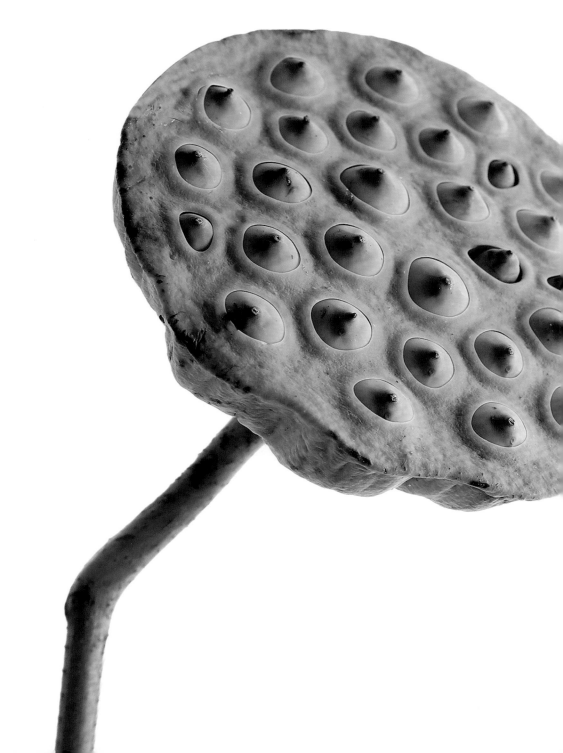

第三章

特效对症食疗方

食物是人类最好的药品，尤其是对高血压、冠心病、糖尿病等代谢性疾病患者而言，食物的调养作用可能比药物更有效。人体的自然免疫力才是疾病真正的终结者，而食物是机体免疫力最有力的保护者。本部分有慢性疾病的饮食调养原则和经典的调养食疗方，让你从餐桌的阵地开始，捍卫身体健康和幸福生活。

高血压

一般认为，收缩压大于或等于140毫米汞柱，或者舒张压大于或等于90毫米汞柱，就可诊断为高血压。高血压是最常见的慢性病，其本身并不可怕，可怕的是它是心脑血管疾病最为危险的致病因素。因此，一旦发现高血压，就要及时控制饮食，避免恶化。

高血压患者食物调养原则

高血压往往意味着血管弹性变差，或者血液组成比例发生了变化，因此有影响血管弹性以及能改变血液组成比例的食物都应控制。比如控制钠盐的摄入。一般主张每天的盐摄入量控制在6克以下，最好在3克以下。控制脂肪的摄入，尤其是动物性脂肪。脂肪进入血液后，产生暂时高脂血症状，对防治高血压疾病不利。适当多食用含有钾、镁、碘和锌的食物。要做到"少盐多醋，少荤多素"，注意酸碱平衡。

最佳调养食物：芹菜、香菇、马齿苋、荸荠、空心菜、芦笋、玉米须、裙带菜、海带、大蒜、酸奶、醋、香蕉、苹果、山楂、柚子、金橘、西瓜、梨、佛手瓜等，都是非常理想的降低血压或双向调节血压的食物。

不宜多吃：肥肉、猪肉、牛肉、羊肉、动物内脏、香肠、咸菜、熏肉等脂肪和盐含量较多的食物。

推荐食疗方

山楂茶

原料：鲜山楂果3~4枚，或山楂干适量。

做法：用鲜山楂果或山楂干泡水代茶饮用。

功效：山楂可扩张血管、降低血糖，有降低血压、促进消化的功效。

芹菜粥

原料：芹菜（带根、带叶）100克，粳米50克。

做法：芹菜洗净，切碎；粳米洗净，放入冷水锅中，大火烧开后，转小火煮至米熟。加入芹菜碎，直到米熟烂。

功效：芹菜含有丰富的镁，可辅助降低血压。

番茄汁

原料：番茄2个。

做法：番茄洗净，切小块，榨汁饮用。

功效：番茄有清热解毒、凉血平肝、降低血压和减肥的功效，尤其适合高血压伴有眼底出血或肥胖的患者。

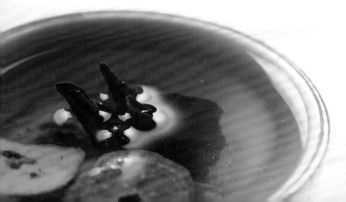

洛神花有降压降脂的功效，可以和山楂片共煮成茶。

高脂血症

高脂血症是指血液中胆固醇或甘油三酯含量高出标准限度的症状。导致高脂血症的原因有很多，遗传、环境、饮食失调都可以影响血液中脂肪含量。高脂血症对身体的损害是隐匿并逐渐进行的，会加速全身动脉粥样硬化。

高脂血症患者食物调养原则

限制高脂肪、高胆固醇类食物摄入量，如动物内脏、动物油脂等，而且每日脂肪的摄入量应控制在30~50克。保持低盐饮食，盐中钠离子对人体代谢有重要影响，食用过多，会影响脂肪代谢，并降低血管弹性。控制糖类以及过量碳水化合物摄入，多余的碳水化合物在体内会转化为脂肪。

最佳调养食物：芹菜、冬瓜、萝卜、海带、茄子、黄瓜、海藻、黑木耳、韭菜、玉米、洋葱、南瓜、竹笋、芝麻、葵花子、山楂、绿豆等，可降低血脂，或促进体内胆固醇的排出，经常食用对高脂血症患者非常有益。

不宜多吃：蛋类中的蛋黄，动物内脏、动物性脂肪，虾、海蟹、三文鱼、鱿鱼等部分海产，还有鲫鱼、鳗鱼、田螺、黄鳝等富含脂肪的水产品。

推荐食疗方

荷叶粥

原料：荷叶1张，大米50克，冰糖适量。

做法：大米、荷叶洗净。大米放入冷水锅中，大火煮开后，转小火熬至六成熟，将荷叶盖于粥上，熬煮至米熟，去掉荷叶，加入冰糖。

功效：荷叶有良好的降血脂、降胆固醇和减肥的作用，适合高脂血症患者食用。

黑木耳豆腐汤

原料：干黑木耳10克，豆腐300克，葱段、姜片、橄榄油、盐各适量。

做法：干黑木耳泡发、洗净；豆腐切块。锅置火上，倒入少许橄榄油烧热，下葱段、姜片炒香，放黑木耳炒匀，下豆腐块，加少许清水和盐，大火煮5分钟即可。

功效：黑木耳有活血化瘀的功效，可降低甘油三酯和血液黏稠度。

优质黑木耳朵瓣均匀，吸水后膨胀舒展，少卷曲，体态轻盈，所含的黑木耳多糖有活血生血的功效。

糖尿病

糖尿病是因血液中胰岛素绝对或相对不足，导致血糖过高，出现糖代谢紊乱为主的慢性内分泌疾病，中医称之为"消渴之症"。遗传因素或饮食不合理是造成糖尿病的原因，临床上可出现多尿、多饮、多食、消瘦的"三多一少"症状。

糖尿病患者食物调养原则

控制总热量，这是糖尿病食疗的首要原则。热量摄入过多会加重糖代谢紊乱，导致血液中短时间内血糖过高，加重糖尿病症状。合理安排膳食是重点。糖尿病患者要坚持少食多餐，注意定时、定量、定餐。保证充足的膳食纤维、维生素、矿物质和蛋白质供给。严格控制糖和甜食的摄入。

最佳调养食物：果蔬有苦瓜、空心菜、洋葱、荸荠、青菜、莴苣、鲜藕、菠菜、番茄、山药、南瓜、豇豆、黄瓜、丝瓜、冬瓜、菠菜、蘑菇、黑木耳、草莓、柿子、枸杞子等。水产及海产类有田螺、黄鳝、甲鱼、泥鳅、干贝、蛤蜊、海参等。其他如乳制品以及野鸡肉、兔肉等也很适合糖尿病患者食用。

不宜多吃：糖尿病患者不宜多吃含糖量高的水果，如葡萄、甘蔗等。碳水化合物含量较高的食物，如红薯、土豆、芋头，以及各种精制谷类食物，也不宜多吃。

推荐食疗方

苦瓜汁

原料：苦瓜1根。

做法：苦瓜洗净，去瓤，切块，放入榨汁机中搅打之后，过滤取汁饮用。

功效：促进糖分分解，改善糖尿病口渴症状。

芹菜汁

原料：新鲜芹菜300克。

做法：芹菜洗净，切成段，榨汁，早晚分服。

功效：降血压、降血脂、止消渴。

菠菜魔芋汤

原料：魔芋豆腐150克，菠菜100克，姜、盐、胡椒粉各适量。

做法：魔芋豆腐洗净，切成块；菠菜去根须，洗净；姜切丝备用。锅中加水，放姜丝大火烧开后，下魔芋豆腐块，煮10分钟，起锅前下菠菜，调入盐、胡椒粉即可。

功效：魔芋和菠菜含有丰富的膳食纤维，能增加饱腹感，减缓饭后血糖升高速度。

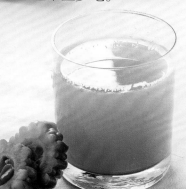

苦瓜汁偏于苦涩，加入枸杞子一同搅打成汁，稍增甜头，口感更佳。

脂肪肝

脂肪肝是指由于各种原因导致的肝细胞内脂肪堆积过多的病变，是隐蔽性肝硬化的常见病因。脂肪肝并不是一种独立的疾病，轻度发病期也没有明显的症状，一旦严重，病情就会来势凶猛。长期大量饮酒、营养过剩以及肥胖都是导致脂肪肝的重要原因。一般来说，脂肪肝是可逆的，通过早期诊断、治疗，完全可以恢复正常。

脂肪肝患者食物调养原则

调整饮食结构，控制热量摄入。脂肪和碳水化合物的过多摄入是造成脂肪肝的重要原因之一。调整饮食结构，限制脂肪和碳水化合物的摄入，能有效促进肝细胞内的脂肪氧化，有益于肝脏的恢复。蛋白质可以保护肝细胞，促进肝细胞的修复与再生，因此，每天50~80克的优质蛋白摄入量需要得到保证。控制糖分摄入，防止体内多余的糖转化为脂肪，有益于防治脂肪肝。

最佳调养食物：谷类中小米、莜麦、小麦、玉米等富含膳食纤维的食物。蔬菜中油菜、菠菜、菜花、甜菜头等可促进人体内磷脂合成，协助肝细胞内脂肪的转变。

不宜多吃：动物内脏、肥肉、蛋类中的蛋黄，以及其他含油脂较多的食物。此外，不宜多饮酒。

推荐食疗方

何首乌粥

原料：何首乌10克，粳米50克，红枣3~5颗。

做法：何首乌洗净后晒干，打碎；粳米洗净与红枣一起放入锅中煮成稀粥。加入何首乌搅匀，小火煮沸，晨起后空腹服用。

功效：何首乌有解毒、润肠通便、补肝肾的功效，有助于肝细胞恢复。

凉拌莴苣

原料：莴苣1根，盐、醋、芝麻各适量。

做法：莴苣去皮，洗净，切成小丁，放入热水中焯熟，捞出后沥干水分。加入盐、醋、芝麻拌匀即可。

功效：莴苣中碳水化合物含量低，而矿物质、维生素含量则较高，可以提高人体脂肪代谢能力，有益于预防脂肪肝。

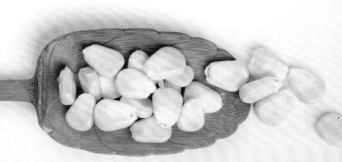

玉米富含膳食纤维和碳水化合物，能为人体供能，又不造成脂肪堆积。

干燥综合征

干燥综合征是一种以侵犯泪腺、唾液腺等外分泌腺的慢性全身免疫性疾病，以口干、眼干、口唇干裂、皮肤干燥、瘙痒为症状。可发生于任何年龄段，多见于40~50岁女性，其致病机理尚未完全了解，可能与遗传、病毒、免疫有关。

干燥综合征患者食物调养原则

调理饮食结构，多食用具有滋阴养液、生津润燥作用的食物。多吃清淡多汁、性凉或性平多液的新鲜瓜果蔬菜。干燥综合征常有气阴两虚表现，在滋阴养阴的同时，也宜选择具有益气补虚作用的食物。最好不要食用辛辣刺激、助热上火的食物。

最佳调养食物：水产类食物中的甲鱼、鲫鱼、墨鱼、牡蛎、蚬子、青鱼、海蜇、干贝等，有生津作用，可适当食用。蔬菜水果中冬瓜、荸荠、青菜、山药、黑木耳、百合、丝瓜、黄瓜、梨、柿子、枇杷、橘子、香蕉、草莓、桑葚等。肉类食物中鸭肉、乌骨鸡、猪肉等。另外，银耳、燕窝也可适量食用。

不宜多吃：胡椒、姜、大蒜、桂皮、花椒、茴香等热性调味料，以及羊肉、荔枝、桂圆、洋葱等其他热性食物。

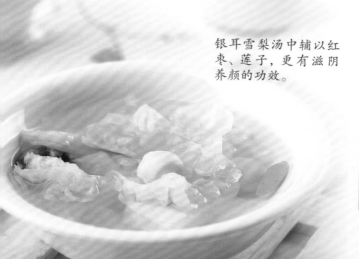

银耳雪梨汤中辅以红枣、莲子，更有滋阴养颜的功效。

推荐食疗方

梨粥

原料：梨100克，粳米50克。

做法：梨洗净后，连皮带核切成丁。粳米淘洗干净，加水、梨丁煮粥。

功效：梨有生津润燥、清热化痰的功效。

猪肉丝瓜汤

原料：丝瓜200克，猪瘦肉80克，盐、料酒各适量。

做法：丝瓜去皮，洗净，切片；猪瘦肉洗净，入沸水锅中焯后，捞出沥水、切片。油锅烧热，放肉片翻炒几下，加入丝瓜片翻炒，加水、料酒，大火煮开，转小火煮至肉熟，加盐即可食用。

功效：丝瓜性凉，有滋阴、润燥的功效。

银耳雪梨汤

原料：银耳5克，梨100克，冰糖、枸杞子各适量。

做法：银耳泡发，去蒂，撕成小朵；梨洗净，去皮去核，切丁。锅中加水，放入银耳，大火煮开转小火炖至银耳透明，加入雪梨、冰糖、枸杞子，小火炖至汤汁黏稠即可。

功效：本方有能滋肾、养阴；梨有生津、润燥、止渴的功效。

慢性腹泻

慢性腹泻是指腹泻症状持续2个月以上,或间歇期在2~4周内的复发性腹泻,具体表现为排便次数明显超过日常习惯频率,且粪质稀薄。肠道感染、小肠吸收不良、肠道炎症、药物反应以及肠道功能紊乱等都会导致慢性腹泻。腹泻往往还伴有腹痛、发热等症状。

慢性腹泻患者食物调养原则

急性发作期宜摄入清淡、流质饮食,如粥、面汤等,尽量避免进食加重消化负担的高蛋白质、高热量食物。注意补充维生素,尤其是B族维生素和维生素C,可通过适当饮用自制蔬果汁的形式补充。避免摄入富含不溶性纤维素的食物,以免加重腹泻症状。避免摄入辛辣刺激食物,因为腹泻时,肠道脆弱,不能承受辛辣刺激。

最佳调养食物：谷类及豆类食品中粳米、薏米、荞麦、青稞、高粱、小米、绿豆、蚕豆有调理脾胃的作用,适合慢性腹泻患者,其中高粱、荞麦、青稞、小米尤其适合脾虚型腹泻。蔬菜水果中马齿苋、萝卜、山药、豇豆、白扁豆、丝瓜、西瓜、草莓、苹果、荔枝等。肉类食物中乌骨鸡、火腿、鹌鹑、羊骨、羊肉、狗肉等。坚果中栗子止泻效果好。调味料中胡椒、丁香、茴香、桂皮、花椒、干姜。以上这些食物可与砂仁、白豆蔻、茶叶搭配食用,对慢性腹泻较为有益。

不宜多吃：番茄、甜瓜、香蕉、猕猴桃、苦瓜、黑木耳、莴苣、菠菜、空心菜、芹菜、蚌肉、海参、蛤蜊、薄荷、当归、洋参以及其他生食的各类蔬果,都不宜吃。

推荐食疗方

山药粥

原料：山药100克,粳米或糯米50克。

做法：山药洗净后去皮,切片或丁;米淘洗干净。二者一起放入砂锅中,加入适量清水,大火煮开后,改小火熬煮至米熟烂。

功效：有补肾、健脾、益肺的作用,对脾虚引起的慢性久泻有补脾止泻的功效。

黄芪粥

原料：生黄芪5克,粳米50克,陈皮3克,红糖适量。

做法：生黄芪冷水入砂锅,浓煎后去渣取汁;粳米淘洗干净,加黄芪汁大火煮开后,加陈皮、红糖,改小火熬煮成粥。

功效：有补中益气、健脾养胃的功效,尤适合内伤劳倦引起的慢性腹泻、体虚自汗。

豆类富含优质蛋白质和可溶性膳食纤维,不仅不会加重消化负担,还能为腹泻患者提供充足能量。

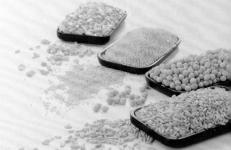

慢性便秘

慢性便秘是指长时间反复便秘的症状。便秘是大便秘结不通，排便时间或排便间隔时间延长，或排便时艰涩不畅的一种病症。慢性便秘除了便秘症状外，一般无其他明显症状。便秘的发生与肠蠕动功能失调有关，也可与精神因素有关，好发于老年人以及体弱的人。由于慢性便秘发作时间较长，对人体危害较大，因此必须提高重视。

慢性便秘患者食物调养原则

宜多食用富含膳食纤维的食物。不溶性纤维素在肠道内吸收水分，可刺激肠道，增强排便能力，有助于缓解慢性便秘。不宜食用辛辣刺激性食物，以及高蛋白和高钙食物，这些食物会加重便秘症状。适当增加富含脂肪的食物，如坚果、植物油等。脂肪可润肠通便，有助于缓解便秘。多饮水，使肠内保持足够的水分。

最佳调养食物：蔬菜水果中萝卜、韭菜、洋葱、蒜苗、芹菜、芦笋、青菜、大白菜、甜菜、菠菜、蘑菇、银耳、芋头、红薯、甘蔗、香蕉、梨、苹果、无花果等。肉类食物及水产类中猪肉、肥肉、海参、海蜇等。干果中芝麻、核桃仁、花生等。以上食物可以与阿胶、决明子、当归、肉苁蓉、何首乌、人参、黄芪、白术搭配食用。

不宜多吃：莲子、豇豆、高粱、芡实，以及辣椒、花椒、豆蔻、茴香等味辛性热的调味料，还有炒制的豆类、花生等因含有大量热量，也不适宜便秘患者食用。

蒜薹没有大蒜辛辣刺激，而且含有丰富的膳食纤维素，有利于促进排便。

推荐食疗方

香蕉粥

原料：香蕉1根，粳米50克。

做法：香蕉肉切片；粳米淘洗干净，放入锅中，加适量清水，熬煮至七成熟，加入香蕉片，熬煮至熟即可。

功效：适用于大便干结、小便短赤、身热、心烦、腹胀腹痛、口干口臭等症状。

芝麻黄芪蜂蜜糊

原料：黑芝麻30克，黄芪5克，蜂蜜适量。

做法：黄芪煎水，去渣取汁；黑芝麻炒熟，磨成糊状，用黄芪汁冲调，加入蜂蜜，搅匀食用。

功效：适用于便秘，同时伴有疲倦无力、气短、出汗较多症状的气虚便秘患者。

百合梨蜂蜜饮

原料：百合20克，梨50克，蜂蜜适量。

做法：百合洗净；梨去皮去核，切成小块。把梨切块与百合一起放入锅中加水煮至熟透，加入蜂蜜服食。

功效：适用于便秘，伴有面部潮热、咽干舌燥、手足心发烫、唇舌红等症状的阴虚便秘患者。

失眠

失眠又称入睡和维持睡眠障碍，是指无法入睡或无法保持睡眠状态，常表现为入睡困难，睡眠断断续续不连贯，睡眠时间不足及睡眠质量差等症状。情志、饮食、内伤、病后及年迈、先天不足、心虚胆怯、心神不安或失养都可能会导致失眠。失眠会直接影响健康，导致白日没有精神，工作效率下降，需及时调养。

失眠患者食物调养原则

在营养均衡的基础上，尽量多食用一些具有安神作用的食物，少食生冷黏腻以及刺激性的食物。失眠情况分为多种，若是由于心脾两虚而导致失眠，最好选择具有益气补血、养心健脾、补血安神的食物。若阴血火旺导致失眠，宜多吃生津养阴、滋肾填津、清心降火的食物。

最佳调养食物：蔬菜水果中的金针菜、银耳、葡萄、桑葚、红枣等。水产中黄鱼、牡蛎、海参等。以上食物可搭配百合、莲子、酸枣仁、灵芝、桂圆、柏子仁、蜂王浆食用。

不宜多吃：咖啡、茶、可可饮料、巧克力，以及辣椒、大葱、胡椒、桂皮、芥末等。

莲心甘草茶有润肺止咳、安心养神的功效，适量饮用能去烦除热。

推荐食疗方

酸枣五味茶

原料：酸枣仁10克，五味子5克。

做法：热水冲泡酸枣仁、五味子，代茶饮。

功效：适用于气阴不足、舌红少津的失眠患者。

莲心甘草茶

原料：莲子心2~5克，生甘草3克。

做法：开水冲泡莲子心与生甘草，代茶饮。

功效：适用于心火上炎、烦躁不眠的人。

酸枣仁粥

原料：酸枣仁30克，粳米50克，冰糖适量。

做法：酸枣仁磨碎，加水煎，去渣取汁；粳米洗净，加酸枣仁汁煮粥。粥成时，加入冰糖，搅拌均匀食用。

功效：适用于伴有心悸、健忘、消化不良、多梦症状的心脾两虚型失眠。

冠心病

冠心病是一种常见的心脏病，临床上表现为胸腔中央产生一种压迫性的疼痛，并可迁延至颈、颌、手臂、后背及胃部，其主要病因是冠状动脉粥样硬化。由于脂质代谢不正常，血液中脂质沉着在动脉内膜上，并形成白色斑块，称为动脉粥样硬化病变。动脉腔狭窄易造成心脏缺血，进而引发心脏疼痛控制冠心病的关键是预防。

冠心病患者食物调养原则

保持合理的膳食结构，避免摄入过多的脂肪和碳水化合物。选择脂肪和胆固醇含量较低的食物，因为脂肪、胆固醇会在动脉内膜上沉着。适当摄入富含维生素、膳食纤维、矿物质的食物，这类食物往往能够降低血脂，有抗凝血作用。

最佳调养食物： 海参、干贝、海带、紫菜、泥鳅、甲鱼、松子、葵花子、芝麻、橄榄、橘子、南瓜、黑木耳、红薯、玉米、芹菜、竹笋、大葱、洋葱、燕麦、大豆等都是富含维生素、膳食纤维以及矿物质的物质，可降低血液中脂肪和胆固醇含量。

不宜多吃： 动物内脏、猪肉、羊肉、牛肉、蛋类中的蛋黄，以及蟹黄、鱿鱼、蚬子、墨鱼等大多数海产，因为这些食物通常含有大量脂肪和胆固醇。此外，酒精类饮料，如白酒、啤酒等也不宜多饮用。因为酒精饮料会使心率加快，长期饮用容易导致心肌收缩功能衰退，有助于脂肪在血管内的沉积。由于葡萄酒有一定的抗氧化性，可适当饮用一点。

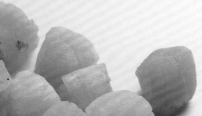

干贝富含优质蛋白，脂肪含量却很低，是心血管疾病患者良好的滋补、调养食物。

推荐食疗方

橘皮茶

原料： 陈皮或干燥橘皮2块。

做法： 将陈皮或橘皮洗净，用沸水冲泡10分钟左右，代茶饮。

功效： 有理气化痰的功效，冠心病患者可每天喝一杯。

芹菜根红枣汤

原料： 芹菜根2个，红枣2~4颗。

做法： 芹菜根、红枣洗净，放入冷水锅中煎煮成饮，每天饮用。

功效： 芹菜中丰富的镁可改善血压、降低血脂，有助于预防冠心病。

凉拌萝卜丝

原料： 萝卜半根，大蒜2~4瓣，盐、生抽、芝麻油、白糖各适量。

做法： 大蒜切成蒜末；萝卜去皮，切成细丝，并用盐稍腌一下，挤去水分。蒜末和萝卜丝拌匀，放入容器，加生抽、芝麻油、白糖，搅拌均匀即可。

功效： 萝卜有软化血管、降低血脂、降低胆固醇的功效，是预防心血管疾病的良好食物。

慢性肾炎

慢性肾炎又称慢性肾小球炎,常以蛋白尿、血尿、高血压、水肿为表现。一般说来,凡是尿检异常,并有水肿及高血压病史,大多是慢性肾炎,通常需要肾活检病理检查来确认。慢性肾炎可发生于任何年龄,但青年及中年男性多见。导致慢性肾炎的因素很多,如药物、遗传、感染、环境以及自身免疫等因素。

慢性肾炎患者食物调养原则

若肾脏功能不全,最好限制蛋白质的摄入,以免加重肾小球的负担。经常食用富含碳水化合物的米、面,富含维生素的蔬菜、水果,以补充人体的能量。因为慢性肾炎患者必须减少蛋白质的摄入,而热量则需要通过摄入碳水化合物来保证。要限制钠盐的摄入,因为肾炎患者往往会伴有水肿症状,而钠盐摄入会加重身体水肿。适当饮水,水的代谢主要是通过肾脏,摄入水过多会加重肾脏负担。

最佳调养食物:谷物及豆类中蚕豆、薏米、玉米须、黑豆、红豆等。蔬菜中芹菜、冬瓜、荠菜、瓠子、山药等。鱼类中鲫鱼、鲤鱼、泥鳅等。肉类食物中蛙肉、鸭肉等。水果中葡萄、西瓜皮等都有利水、消肿功效,有利于慢性肾炎的治疗。

不宜多吃:刀鱼、螃蟹、虾、带鱼、黄鱼、猪头肉、鸡肉、鹅肉、香椿、竹笋、菠菜、茭白、香菜、葱、大蒜、胡椒、辣椒、盐、白酒、芥末等不宜长期食用,重者会加重慢性肾炎症状。

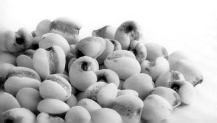

薏米加红豆熬粥、煮汤,适量饮用,有助于消除水肿。

推荐食疗方

鲤鱼红豆薏米粥

原料:鲤鱼300克,薏米50克,红豆30克,盐适量。

做法:鲤鱼去鳞及内脏、洗净;薏米、红豆洗净,放入冷水锅中,大火煮开后,转小火煮熟。放入鲤鱼煮至熟烂,加入盐,趁热食用。

功效:有利水、消肿的功效。

荷叶茶

原料:鲜荷叶半张,白糖适量。

做法:将鲜荷叶洗净,撕成小块,放入锅中,加水适量煮汁,去渣取汁,加入适量白糖调匀,代茶饮用。

功效:具有清热利湿、止血的功效,适合慢性肾小球炎患者饮用。

冬瓜鸭肉汤

原料:冬瓜300克,鸭肉250克,盐适量。

做法:鸭肉洗净,切块;冬瓜去皮、瓤,洗净,切片。鸭肉入锅加水,炖至八成熟,加入冬瓜,炖至熟烂,加盐调味即可。

功效:具有利水消肿、益气养阴的功效。

慢性支气管炎

慢性支气管炎是指气管、支气管黏膜及其周围组织的慢性炎症，受凉、吸烟、感冒等都会使疾病症状更加严重。临床表现为慢性咳嗽、咳痰、反复感染或伴有喘息。一般认为，咳嗽、咳痰或喘息持续2年以上，每年持续3个月以上，并且没有其他心肺疾病，则可确诊为慢性支气管炎。支气管炎的致病因素很多，病毒、细菌、刺激性烟雾、粉尘、呼吸道本身问题等因素，都会诱发慢性支气管炎。

慢性支气管炎患者食物调养原则

饮食宜清淡，不宜多食油腻食物，以免加重代谢负担，加重支气管炎症状。海鱼、蟹、虾等有助湿生痰的作用，容易加重病情或诱发慢性支气管炎。多补充优质蛋白，少吃生冷性凉的食物，这些食物会刺激食管，加重支气管炎症状。

最佳调养食物：谷类及豆类中大豆及其制品，蔬菜水果中的萝卜、山药、发菜、佛手柑、橘皮、金橘、桃、梨等。肉类食物中猪肺、狗肉、羊肉等。坚果及调味品中栗子、白果、杏仁、花生、核桃仁和冰糖、生姜等。

不宜多吃：柿子、香蕉、枇杷、石榴、薄荷、鸭蛋、牡蛎、猕猴桃、李子、山楂、桑葚、橙子、芒果、甘蔗、甜瓜、苦瓜、芹菜、空心菜、莼菜、黄瓜、红薯、海带、蚌肉、螃蟹、竹笋等食物性寒凉，不适合慢性支气管炎患者食用。

推荐食疗方

梨子川贝汤

原料：梨1个，川贝母6克，冰糖适量。

做法：梨洗净后，去皮去核，切片；川贝母打碎，加入冰糖、梨、清水，炖汤，代茶饮。

功效：适合老年支气管炎有肺热干咳少痰症状的患者。

杏仁稻米茶

原料：杏仁30克，大米30克，糖适量。

做法：杏仁用开水浸泡15分钟，搓掉外衣，洗净，用冷水浸泡1天；大米洗净，冷水浸泡30分钟。将杏仁与大米放入豆浆机中，加入适量清水，磨浆后过滤去渣。将杏仁米浆倒入砂锅中，再加清水适量，加入白糖，边煮边搅，直至煮成浓汁，代茶饮。

功效：杏仁有润肺、化痰、定喘的作用，对于慢性支气管炎久咳虚喘的人最为有益。

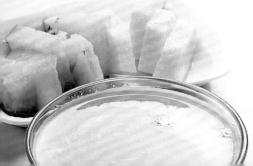

雪梨、菠萝等水果加银耳搅打成汁，代茶饮，有清肺的功效。

癌症

癌症是控制细胞增殖机制失常而引起的疾病，其实质是变异细胞或不成熟的细胞不停复制引起身体病变，这些细胞会消耗身体的能量，但不能担负起细胞本应起的作用，还会转移到全身各处，引起人体消瘦、无力、贫血，并损害身体脏器。癌症有很多种，几乎身体每个部位都有可能会出现。导致癌症的原因很多，目前尚未有科学证据明确证明导致癌症的确切原因。

癌症患者食物调养原则

治疗癌症的关键在于预防，而科学的饮食营养是预防癌症的重要措施。保持均衡营养，防止摄入过多热量，尤其要控制高脂肪的摄入。保证充足维生素、矿物质和微量元素的摄入，这些物质会维持身体的正常代谢，促使有毒物质排出，避免过多摄入腌制或熏制的食物。

最佳调养食物：谷物及豆类中的玉米、薏米、豆腐、豆芽等。蔬菜水果及菌菇中的黄瓜、苦瓜、冬瓜、韭菜、番茄、西蓝花、花椰菜、圆白菜、芦笋、黑木耳、蘑菇、胡萝卜、荸荠、大蒜、梨、苹果、草莓、杏、猕猴桃、橘子、香蕉、红枣、山楂、无花果等。禽肉类中猪肝、乌鸡、猪蹄等。水产类中的海参、干贝、甲鱼、墨鱼、牡蛎、蛤蜊、海带、紫菜等。坚果中葵花子、核桃、花生等。

不宜多吃：荞麦、芥菜、辣椒、香椿、香菜、鹅肉、野鸡肉、猪头肉、鸭蛋、带鱼、螃蟹、刀鱼、黄鱼、鲥鱼、黄刺鱼等。

薯类和芋头多食易胀气，有消化道癌症的患者不宜过量食用。

推荐食疗方

葵花楂肉

原料：向日葵无子盘50克，猪瘦肉60克，山楂干10克。

做法：向日葵无子盘洗净，加水煎汁，去渣取汁；猪瘦肉洗净，切块。将猪肉块放入锅中，加向日葵无子盘汁、山楂共煮，至肉熟烂，吃肉饮汤。

功效：适合有卵巢癌家族史的女性饮用。

五汁饮

原料：梨、荸荠各30克，芦笋、莲藕各50克，麦冬5克。

做法：麦冬加水煎汁，去渣取汁，备用；梨去皮、核，切块；荸荠去皮、洗净，切块；芦笋洗净，切小段；莲藕去皮，洗净，切块。将所有食物与麦冬汁一起放入榨汁机中榨汁，饮用。

功效：有清热、去火、生津的功效。新鲜的蔬菜、水果含有丰富的维生素，有助于预防癌症。

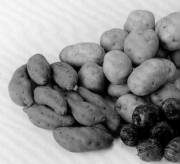

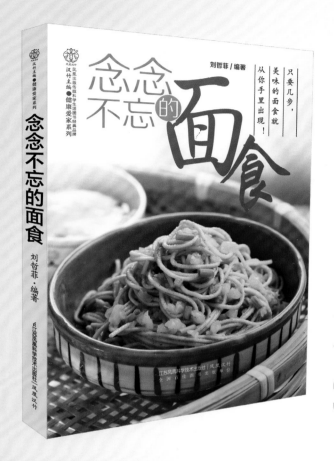

定价：

35.00元

《念念不忘的面食》

编著：刘哲菲

这是一本既适合新手又适合面食达人的书。跟着馨月（刘哲菲）老师，让普普通通平淡无奇的面粉，变幻出千万种美食。面食新手所困惑的和面技巧、发面技巧、怎么擀、怎么包……馨月老师在书里都做了详细的介绍。面食达人们喜欢的面食名吃、造型面食、应季面食……还特别为孩子们制作了可爱又营养的面食，可爱的豆沙猪宝宝、诱人的玫瑰馒头、精致的蝴蝶馒头、绚丽的多彩小水饺……好胃口孩子就要这样吃。

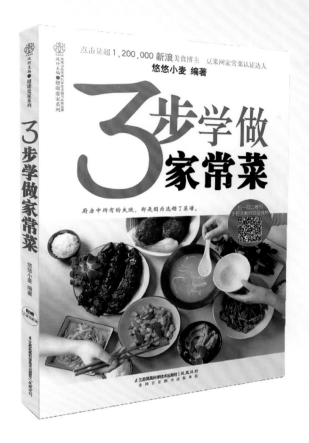

定价：

29.80 元

《3 步学做家常菜》

编著：悠悠小麦

还在对着菜谱里众多的步骤发愁吗？还在因为做菜的准备工作而手足无措吗？复杂的世界里，菜谱也要精简。学做家常菜，其实很简单，只需要3步。3步搞定买菜、择菜、做菜。如何选择恰当的食材；买好了菜之后如何处理才能让菜更美味；怎么洗菜最干净；怎样才能快速练刀工……书里都有答案。如果对你而言还是太难，可以拿起手机，扫一扫书中二维码，跟着视频，真的很简单！

图书在版编目（CIP）数据

厨房里的营养功夫 / 左小霞编著 . -- 南京：江苏凤凰科学技术出版社，2016.3
（汉竹·健康爱家系列）
ISBN 978-7-5537-5734-6

Ⅰ . ①厨… Ⅱ . ①左… Ⅲ . ①食品营养－合理营养 Ⅳ . ① R151.4

中国版本图书馆 CIP 数据核字（2015）第 285633 号

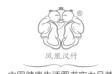

中国健康生活图书实力品牌

厨房里的营养功夫

编　　　著	左小霞	
主　　　编	汉　竹	
责 任 编 辑	刘玉锋　张晓凤	
特 邀 编 辑	徐键萍　杨璐箐	
责 任 校 对	郝慧华	
责 任 监 制	曹叶平　方　晨	

出 版 发 行	凤凰出版传媒股份有限公司
	江苏凤凰科学技术出版社
出版社地址	南京市湖南路 1 号 A 楼，邮编：210009
出版社网址	http://www.pspress.cn
经　　　销	凤凰出版传媒股份有限公司
印　　　刷	南京精艺印刷有限公司

开　　　本	720mm×1000mm　1/16
印　　　张	15
字　　　数	20 万字
版　　　次	2016 年 3 月第 1 版
印　　　次	2016 年 3 月第 1 次印刷

标 准 书 号	ISBN 978-7-5537-5734-6
定　　　价	39.80 元